MIT KRÄUTERN GEGEN STRESS

DAVID HOFFMANN

MIT KRÄUTERN GEGEN STRESS

Ein medizinischer Ratgeber

WELTBILD VERLAG

Genehmigte Lizenzausgabe für
Weltbild Verlag GmbH, Augsburg 1992

Titel der englischen Originalausgabe:
THE HOLISTIC HERBAL WAY TO SUCCESSFUL STRESS CONTROL

Die Originalausgabe erschien
im Verlag Thorsons Publishing Group Ltd.,
Denington Estate, Willingborough, Northamptonshire NN8 2 RQ, England

Illustrationen: Die Wiedergabe erfolgt mit freundlicher Genehmigung
der Hippokrates Verlag GmbH, Stuttgart; sie sind entnommen
dem dort erschienenen Lehrbuch der Phytotherapie von Dr. med. Rudolf Fritz Weiß.
Gesamtherstellung: L.E.G.O. S.p.a. Vicenza
Printed in Italy

ISBN 3-89350-282-3

Inhalt

Sind Sie entspannt? ... 7
Heilpflanzen und Streß ... 8
Was bedeutet ganzheitliche Heilkunde? ... 9

Streß ... 10
Was ist Streß? ... 11
Körperliche und seelische Reaktionen auf Streß ... 13
Faktoren, die Streßreaktionen beeinflussen ... 14
Streß und Krankheit ... 16

Wie erkennt man Streß? ... 19
Angstzustände ... 19
Angstsymptome ... 19
Besondere Ereignisse ... 21

Was kann man gegen Streß und Angst tun? ... 24
Medizin ... 25
Körperarbeit ... 26
Psychotherapie ... 26
Spirituelle Integration ... 26

Medizin ... 28
Kräuter ... 28
Die Gaia-Hypothese und pflanzliche Heilmittel ... 29
Einzelne Wirkstoffe oder ganze Pflanzen? ... 29
Das Nervensystem ... 30
Heilpflanzen für das Nervensystem ... 31
Der tägliche Gebrauch von Heilpflanzen gegen Streß ... 34
Wenn Streß längere Zeit andauert ... 36
Sofortige Linderung ... 36
Aromatherapie ... 37
Bach-Blütentherapie ... 40
Homöopathie ... 42
Ernährung ... 43

Körperarbeit ... 45
Entspannung ... 45
Yoga ... 50
Tanz ... 51
Körperübungen ... 51
Berührung ... 51
Massage ... 51
Shiatsu ... 52
Die Alexander-Technik ... 52
Handheilverfahren ... 53

Geist und Gefühl ... 54
Psychotherapie und psychologische Beratung ... 54
Autogenes Training ... 55
Desensibilisierung ... 57
Menschliche Unterstützung ... 59

Spirituelle Integration ... 60
Liebe und Sinn des Lebens ... 61
Gebet ... 61
Meditation ... 61
Geistiges Heilen ... 66
Heilpflanzen und seelische Ausgeglichenheit ... 67

Streß und Krankheit 68
Emotionale und geistige Reaktionen auf körperliche Erkrankung 69
Krankheit und Streß 72
Allergien 72
Asthma 74
Autoimmunkrankheiten 76
Blutdruck 77
Das Verdauungssystem 80
Kopfschmerzen 85
Herzerkrankungen 89
Hyperaktivität bei Kindern 93
Schlaflosigkeit 94
Schmerzen 97
Rheumatoide Arthritis 98
Hauterkrankungen 100
Einige besondere Streßprobleme bei Frauen 101

Drogentherapie 107
Beruhigungs- und Schlafmittel 107
Tranquilizer 109
Pflanzliche Medizin und die Abhängigkeit von Benzodiazepinen (oder: Wie man von Valium loskommt) 109

Die Anwendung von Heilpflanzen . . . 113
Frische Heilpflanzen 113
Getrocknete Heilpflanzen 114
Heilpflanzenwirkungen 115

Heilpflanzen-Lexikon 116

Weiterführende Literatur 134

Register 135

Sind Sie entspannt?

STRESS — was wird mit diesem Begriff nicht alles heraufbeschworen! Angst und Anspannung scheinen eine alltägliche Erfahrung für die heutige Menschheit zu sein. In welch seltsamer Verfassung befinden wir uns doch alle! Die Auswirkungen des Streß machen uns benommen, lassen uns gleichsam in einem Zustand von Schock und Verwirrung durchs Leben taumeln. Ist es da ein Wunder, daß es in erster Linie die mit Angst und Anspannung verbundenen Probleme sind, die ärztlicher Behandlung bedürfen und die bei Politikern Ratlosigkeit und Bestürzung hervorrufen? Ich frage mich, wie die Ärzte selbst damit umgehen.

Wollen wir Streß, Angst und Anspannung auf eine Art betrachten, die uns aufzeigt, wie wir damit zurechtkommen können, statt uns willenlos damit abzufinden, müssen wir uns darüber Gedanken machen, was wir eigentlich als positive Alternative anstreben. Das Gegenteil von Streß ist Entspannung, das Gegenteil von Unbehagen Behagen. In diesen schwierigen Zeiten tritt Entspannung nicht einfach durch Nichtstun in unser Leben, sondern muß bewußt herbeigeführt werden, was recht einfach ist.

Dieses Buch befaßt sich damit, was Streß ist, was er — im Guten wie im Schlechten — bewirkt, und schließlich, wie wir uns von seiner Last befreien können. Dabei können viele Wege hilfreich sein, und einige davon werden wir genauer betrachten. Denn frei von Streß und Anspannung zu sein, bedeutet wirklich *frei* zu sein, ein beneidenswerter und seltener Zustand. Wir alle aber haben die Möglichkeit, eins mit uns selbst zu sein, und nur so findet man zu Zufriedenheit und innerer Freiheit.

Eine Zeit des Wandels ist angebrochen, gibt den Grundton an bei allem, was wir sehen, tun und hören. Unser Leben unterliegt einer ständigen Veränderung, manchmal ist es ein positives Wachsen, dann wieder eine schmerzvolle Veränderung, aber alles ist in stetem Fluß. Die Zielsetzungen und der Sinn unseres Lebens und die Richtlinien der Gesellschaft sehen heute anders aus als früher, entsprechend den Voraussetzungen unserer Wirklichkeit und Anschauungen. Wir leben in einer Zeit des Chaos und der Krisen, einer Zeit, die viel Streß mit sich bringt, aber auch ungewöhnliche Möglichkeiten in sich birgt.

Inmitten dieser alle Bereiche umfassenden Veränderungen gibt es nur einen Hort der Ruhe und des Friedens, und dieser liegt in unserem Herzen. Um wirklich mit Streß, Angst und Anspannung fertig zu werden, müssen wir lernen, Kraft aus uns selbst zu schöpfen. Für die einen mag die Quelle der Kraft Gott sein, für die anderen unser Menschsein an sich. Wie man es benennt, spielt keine Rolle, allein die Erfahrung bewirkt ein neues Lebensgefühl.

Heilpflanzen und Streß

Eine Erklärung für das unsere Gesellschaft kennzeichnende psychische Ungleichgewicht besagt, daß allgemein eine tiefe Empfindung beunruhigender Entfremdung und Entwurzelung besteht. Eltern kennen die Angst bei einem Kind, das von Vater oder Mutter getrennt ist. Wir im »zivilisierten« Westen haben uns, ohne es zu merken, von unserer spirituellen Mutter, Mutter Erde, entfremdet. Unser unbestreitbarer Materialismus hat, um es mit anderen Worten zu sagen, zu einer tiefen Spaltung unseres kollektiven Bewußtseins geführt. Kein Wunder also, daß unsere modernen Geißeln Angst und Furcht heißen. Wir haben unsere Wurzeln verloren.

Pflanzenheilkunde beruht auf Beziehungen — der Beziehung zwischen Pflanze und Mensch, Pflanze und Planet, Mensch und Planet. Pflanzen für einen Heilungsprozeß zu verwenden, bedeutet Teil eines ökologischen Kreislaufs zu werden. Auf die Weise erhalten wir die Möglichkeit, bewußt mit dem lebendigen, lebenswichtigen Naturreich, dem wir angehören, in Beziehung zu treten. Um mit unserer Umwelt wieder in Einklang zu kommen, muß man über die Heilmittel, die man verwendet, Bescheid wissen. Die Pflanzen vermögen es, uns mit dem Planeten als Ganzem im weiteren Sinne in Verbindung zu bringen; während sie ihre physiologisch-medizinische Aufgabe erfüllen, können wir tun, was uns gebührt, und uns mehr Kenntnisse über die gegenseitigen Beziehungen aneignen.

Lassen Sie uns als Beispiel die Behandlung eines Magengeschwürs einmal mit Heilpflanzen und ein anderes Mal mit Arzneimitteln betrachten. Schwarzwurz, Eibischwurzel, Mädesüß und Orangenwurz können alle zur Linderung und Heilung des Geschwürs verwendet werden. Schmerz und Unbehagen verschwinden, und mit Hilfe der rechten Ernährung und der rechten Lebensweise wird das Geschwür abheilen und muß nicht notwendigerweise wiederkehren. Gleichzeitig liegt hier aber auch für den »Patienten« eine Möglichkeit zu spüren, auf welche Art und Weise ihn die Umwelt (durch die Pflanzen) aktiv heilt. Vielleicht kann sich der Patient auf die Pflanzen einstimmen, die Orte besuchen, an denen sie wachsen, und durch das Verständnis der heilenden Eigenschaften von Pflanzen eine tiefere Beziehung zur Natur herstellen. Auf diese Weise wird die Behandlung des Geschwürs Teil einer tiefergehenden Wandlung.

Betrachtet man die Arzneimittelbehandlung auf dieselbe Art und Weise, treten unverzüglich Schwierigkeiten auf. Eines der am häufigsten eingesetzten Mittel gegen Erkrankungen, die in Zusammenhang mit einer Übersäuerung des Magens stehen, ist Tagamet. Es wirkt durch sofortige Veränderung jener biochemischen Abläufe, die zu Geschwürbildung und Reizung führen, mindert das Unwohlsein und macht so das Leben erträglicher. In einem größeren Zusammenhang betrachtet, stellt sich jedoch bald heraus, daß man durch die Einnahme des Mittels in eine moralische Zwangslage geraten ist: Der für die Herstellung dieser Arznei nötige chemische Prozeß trägt bekanntermaßen zur Umweltverschmutzung bei. Statt mit der Natur eins zu werden, trägt man unmittelbar zu deren Schaden bei, anders ausgedrückt, es ergibt sich eine direkte Beziehung zwischen dem Magen und einem toten Fisch in einem umweltverschmutzten Fluß. Denken Sie auch an die Versuchstiere, die für die Entwicklung dieser Arznei ihr Leben ließen, und an die Abhängigkeit von einer multinationalen pharmazeutischen Industrie, die ja nicht gerade für ihre Selbstlosigkeit bekannt ist!

Jedwede Medizin vermag nur dann die mit Streß verbundenen Krankheitsbilder wirklich zu lindern, wenn sie gleichzeitig das soziale und kulturelle Umfeld, in dem die »Erkrankung« wie auch die Heilung stattfinden, berücksichtigt. Es wäre therapeutisch verkehrt, einen Menschen von seinen physischen und psychischen Leiden zu kurieren, um ihn dann unter Beibehaltung seiner Denk- und Verhaltensmuster, seiner Arbeit und Kultur, ins Alltagsleben zurückkehren zu lassen — in die gleichen Gegebenheiten also, die die Quelle seiner

Erkrankung waren. Dieser Planet ist unser Zuhause — wir müssen uns dies nur klarmachen. Die Krankheiten der Menschen sind ein Schlüssel, ein Hinweis zur Erkenntnis dieser Realität, und die Heilpflanzen können uns helfen, diese Zusammenhänge zu entdecken. Wir sind ein Teil eines in sich wunderbar geordneten Ganzen. Diese Vorstellung ist nicht aus naivem Idealismus und Mystizismus geboren, sondern entspricht der Wirklichkeit; sie ist Grundlage dieses Buches und der gesamten Pflanzenheilkunde.

Was bedeutet ganzheitliche Heilkunde

Bei der Therapie mit Heilpflanzen sowie bei derVerordnung von Arzneien oder Homöopathika werden je nach Indikation verschiedene Mittel eingesetzt. Pflanzenheilkunde kann genauso wie konventionelle Medizin und zusätzliche Therapieformen ganzheitlich verwendet werden, aber ist ganzheitliche Heilkunde denn mehr als nur ein wohlklingendes Modewort?

Obwohl in allen Lebensbereichen nach den Grundlagen einer ganzheitlichen und ökologisch-orientierten Weltsicht geforscht wird, nehmen Medizin und Heilkünste dabei eine exponierte Stellung ein. Wir wissen jetzt, was wir unter einer ganzheitlichen Betrachtungsweise von Gesundheit verstehen — »Behandlung des ganzen Menschen und nicht einzelner Symptome«.

Ganzheitliche Heilkunde richtet ihr Augenmerk auf die körperlichen, geistigen und seelischen Anlagen des Patienten und definiert Gesundheit nicht als ein Fehlen von Krankheit, sondern als einen positiven Zustand. Sie hebt die Einzigartigkeit des Individuums hervor und betont, wie wichtig es ist, jedem Menschen die genau ihm gemäße Behandlung zukommen zu lassen. Ihr Hauptanliegen ist es, Gesundheit zu fördern und Krankheit zu verhindern.

Gleichzeitig betont sie, daß jeder selbst für seine Gesunderhaltung verantwortlich ist bzw. zu seiner Gesundung beitragen muß. Dabei bedient sie sich therapeutischer Verfahren, die das jedem Menschen innewohnende Selbstheilungsvermögen aktivieren.

Wenngleich ganzheitliche Heilkunde keinesfalls die mitunter auftretende Notwendigkeit eines raschen medizinischen oder chirurgischen Eingriffes ausschließt, so liegt ihre Betonung doch eher auf Erkenntnis und *Selbsthilfe*, Erziehung und Selbstfürsorge, als auf Behandlung und Abhängigkeit. Eine Krankheit kann ebenso wie ein Schicksalsschlag zu neuen Einsichten führen.

Der ganzheitliche Ansatz in der Gesundheitsfürsorge geht davon aus, daß man bei der Behandlung eines Menschen sein soziales und kulturelles Umfeld kennen und berücksichtigen muß. Zur ganzheitlichen Heilkunde gehört neben der Betonung der Eigenverantwortung jedes einzelnen aber auch, daß man soziale und wirtschaftliche Umstände ändert, wenn diese erkanntermaßen an einer ständigen Gesundheitsbeeinträchtigung schuld sind. Das Erstaunlichste ist jedoch, daß die ganzheitliche Methode sowohl den Behandelnden wie auch den Behandelten verändert.

Aus solchen ganzheitlichen Betrachtungsweisen eröffnen sich großartige Entwicklungsperspektiven für die Gesundheitsfürsorge, vorausgesetzt, daß die Beziehungen zwischen ergänzenden Therapieformen und der Schulmedizin ausgebaut werden. Auf diese Weise könnten Rahmenbedingungen geschaffen werden, welche die hier angeführten Vorstellungen von Gesundheit und Wohlergehen erfüllen könnten.

Fassen wir noch einmal kurz zusammen: Pflanzenheilkunde kann viel zur Entwicklung eines ganzheitlichen Gesundheitswesens beitragen, indem sie die in der Natur vorkommenden Heilpflanzen anwendet. Die Anwendung von Heilpflanzen bringt uns auf eine tiefreichende und wohltuende Weise direkt mit unserer Welt in Berührung. Viele Krankheiten unserer Gesellschaft resultieren aus unserer Entfremdung von der Erde, unserer Lebensgrundlage. Pflanzliche Medizin ist nicht nur ein zuverlässiges und nützliches therapeutisches Mittel, sondern kann auch persönliche und sogar gesellschaftliche Veränderungen nach sich ziehen.

Streß

Ohne Zweifel nehmen streßbedingte Krankheiten immer mehr zu. Dazu gehören Herzkranheiten, Erkrankungen des Verdauungstraktes, seelische Unruhezustände — Krankheiten, unter denen Menschen bereits im Alter von dreißig, vierzig und fünfzig Jahren oft schwer zu leiden haben. Trotz der enormen Fortschritte, welche die Medizin in den letzten Jahren gemacht hat, hat sich der allgemeine Gesundheitszustand nicht wesentlich verbessert. Natürlich wurden im Bereich der ansteckenden und infektiösen Erkrankungen große Erfolge erzielt, aber man schenkte allgemein der Behandlung einer Krankheit mehr Beachtung als deren Verhütung.

Mit der Entwicklung in der medizinischen Forschung wuchs unser Verständnis für Krankheitsprozesse — und in allen Bereichen der Medizin wurden bedeutende Fortschritte erzielt.

Heute sieht die Medizin nun mehr als je zuvor ihre größte Herausforderung eher in der Vorbeugung als in der Heilung von Krankheiten.

Für viele unserer heutigen Krankheitsbilder gibt es einen gemeinsamen Nenner — STRESS.

Die Anforderungen der Arbeitswelt haben sich geändert, aber auch die Ziele und Erwartungen der Gesellschaft selbst. Diese Veränderungen geschehen in einem derart rasanten Tempo, daß wir zunächst mit dem Streß des ständigen Wechsels und der damit verbundenen Forderung nach Anpassung fertig werden müssen.

Ein typisches Zeichen unserer Zeit ist eine allgemeine Verworrenheit — es ist, als befände sich unsere Gesellschaft gerade in der Pubertät! Nichts scheint mehr wirklich sicher zu sein — weder die Familie, noch der Arbeitsplatz, weder die Wirtschaft noch die internationale Politik — alles befindet sich in hektischem Wandel.

In diesem Buch werden wir untersuchen, wie wichtig die Ursachen sind, die den täglichen Streß bedingen. Und wir werden uns danach überlegen, wie wir diese fehlgeleitete Energie zurückgewinnen können, um so unser Leben unseren Vorstellungen gemäß zu gestalten — entspannt und bei guter Gesundheit.

Es gibt die verschiedensten Definitionen von Streß, wobei die nun folgende vielleicht die umfassendste ist: »Streß ist die Reaktion des Körpers auf *jegliche* Beanspruchung.«

Er ist also ein fundamentaler Teil des Lebens und nicht etwas, das man um jeden Preis meiden muß. Entscheidend ist nur, daß man sich eben so viel Streß aussetzt, wie man braucht, um seine Lebenslust zu erhalten und diese Lust am Leben richtig einzusetzen.

Der Körper braucht, um am Leben zu bleiben, lebensspendende Energie; sogar während wir schlafen, bleiben die Körperfunktionen in Tätigkeit. So gesehen, ist der Verbrauch an Energie eine typische Eigenschaft von biologischem Streß. Eine andere Eigenschaft von Streß ist seine Unbestimmbarkeit. Auf jede an uns gestellte Forderung antwortet der Körper mit einer bestimmten Reaktion. Das Grundmuster dieser Reaktionen ist »stereotyp«; eine ganze Reihe von Bedingungen – sowohl körperliche als auch emotionale – können dafür ausschlaggebend sein – von heiß und kalt bis zu Kummer und Freude. Was die biologische Seite anbelangt, ist es ganz und gar unwichtig, welcher Art die an uns gestellte Anforderung ist, da die Streßauswirkungen immer gleich sind.

Als aufgeweckte, sensible Menschen könnten wir einen großen Unterschied sehen zwischen dem Schmerz, den wir verspüren, wenn uns ein Freund verläßt, und dem, wenn die Temperaturen zu schnell fallen, doch für den Körper ist es das gleiche!

Freude, Kummer und physische Erschöpfung stellen bestimmte gemeinsame Anforderungen an uns, das bedeutet, daß wir uns auf etwas Neues einstellen müssen.

So werden dann verschiedene Mechanismen im Körper Reaktionen auslösen: Vom Gehirn aus gehen Nervenreize zu den verschiedenen Drüsen, und diese reagieren durch Ausschüttung von Hormonen, um mit der anstehenden Aufgabe fertig zu werden.

Streß bedeutet also nicht nur Kummer und Anspannung. Vielmehr ist er, wie wir sehen werden, ein Grundton des Lebens an sich, mit seinen Höhen und Tiefen, Hochgefühlen und Niedergeschlagenheit. Auch eine neue Liebe ist Streß.

Dies zeigt auch, wie eng Geist und Körper miteinander verbunden sind, ganz besonders wenn es darum geht, Streß-Situationen zu meistern.

Die gesamte Skala der durch Streß ausgelösten Reaktionen beginnt im Gehirn und endet in Veränderungen in den Hormonen und Zellen; auch hier wieder ein Hinweis auf die verzweigten Verbindungen zwischen unserem Geist und unserem Körper.

Was ist Streß?

Es ist der Mühe wert, sich mit einigen wissenschaftlichen Gedanken zum Thema Streß zu befassen. Auch wenn es so scheint, als begnüge sich ein Großteil der Meinungen mit semantischen Unterscheidungen.

Der Begriff »Streß« wird sehr unterschiedlich benutzt. Für gewöhnlich, um dreierlei zum Ausdruck zu bringen:

1. um unangenehme Situationen verschiedener Art zu bezeichnen, die als »stressig« empfunden werden;
2. um die körperliche oder geistige Reaktion eines Menschen zu beschreiben, der mit einer unangenehmen Situation konfrontiert ist;
3. als Ausdruck des »Nicht-Fertigwerdens« eines Menschen mit seiner Umgebung.

Auf den einfachsten Nenner gebracht, ist *jeglicher* Druck, der uns zu einer Reaktion zwingt, Streß. Wie bereits hervorgehoben, ist die körperliche Reaktion, gleichgültig was alles Streß auslöst, immer gleich. Wir wollen sehen, wie das vor sich geht.

STRESS ALS REIZ

Bei den Untersuchungen des Reizfaktors Streß versucht man, jene Umweltfaktoren herauszufinden, die sich unangenehm auf den Menschen auswirken. Dies ist eine sehr vereinfachte Sichtweise, die Streß mit der Belastung in Konstruktionsberechnungen, zum Beispiel beim Brückenbau, gleichsetzt. Es geht darum, Streß-Situationen zu erkennen und dann festzustellen, wie und warum sie sich nachteilig auf Körper und Geist auswirken. Im Mittelpunkt der Untersuchungen stand der Arbeitsplatz und damit zusammenhängende Bedingungen wie Geräuschpegel, Hitze etc. sowie die jeweiligen Arbeitsanforderungen. Faktoren wie Arbeit unter Zeitdruck, wo gleichzeitig viele Daten verarbeitet werden müssen, wurden als genauso streßerzeugend bewertet wie Monotonie, Isolation und Situationen, in denen eine Person nur wenig Einfluß auf die Vorgänge hat.

Es ist ganz in Ordnung, wenn Sie Ihren

Streß mit den Belastungen einer »Trägerbrücke« vergleichen, aber es entspricht nicht der Art, wie ein Heilpflanzenkundiger das sehen würde! Diese mechanistische Betrachtungsweise des Streß weist einige Mängel auf:

1. Bestimmte Situationen sind nicht schon an sich streßerzeugend, da umweltbedingte Streßfaktoren sehr unterschiedlich empfunden werden.
2. Die Reaktionen auf solche Faktoren sind von Mensch zu Mensch verschieden. Einige Menschen fühlen sich wohl beim Lärm in einer Disco, andere bevorzugen die Musik eines klassischen Streichquartetts.
3. Sogar ein und derselbe Mensch kann zu verschiedenen Zeiten unterschiedlich reagieren. Wieviel Streß der Lärm von Straßenbauarbeiten bei jemandem hervorruft, hängt gewiß auch davon ab, ob man ausgeruht oder müde ist.

Wie es scheint, hängt die Definition einer streßerzeugenden Umwelt sowohl von den Reaktionen der Menschen ab als auch von dem, was man als »typische Streßfaktoren der Umwelt« bezeichnen könnte. Der Grad von Streß, den eine bestimmte Umgebung erzeugt, muß wie auf einer Skala gesehen werden. An einer Autobahn entlangzuspazieren ist zweifellos sehr stressig, ein Sonnenuntergang am Meer wohl kaum (es sei denn, es ist Juni und Sie haben Heuschnupfen!).

STRESS ALS REAKTION

Hier wird Streß als *Reaktion* auf eine unangenehme oder »stressige« Situation gesehen. Dieser Ansatz beruht auf der Arbeit des Physiologen Hans Selye und seiner Theorie des Generellen Anpassungssyndroms (GAS), mit der wir uns hier befassen wollen. Die Theorie besagt, daß Streß-Reaktion ein dem Körper eingebauter Mechanismus ist, der immer dann eintritt, wenn es erforderlich ist. Somit ist Streß eine Abwehrreaktion mit schützender und anpassender Funktion. Es besteht also, um es mit anderen Worten zu sagen, eine generelle physiologische Reaktion auf alle Arten von Streß, und sie dient für gewöhnlich unserem eigenen Wohl.

Die Theorie basiert, vereinfacht ausgedrückt, auf einem dreistufigen Reaktionsprozeß:

1. »Alarm«
2. »Abwehr«. Der Körper bringt seine Funktionsfähigkeit wieder auf den Stand vor der Streß-Einwirkung.
3. »Erschöpfung«. Wenn der Streß andauert, kommt es zu Entkräftung und zum Zusammenbruch der in Stadium 2 erlangten Erholung.

Dieses physiologische Modell von Streß ist aufgrund seines Mangels an Flexibilität nur begrenzt verwendbar. Es übersieht die Vielfalt an Reaktionsmöglichkeiten, die rein gefühlsmäßig oder geistig bedingt sein können.

STRESS ALS EMPFUNDENE BEDROHUNG

Nach dieser Definition kommt es zu Streß, wenn jemand die an ihn gestellte Anforderung nicht erfüllen kann oder sich ihr nicht gewachsen fühlt. So gesehen, hängt Streß also nicht mit einem spezifischen Reiz oder einer spezifischen Reaktion zusammen, sondern tritt dann auf, wenn jemand eine Situation als bedrohlich empfindet — wenn ihm alles zuviel wird.

Diese persönliche Bewertung hängt von der individuellen Einschätzung einer Anforderung ab und von der Fähigkeit, individuelle »Lösungs-Mechanismen« in Gang zu setzen, um mit der Situation fertig zu werden. Wie bedrohlich jemand eine Situation empfindet, hängt also davon ab, inwieweit sich der Betroffene der Sache gewachsen fühlt. Hier liegt die Betonung also darauf, wie der einzelne die betreffenden Gegebenheiten *empfindet*. Der Grad an Streß hängt zwar auch von den äußeren Umständen ab, vor allem aber davon, wie diese empfunden werden. Viele neuere Forschungen lassen darauf schließen, daß bestimmte Situationen oder Gegenstände für jemanden eher deshalb bedrohlich sind, weil er sie so *empfindet*, als weil sie es wirklich sind.

Körperliche und seelische Reaktionen auf Streß

Derzeit gibt es eine Menge Untersuchungen zu diesem Thema. Um des besseren Verstehens willen ist es zwar leichter, die beiden Aspekte — körperliche und seelische Reaktionen — getrennt zu behandeln, aber es sind nur unterschiedliche Aspekte der Analyse und als solche im Zusammenhang zu sehen und zu verstehen.

PHYSIOLOGISCHE KÖRPERREAKTIONEN

Bei der Steuerung physiologischer Reaktionen auf Streß spielt die Nebenniere eine zentrale Rolle. Die Steuerung der unmittelbaren Reaktionen erfolgt hauptsächlich durch das zentral gelegene Mark der Nebenniere, langandauernde Reaktionen hingegen durch die das Mark umgebende Rinde.
Die anfängliche Reaktion, die den Körper auf die sogenannte »Kampf- oder Flucht-Reaktion« vorbereitet, umfaßt:

1. Eine erhöhte Aktivität des Nervensystems sowie eine gesteigerte Herz-Kreislauf-Tätigkeit, die eine sofortige körperliche Anstrengung ermöglichen.
2. Gleichzeitig gibt das Nebennierenmark die Hormone Adrenalin und/oder Noradrenalin an den Blutkreislauf ab. Diese Hormone unterstützen durch Aktivierung des Stoffwechsels die Nerventätigkeit. Dadurch treten folgende Körperreaktionen auf:
   (a) Anstieg der Herzfrequenz und des Blutdrucks;
   (b) Zusammenziehung der peripheren Blutgefäße; d.h. das Blut verläßt die Haut, um den Muskeln mehr Zucker und Sauerstoff zuzuführen; das erklärt, warum wir unter Schockeinwirkung erbleichen.
   (c) Mobilisierung der Energiespeicher der Leber durch Freisetzung der gespeicherten Glukose.

Ist eine Streßsituation besonders intensiv oder dauert sie längere Zeit an, so wird in verstärktem Maße das von der Nebennierenrinde gesteuerte Reaktionssystem angesprochen. Die Tätigkeit der Rinde wird hauptsächlich über den Blutspiegel des adrenokortikotrophen Hormons (ACTH) geregelt, das von der vorderen Hypophyse freigesetzt wird. Wenn das Nervensystem das Signal einer langanhaltenden Streßsituation erhalten hat, kommt es zu einer ganzen Kette von Körperreaktionen. Gerade diese langfristigen Reaktionen können die Lebensqualität sehr beeinträchtigen.

PSYCHOLOGISCHE (EMOTIONALE/ GEISTIGE) REAKTIONEN

Im allgemeinen verläuft eine Reaktion auf Streß folgendermaßen:

1. Zuerst tritt, hervorgerufen durch die hormonellen und physiologischen Veränderungen, ein Alarm- und Schock-Zustand ein, der von gefühlsmäßigen Reaktionen wie Angst oder Furcht begleitet wird.
2. Beim Versuch, einen Weg aus der gefährlichen oder unerfreulichen Lage zu finden, kommt es von Mensch zu Mensch zu unterschiedlichen Bewältigungsstrategien.
3. Waren die Versuche erfolgreich, flauen Alarmreaktionen und Angstzustände ab.
4. Wenn die Methoden fehlgeschlagen sind und der Betroffene weiterhin unter Streßeinwirkung steht, können eine Reihe psychischer Reaktionen bis hin zu Depression und innerem Rückzug erfolgen.

Aus all dem geht hervor, daß bei Nicht-Bewältigung der Situation ernsthafte Folgen

entstehen können. Um mit streßerzeugenden Situationen umgehen zu können und sich ihnen gewachsen zu zeigen, muß jeder für sich Strategien entwickeln, die ihm gemäß sind und *mit denen er* Erfolg hat.
Bei Untersuchungen von *Bewältigungsmechanismen* haben sich zwei große Bereiche ergeben. In die erste Kategorie fallen die Versuche des Individuums, die unbefriedigende Beziehung zur Umwelt zu ändern; der zweite Bereich beinhaltet Vorgehensweisen, die man als »lindernd« bezeichnen könnte, da sie die Wucht des Stresses mildern sollen.
Hier einige Beispiele für die erste Kategorie:

1. Man flüchtet vor der unangenehmen Situation — was nicht immer möglich ist.
2. Der Streß wird vermieden, indem man sich auf die Situation vorbereitet. So könnte man sich z. B. auf eine bevorstehende Prüfung so gut wie möglich vorbereiten, anstatt nur darüber zu klagen. Man könnte über die verschiedenen Aspekte einer Streßsituation nachdenken sowie über die voraussichtliche Belastung und sich dadurch entsprechend für das kommende Ereignis wappnen.

Lindernde Vorgehensweisen sind u. a.:

1. Vogel-Strauß-Politik; d. h. die betroffene Person weigert sich, das Ausmaß einer Bedrohung zu erkennen.
2. Intellektualisierung; d. h. die betroffene Person versucht, sich gefühlsmäßig von der Situation zu distanzieren.

Diese beiden Vorgehensweisen können vielleicht in besonders schwierigen Situationen einen gewissen Schutz bieten und den Menschen im Gleichgewicht halten, doch bergen solche Strategien auch immer die Gefahr in sich, daß Problemlösungen immer schwieriger werden und daß diese Verweigerungshaltung zur Gewohnheit wird.
Einige Menschen flüchten in den Genuß von Alkohol, Beruhigungsmitteln oder Drogen, um mit ihren Problemen fertig zu werden. Sogar Entspannungstechniken kann man zu dieser Gruppe zählen. All diese Hilfsmittel können in einigen oder allen Fällen eine Rolle spielen. Aber ein derartiges Vorgehen verhindert eine gezielte Vorgehensweise und stellt eine Problemlösung in Frage.
Für manche Streß-Situationen gibt es jedoch keine klare Lösung — z. B. bei der Pflege eines chronisch kranken Menschen —, und da bleibt dann oft die lindernde Bewältigungsstrategie der einzige Ausweg.
Langandauernder oder besonders starker Streß kann deutliche emotionale Veränderungen hervorrufen. Sind mehrere Bewältigungsstrategien fehlgeschlagen, fühlt sich der Mensch möglicherweise hilflos und resigniert. Er oder sie wird die Situation vielleicht als ausweglos betrachten, und dadurch kann sich die Angst, dem Leben nicht mehr gewachsen zu sein, noch vergrößern. Das Gefühl von Hoffnungslosigkeit und Hilflosigkeit kann sehr leicht depressive Stimmungen hervorrufen, bis hin zu Selbstmordgedanken.
Der durch chronische Erkrankung bewirkte Streß kann beim Patienten dazu führen, daß er, im wahrsten Sinne des Wortes, die Hoffnung verliert; tritt diese Empfindung ein, ist der Mensch nicht nur emotional gestört, sondern er scheint auch anfälliger zu sein für körperliche Erkrankungen.

Faktoren, die Streßreaktionen beeinflussen

Nachdem wir nun die allgemeinen physiologischen und psychologischen Reaktionsmuster betrachtet haben, soll hier noch einmal daran erinnert werden, daß es keine festen Reaktionsmuster gibt. Bei jedem Individuum sind andere Faktoren maßgebend. Einige dieser Faktoren sind:

ERFAHRUNG

Liegt für bestimmte streßerzeugende Situationen schon eine gewisse Erfahrung vor, scheint das die Fähigkeit zur Bewältigung zu verbessern. Erfahrung macht kundig und die Situation besser einschätzbar, d. h. die betroffene Person wird mit der Belastung eher fertig — der zweite Besuch bei einem

Arzt ist immer leichter als der erste (es sei denn, Sie hatten eine Auseinandersetzung!).

INFORMATION

Es kann hilfreich sein, sich über ein bevorstehendes streßerzeugendes Ereignis entsprechend zu informieren, um dadurch die Streßreaktion entsprechend lindern zu können. Es ist bekannt, daß Vorgespräche über den Ablauf einer Operation und möglicher postoperative Schmerzen die Heilung fördern. Jedoch gilt auch hier, daß die Reaktionen von Mensch zu Mensch verschieden sind.

INDIVIDUELLE UNTERSCHIEDE

Auf Streßsituationen, die mit Erkrankungen zusammenhängen, reagiert jeder anders. Während die einen den Anforderungen der Krankheit auf eine realistische Art und Weise begegnen, werden andere wiederum versuchen, sich vor dem vollen Ausmaß des Streß zu schützen, indem sie die Situation *negieren, herunterspielen* oder sich davon *innerlich distanzieren.* Bei solchen Menschen kann eine vorherige Information die Angst sogar noch vergrößern.

BEHERRSCHUNG

Nachdem die Unfähigkeit, mit Streß fertig zu werden, eine grundlegende Tatsache zu sein scheint, liegt die Folgerung nahe, daß die Beherrschung der Situation durch das Individuum eine wesentliche Rolle spielen muß — sei die Beherrschung nun real oder nicht. Aus vielen Forschungsberichten geht hervor, daß häufig solche Situationen als besonders schmerzlich oder qualvoll empfunden werden, in denen man sich völlig hilflos fühlt und glaubt, persönlich nichts tun zu können, um die Lage zu meistern. Dies ist freilich wieder ein Grund mehr dafür, vom Experten Kraft und Rat zu holen und dieses Wissen an die Öffentlichkeit weiterzugeben.

MENSCHLICHE UNTERSTÜTZUNG

Alle bisherigen Ausführungen betrafen das Individuum. Doch es ist sicher nicht überraschend, daß die Auswirkungen von streßerzeugenden Ereignissen durch das gesellschaftliche Umfeld eines Menschen mit beeinflußt werden. Hilfe und Mitgefühl von seiten anderer Menschen lindern das Ausmaß der Streßreaktion erheblich. Das ist besonders in jungen Jahren wichtig, wenn Verhaltens-, Reaktions- und Wahrnehmungsmuster entstehen. Mangelnde soziale Unterstützung in frühen Jahren kann, wie es scheint, körperliche Probleme und Verhaltensstörungen hervorrufen und dadurch die Fähigkeit, mit Streßsituationen fertig zu werden, stark mindern.
Streßreaktionen können durch Anteilnahme seitens der Familie und der Gemeinschaft abgeschwächt werden. Die Genesung bei Schlaganfall-Patienten wird deutlich vom gegenseitigen Verständnis und Einfühlungsvermögen innerhalb der Familie beeinflußt. Verschiedene Studien haben ergeben, daß Frauen, die eine enge, harmonische Beziehung haben, weniger anfällig sind für seelische Störungen. So erstaunt es nicht, daß der Verlust eines vertrauten Menschen, ein plötzlicher und schwerwiegender Verlust an Unterstützung also, zu den belastendsten Ereignissen im Leben eines Menschen überhaupt zählen.
Es ist typisch für unsere rationale und analytisch-orientierte Lebenseinstellung, daß es erst der Forschung bedurfte, bevor man in den medizinischen Berufen erkannte, daß Anteilnahme und persönliche Hilfe eine wesentliche Rolle beim Heilungsprozeß spielen. Das hätte uns eigentlich auch unser gesunder Menschenverstand sagen sollen!

Streß und Krankheit

Aus dem bereits Gesagten geht hervor, daß als bedrohlich empfundene Situationen bestimmte emotionale Reaktionen und Bewältigungsstrategien hervorrufen und daß darüber hinaus den auftretenden psychischen Veränderungen eine ganze Reihe körperlicher Veränderungen zugrunde liegen.
An dieser Stelle erscheint es sinnvoll, die Zusammenhänge zwischen Streß und Krankheit etwas eingehender zu betrachten:

KRANKHEIT UND PSYCHOLOGISCHE FAKTOREN

Statistiken lassen eindeutig erkennen, daß ein Zusammenhang besteht zwischen zunehmender Krankheitsdisposition und folgenden Faktoren:

1. Schichtzugehörigkeit
2. Berufsbezogene Faktoren
3. Lebensstil
4. Veränderungen im Leben oder »besonderen« Ereignissen
5. Tod und Verlust

Schichtzugehörigkeit

Viele der im allgemeinen tödlichen Krankheiten treten häufiger bei den »niederen« sozialen Schichten auf. Man weiß nicht genau warum, doch müssen Faktoren wie Ernährung, Rauchen, Wohnverhältnisse, Arbeit/Arbeitslosigkeit sowie unzureichende medizinische Versorgung dabei eine Rolle spielen. Es würde den Rahmen dieses Buches sprengen, wollte man diesen Aspekt in aller Ausführlichkeit behandeln, jedoch läßt sich sagen, daß Sicherheit, finanzieller oder sonstiger Art, die Grundlage jeglichen Wohlbefindens darstellt. Ein Gefühl persönlicher Stärke und die Fähigkeit, das eigene Leben einigermaßen überschauen zu können, sind ebenso wie eine gute Ernährung Grundvoraussetzung für gute Gesundheit.

Berufliche Gründe

Einige Berufe, wie beispielsweise die Arbeit im Kohlebergwerk, sind mit einem erhöhten Gesundheitsrisiko verbunden. Ferner gilt als erwiesen, daß bestimmte Arten von Arbeit, bestimmte körperliche Beanspruchungen und soziale Besonderheiten des Arbeitsumfeldes, mehr Krankheiten – physischer und psychischer Art – nach sich ziehen. Hier eine kurze Aufzählung derartiger Faktoren:

1. *Schichtarbeit,* der Tag- und Nacht-Rhythmus und das Gesellschaftsleben werden gestört.
2. *Zu lange Arbeitszeit,* d.h. 75 Stunden pro Woche oder mehr.
3. *Ungünstige Arbeitsplatzbedingungen,* zum Beispiel zu beengt, laut, schlecht beleuchtet...
4. *Veränderungen am Arbeitsplatz,* wie neuer Aufgabenbereich oder veränderte Verantwortung. In den Jahren nach solchen Veränderungen treten deutlich mehr Herzinfarkte auf.
5. *Eintönige, sich wiederholende Arbeit* erhöht die Wahrscheinlichkeit von Depressionen, Schlafstörungen und Magenbeschwerden.
6. *Verantwortungsvolle Berufe, die hohe Anforderungen stellen,* gelten als erhöhter Risikofaktor für Bluthochdruck und Magengeschwüre.

Es sei hier noch einmal daran erinnert, daß diese Feststellungen nicht für alle Menschen gleichermaßen zutreffen. Viele Menschen kommen recht gut mit widrigen oder anstrengenden Arbeitsbedingungen zurecht, ja, sie scheinen sogar darin aufzublühen. Das unterstreicht nur noch einmal, was bereits über individuell unterschiedliche Reaktionen auf Streß gesagt wurde. Eine Arbeit kann nicht ihrem Wesen nach schon als streßerzeugend gelten, solange es Menschen gibt, die davon unberührt bleiben. Es liegt wohl eher daran, daß es schwerfällt, mit den Anforderungen, den Veränderungen oder der Monotonie bestimmter Tätigkeiten fertig zu werden, weshalb diese Situationen als unangenehm empfunden

und dadurch zu einem erhöhten Gesundheitsrisiko werden.
Auch Arbeitslosigkeit kann das Risiko, daß man krank wird, erhöhen, da sie einschneidende Veränderungen im täglichen Leben nach sich zieht und einen Verlust an Selbstwertgefühl bewirken kann. Ohne hier die ganze Tragweite von Arbeitslosigkeit ergründen zu können, wird hierdurch doch aufgezeigt, daß Berufstätigkeit nicht nur ein finanzielles, sondern auch ein soziales und psychologisches Bedürfnis ist. Werden diese Bedürfnisse nicht erfüllt, geht das auf Kosten der geistigen und körperlichen Gesundheit.

Lebenseinstellung

Auf diesen Punkt werden wir später noch genauer eingehen; in der medizinischen Fachsprache kann man ihn am besten am Beispiel der Typ A/B-Kategorisierung erklären: Typ A ist auf Wettbewerb eingestellt, ehrgeizig und steht ständig unter Zeitdruck. Diesen Typ bezeichnet man als koronaranfällig, da bei ihm, im Gegensatz zu Typ B, der entspannter und gelassener ist, eine höhere Wahrscheinlichkeit für koronare Herzkrankheiten vorliegt. Im Kapitel über Herzerkrankungen werden wir uns mit diesem Thema noch einmal genauer befassen.

Veränderungen im Leben oder umwälzende Ereignisse

Eine ganze Reihe von Untersuchungen haben bewiesen, daß eindeutig ein Zusammenhang besteht zwischen Veränderungen in der Lebenssituation eines Menschen und dem Ausbrechen einer Krankheit. Es liegt nahe, daß umwälzende Ereignisse im Leben eines Menschen eine erhöhte Anpassung an die neue Situation erfordert, was oft sehr belastend ist. Solche Ereignisse können sein: Umzug, Heirat, Prüfung, Gerichtstermine oder Autounfall. Untersuchungen haben auch gezeigt, daß eine Häufung derartiger Ereignisse meist innerhalb eines Zeitraums von zwei Jahren vor dem Ausbruch einer Krankheit liegt; die Wahrscheinlichkeit einer Erkrankung kann so aufgrund der Anzahl dieser besonderen Ereignisse vorhergesagt werden. Das hat zu Versuchen geführt, exakte Korrelationen zwischen lebensverändernden Belastungen und dem Ausbruch einer Krankheit herzustellen und zu ermessen. Näheres dazu im folgenden Text.

Tod und Verlust

Der (tatsächliche, potentiell mögliche oder nur in der Vorstellung befürchtete) Verlust eines Menschen oder ein Todesfall sind oft Auslöser für das Ausbrechen einer Krankheit. Derartige Ereignisse können ein Gefühl von Hoffnungslosigkeit und Hilflosigkeit hervorrufen, was im wörtlichen Sinn in der »Selbst-Aufgabe« eines Menschen enden kann. Der Mensch fühlt sich den psychischen und physischen Anforderungen seiner Umwelt nicht mehr gewachsen. Ist dieser Mensch darüber hinaus noch besonders anfällig, so wird seine Seelenlage den Ausbruch einer Krankheit wahrscheinlich machen, da der Körper keine Kraft mehr hat, um die erforderlichen Abwehrmechanismen wirksam werden zu lassen.

EINIGE MÖGLICHE MECHANISMEN

Zweifellos herrscht zwischen Streß und Krankheit ein eindeutiger Zusammenhang; wie dieser aussieht, ist jedoch nicht bekannt. Es wurden jedoch eine Reihe von Vermutungen über mögliche Zusammenhänge angestellt. Frühere Denkmodelle versuchten eine Verbindung zwischen den verschiedenen Arten von Erkrankungen und bestimmten Persönlichkeits- und Körperbautypen herzustellen. Dadurch wird unterstellt, daß ein bestimmter Typus mit einem bestimmten Körperbau und einer bestimmten Temperamentslage unter Streß eher krank wird als ein anderer. Diese Theorie gilt in Fachkreisen allerdings als überholt.
Selye, der das Generelle Anpassungssyndrom (GAS) definierte, hat am meisten zu

diesem Thema zu sagen. Er behauptet, daß die das GAS begleitenden biologischen Veränderungen sowohl kurz- als auch langfristig negative Veränderungen im Körper hervorrufen. Diese werden als anpassungsbedingte Krankheiten bezeichnet, da sie aus Abwehrreaktionen des Körpers gegen schädliche Reize entstehen.

Der Verlauf einer Krankheit wird beeinflußt von Faktoren wie: (a) der physiologischen Auswirkung von gewissen Hormonen der Nebenniere und der Hypophyse; (b) der Auswirkung von Entzündungsprozessen; und (c) einer allgemein geschwächten Widerstandskraft. Das Erscheinungsbild der dann tatsächlich auftretenden Krankheit wird von einer Reihe von Faktoren, einschließlich genetischer Anlagen, physischer Schwäche und auch von besonderen erworbenen Körperreaktionen abhängen.

Das generelle Anpassungssyndrom ermöglicht es, die Auswirkungen bestimmter Veränderungen und Ereignisse im Leben auf die Gesundheit besser zu verstehen. Veränderungen im Leben erfordern vom Individuum eine Neuanpassung, was mit einer physiologischen Aktivierung einhergeht. Über längere Zeit kann dies eine gesundheitsschädigende Wirkung auf den Körper ausüben und schließlich zu einer Erkrankung führen. Das würde erklären, warum plötzlich eintretende und schwerwiegende Veränderungen im Leben mit hoher Wahrscheinlichkeit zu einer späteren Erkrankung führen. Hieraus läßt sich folgern, daß langanhaltende vergebliche Versuche, das Leben zu meistern, die Abwehrkraft des Körpers schwächen und die Wahrscheinlichkeit zu erkranken somit erhöhen wird.

Wie erkennt man Streß?

Streß kann sich auf mannigfaltige Weise im Leben eines Menschen zeigen. Es ist unmöglich, hier all seine Erscheinungsformen zu untersuchen und zu benennen. Nimmt Streß Formen an, die über das gesundheitszuträgliche Maß hinausgehen, so äußert er sich gewöhnlich in Form von Angstzuständen, wie Ärzte das nennen. Ein Arzt mag vielleicht verbrämend von Angstanfällen oder Angstneurosen sprechen; es bedeutet jedenfalls, daß sich der Patient dem Leben nicht gewachsen und überfordert fühlt. Schauen wir uns die Angst etwas näher an:

Angstzustände

Dazu gehören verschiedene Kombinationen von seelischen und körperlichen Angstsymptomen, die entweder in Form von Attakken (Panik) oder als Dauerzustand auftreten können.
Angst ist:

1. Ein Gefühlszustand, der geprägt ist von bereits erlebten Ängsten.
2. Ein unangenehmes Gefühl, das mit einer Ahnung bevorstehenden Unheils einhergehen kann.
3. Eine Vorahnung von Bedrohungen in fernerer Zukunft.
4. Eine nicht erkennbare Bedrohung oder eine, die in keinem vernünftigen Verhältnis zu dem Gefühl steht, das sie offensichtlich hervorruft.
5. Ein körperliches Unwohlsein oder tatsächliche körperliche Störungen.

PANIK

Bei einigen Menschen tritt Angst in Form von gelegentlichen oder wiederkehrenden Anfällen auf. Diese sind nicht voraussehbar, obgleich es bestimmte Situationen gibt, an die sie gekoppelt sein können. Aus heiterem Himmel wird der Mensch von einem Gefühl intensiver Furcht, Angst und Grauen befallen, oft verbunden mit der Vorstellung nahenden Unglücks. Auch Gefühle von Unwirklichkeit können auftreten. Dabei können die beschriebenen Körperreaktionen auftreten. Oft entwickelt sich eine »Erwartungsangst«, daß man nicht Herr der Lage sein könnte, so daß der Mensch z. B. Angst hat, in der Öffentlichkeit alleingelassen zu werden. Die Erwartungsangst selbst kann zu einem Anfall führen.

Angstsymptome

Ein Angst-»Symptom« als solches gibt es nicht. Es ist vielleicht dennoch interessant, alle Körpersignale aufzuführen, die ganz allgemein mit Spannungs- und Angstzuständen in Verbindung gebracht werden. Dazu Tabelle 1:

Tabelle 1: Angstsymptome

Ängstliche Stimmung
Besorgnis
Erwartung des Schlimmsten
Befürchtung (ängstliche Erwartung)
Reizbarkeit

Furcht
Vor der Dunkelheit
Vor fremden Menschen
Alleingelassen zu werden
Vor großen Tieren etc.
Vor Straßenverkehr
Vor Menschenansammlungen

Intellektuelle Wahrnehmung
Konzentrationsschwierigkeiten
Schlechtes Erinnerungsvermögen

Depressive Stimmung
Interesselosigkeit
Keine Freude an Hobbies
Depression
Frühes Erwachen
Schwankungen im Verlauf des Tages

Allgemeine Körperempfindungen
Ohrensausen
Verschwommenes Gesichtsfeld
Heiße und kalte Schauer
Schwächegefühl
Kribbeln

Atmungssymptome
Druck oder Beengung in der Brust
Erstickungsgefühle
Tiefes Aufatmen
Atemnot

Urogenitale Symptome
Häufiges Urinieren
Dringendes Urinieren
Unterdrückte Menstruation
Übermäßige Menstruationsblutung
Wachsende Frigidität
Vorzeitige Ejakulation
Verlust an Erektionsfähigkeit
Impotenz

Physiologische Begleiterscheinungen
Zittern der Hände
Stirnrunzeln
Verkrampfter Gesichtsausdruck
Blässe
Schlucken
Aufstoßen
Schwitzen
Nervöses Zucken der Augenlider

Anspannung
Gefühl von Spannung
Müdigkeit
Unfähigkeit zu entspannen
Schreckhafte Reaktion
Schnell zu Tränen gerührt
Zittern
Gefühl von Ruhelosigkeit

Schlaflosigkeit
Einschlafschwierigkeiten
Unterbrochener Schlaf
Unbefriedigender Schlaf, erschöpft beim Aufwachen
Träume
Alpträume
Nächtliche Angstzustände

Allgemeine Körpermuskulatur
Muskelschmerzen
Muskelverhärtung
Muskelzucken
Zähneknirschen

Herzsymptome
Herzjagen
Herzklopfen
Schmerzen in der Brust
Hämmernder Puls

Ohnmachtsgefühl
Herzrhythmusstörungen

Gastrointestinale Symptome
Schluckbeschwerden
Blähungen
Verdauungsstörungen: Schmerzen vor/nach Mahlzeiten, Brennen, Völlegefühl, wässriges Erbrechen, Brechreiz, Erbrechen, Schwächegefühl
Aufstoßen
Rumoren im Bauch
Nervöse Verdauung
Gewichtsverlust
Verstopfung

Unabhängige Symptome
Trockener Mund
Erröten
Blässe
Neigung zum Schwitzen
Schwindel
Haarsträuben

(Aus: Hamilton, M. »The Assessment of Anxiety States by Rating«. British Journal of Medical Psychology 32, 1959, S. 50–55)

Besondere Ereignisse

Wir sollten es gar nicht erst soweit kommen lassen, daß unser Körper spürbar auf Streß reagiert, ehe wir selbst etwas unternehmen, um mehr Gelassenheit in unser Leben zu bringen. In diesem Buch werden wir uns an anderer Stelle mit einer ganzen Reihe von Entspannungstechniken auseinandersetzen. Außerdem werden pflanzliche Heilmittel vorgeschlagen, die bei auftretenden Problemen helfen können.

Es ist sicher sehr hilfreich, wenn man vorhersehbare Schwierigkeiten rechtzeitig erkennt. Zu diesem Zweck erarbeitete eine Forschungsgruppe in Amerika eine Skala, die die Auswirkungen verschiedener Lebensereignisse bewertet – siehe Tabelle 2. Natürlich wird ein bestimmtes Ereignis nicht für alle Menschen die gleiche Wertigkeit haben. Dennoch liefert die Tabelle wertvolle Hinweise.

Tabelle 2: Besondere Ereignisse

Ereignis	*Wertigkeit*
1. Tod des (Ehe-)Partners	100
2. Scheidung	73
3. Trennung der (Ehe-)Partner	65
4. Inhaftierung	63
5. Tod eines engen Familienmitgliedes	63
6. Schwere Verletzung oder Krankheit	53
7. Eheschließung	50
8. Kündigung	47
9. Versöhnung mit dem (Ehe-)Partner	45
10. Ruhestand	45
11. Erkrankung oder spürbare Verhaltensänderung eines Familienmitgliedes	44
12. Schwangerschaft	40
13. Sexuelle Schwierigkeiten	39
14. Familienzuwachs (z. B. durch Geburt, Adoption, ein Verwandter kommt hinzu, etc.)	39
15. Größere geschäftliche Veränderung	39
16. Bedeutende finanzielle Veränderungen (zum Guten oder zum Schlechten)	38
17. Tod eines nahen Freundes	37
18. Wechsel in einen anderen Berufszweig	36
19. Die Anzahl der Gründe für Meinungsverschiedenheiten zwischen den (Ehe-)Partnern hat sich geändert (d. h. es gibt entweder sehr viel mehr oder sehr viel weniger Ausein-	

Ereignis	*Wertigkeit*
andersetzungen als gewöhnlich über die Kinder, persönliche Gewohnheiten etc.)	35
20. Eine Hypothek aufnehmen	31
21. Eine Hypothekenforderung oder Schulden werden geltend gemacht	30
22. Wesentliche Veränderung hinsichtlich der beruflichen Verantwortung	29
23. Ein Kind verläßt das Elternhaus	29
24. Probleme mit angeheirateten Verwandten	29
25. Besondere persönliche Leistung	28
26. Die Ehefrau nimmt eine Arbeit außer Haus an *oder* gibt eine Stellung auf	26
27. Beginn oder Abschluß der Schulausbildung	26
28. Größere Veränderungen der Lebensbedingungen (z. B. Hausbau, Verschlechterung der Wohnsituation)	25
29. Änderung der persönlichen Gewohnheiten (z. B. in der Art der Bekleidung)	24
30. Ärger mit dem Vorgesetzten	23
31. Einschneidende Veränderungen hinsichtlich der Arbeitsbedingungen oder der Anzahl der Arbeitsstunden	20
32. Schulwechsel	20
33. Veränderung in der Art der Freizeitgestaltung und/oder deren Ausmaß	19
34. Größere Veränderungen im Gesellschaftsleben	18
35. Kreditaufnahme	17
36. Einschneidende Veränderungen der Eßgewohnheiten	15
37. Urlaub	13
38. Weihnachten	12

(Aus: Holmes, T. und Rahne, »The Social Readjustment Rating Scale«. Journal of Psychosomatic Research, 11, 1967, S. 213–218)

Die relative Belastung durch die genannten Ereignisse wird zwar von Mensch zu Mensch verschieden sein, aber insgesamt ist die Aussage klar und stimmig. In Amerika wurde diese Tabelle als Hilfsmittel zur Selbsteinschätzung und Streßbewältigung vorgeschlagen. Dr. Thomas Holmes gibt folgende Hinweise für eine sinnvolle Nutzung dieser Wertetabelle:

1. Machen Sie sich mit den Ereignissen und den zu erwartenden Veränderungen vertraut.
2. Mit ein wenig Übung werden Sie in der Lage sein, einschneidende Ereignisse vorauszuahnen.
3. Denken Sie darüber nach, welche Bedeutung dieses Ereignis für Sie hat, und versuchen Sie, sich über Ihre dabei auftretenden Empfindungen so genau wie möglich klarzuwerden.
4. Überlegen Sie, wie Sie sich am besten der neuen Situation anpassen könnten.
5. Nehmen Sie sich Zeit für Entscheidungen.
6. Versuchen Sie, mögliche Veränderungen in Ihrem Leben im voraus zu erkennen, damit Sie sich rechtzeitig darauf einstellen können.
7. Bestimmen Sie Ihr eigenes Tempo. Selbst wenn Sie in Eile sind, ist das möglich.
8. Betrachten Sie die Erfüllung einer Pflicht oder einer Aufgabe als normalen Bestandteil Ihres täglichen Lebens und nicht als »vertane Zeit« oder ärgerliche Zeitverschwendung.
9. *Denken Sie daran:* Je mehr Veränderungen in Ihrem Leben eintreten, desto größer ist die Wahrscheinlichkeit, daß Sie krank werden. Die Werte in der Tabelle werden als »lebensverändernde Einheiten« bezeichnet; aus ihnen kann der

Benutzer auf eine möglicherweise bevorstehende Erkrankung schließen.

- Bei mehr als 300 Einheiten in einem Jahr, erkranken fast 80% der Menschen.
- 150 bis 299 Einheiten führen in 50% der Fälle zu Erkrankungen.
- Bei weniger als 150 Einheiten erkranken nur mehr 30%. Je höher die Punktezahl, umso mehr sollten Sie sich vorsehen.

Es ist wichtig, sich immer wieder klarzumachen, daß Streß und die daraus resultierende Spannung und Angst manchmal vorhersehbar sind. Sehen Sie sich nicht als Opfer. Stellen Sie sich darauf ein, daß Ihnen möglicherweise eine schwierige Zeit bevorsteht, und tun Sie Ihr Möglichstes, um die Belastung niedrig zu halten.
Heilpflanzen sind vorzüglich geeignet, um Spannungen vorzubeugen. Die hierfür in Frage kommenden Heilpflanzen werden später noch zur Sprache kommen, aber denken Sie auch an Ihre körperliche Verfassung! Sollten Sie sich mehr bewegen, oder würde Ihnen eine Massage guttun? Enthält Ihre Nahrung ausreichend Vitamin B für den zusätzlichen Streß? Wissen Sie überhaupt, was für Sie wichtig ist? Sollten Sie öfter in die Natur gehen? Und so weiter. Indem Sie sich auf eine starke Beanspruchung vorbereiten, verliert sie viel von ihrer negativen Wirkung.

Was kann man gegen Streß und Angst tun?

Man kann vieles tun, um Streß erträglicher zu machen und um das Ausmaß der heutzutage so häufig auf uns lastenden Angst und Anspannung zu verringern. Der Schlüssel hierzu liegt in der inneren Bereitschaft, selbst die Verantwortung für das Leben zu übernehmen und es selbst zu gestalten. Es gibt viele hilfreiche Techniken, die uns bei der Suche nach Entspannung und Zufriedenheit in dieser so schwierigen Welt helfen.

Schon das bestehende Überangebot an diesbezüglichen Methoden und Modellen kann zu Streß führen! Wohin soll man sich wenden, welche Therapie sollte man anwenden? Das ist immer eine schwierige Frage, besonders in Krisenzeiten. Diese Frage ist auch letztlich nicht sehr wichtig. Auf der Suche nach innerer Harmonie bieten die verschiedenen Therapien und Techniken bestenfalls nur einen Weg, den Frieden, der in uns selber liegt, wiederzufinden.

Jede Heilmethode besitzt eine tiefe Wahrheit und ist ein großes Vermächtnis an Weisheit. Die menschliche Natur ist sehr komplex und unsere Krankheiten sind nur ein Mikrokosmos dieser Komplexität. Die Erkenntnisse und Einsichten jeder Therapie müssen hervorgehoben und miteinander verglichen werden, um so der ganzheitlichen Gesundheitsfürsorge einen Schritt näher zu kommen.

Ich werde versuchen, an einem einfachen Modell zu verdeutlichen, wie die verschiedenen Methoden zur Heilung und Erlangung von Ganzheit zusammenwirken können, um so den uns innewohnenden Frieden in unser waches, aktives Leben einströmen zu lassen.

Alle ganzheitlich orientierten Therapeuten wissen, daß Heilen Ausdruck ist von Ganzheit. Gesundheit *ist* Ganzheit, *ist* Vollkommenheit, Ergebnis eines mit sich in Einklang lebenden Menschen. Gefühle, Gedanken und Geist sind genauso wichtig für die Gesundheit wie die körperlichen Organe und Gewebe.

Der »Kranke« ist also auch gleichzeitig der »Heilende«. Hilfe kann wohl von den »Experten«, seien diese nun pflanzenheilkundige oder praktische Ärzte, eingeholt werden, doch die Verantwortung für die Heilung trägt letztlich der Betroffene selbst. Heilung kommt von innen, ist ein dem Leben innewohnendes Prinzip. Sie ist ein Geschenk, und wir sind dafür verantwortlich. Das ist für viele überraschend, da wir es heutzutage gewohnt sind, Verfügungsgewalt auf Experten zu übertragen. Doch wir sind frei — in der Wahl unserer Heilmethoden, wie auch in der Gestaltung unseres ganzen Lebens.

Nur selten wird unsere innere Energie für den Heilungsprozeß bewußt eingesetzt, aber sie wird freigesetzt, sie wird spürbar. Verschiedene Hilfsmittel und Techniken

können den Heilungsprozeß sehr fördern. Im Verlauf der Geschichte haben sich zahlreiche Therapieformen entwickelt, von denen die Heilkünste profitieren könnten. Aber sie heilen nicht. Sie können nicht heilen, sondern nur helfend den Heilungsprozeß fördern.
Die augenscheinliche Vielfalt der Heilmethoden, die sich oft zu widersprechen scheinen, läßt sich aus der Wechselbeziehung zwischen inneren Einstellungen und Therapien erklären. Betrachtet man die Verbindungen zwischen den verschiedenen Schulen, so wird klar, daß eine ganz bestimmte Zusammenstellung von Behandlungsmethoden für einen genau richtig wäre, für den nächsten hingegen eine ganz andere. Für jeden Menschen ist der Schlüssel zur Gesundheit und Ganzheit seine eigene innere Harmonie — die gilt es wiederzufinden. Das kann auf medizinischem Weg geschehen, aber auch durch Veränderungen im sozialen oder spirituellen Bereich. Unser Modell verneint nicht die grundlegende Bedeutung des Verständnisses von pathologischen Krankheitsprozessen. Es geht vielmehr von der Erkenntnis aus, daß Menschsein mehr als nur biologisches Funktionieren bedeutet. Deswegen ist es auch an uns herauszufinden, welcher Weg für uns der beste ist, um zu innerer Ruhe zu gelangen.
Die Heilungsmethoden lassen sich in vier Bereiche unterteilen: *Medizin, Körperarbeit, Psychotherapie* und Methoden der *spirituellen Integration.* Jeder dieser Bereiche umfaßt spezifische Therapieformen. Aber selbst tiefgreifende und gezielt angewandte Methoden werden nur dann heilend und helfend wirken, wenn sie einen inneren Entspannungsprozeß bewirken. Ich habe versucht, dies in Abbildung I aufzuzeigen.
Die Anschaulichkeit der in dem Diagramm aufgezeigten Beziehungen ist dadurch eingeschränkt, daß diese nur zweidimensional gesehen werden können: Alle erwähnten Behandlungsmethoden können miteinander kombiniert werden. Das Modell stellt ein Geflecht von Therapieformen dar, die vereint angewandt werden können, um den Prozeß der inneren Selbstheilung und Entspannung zu fördern. Viele der Therapien lassen sich mehr als nur einem der vier Bereiche zuordnen. Obwohl das Modell sicherlich seine Schwächen hat, zeigt es doch die Verbindungsmöglichkeiten auf, und das ist entscheidend.

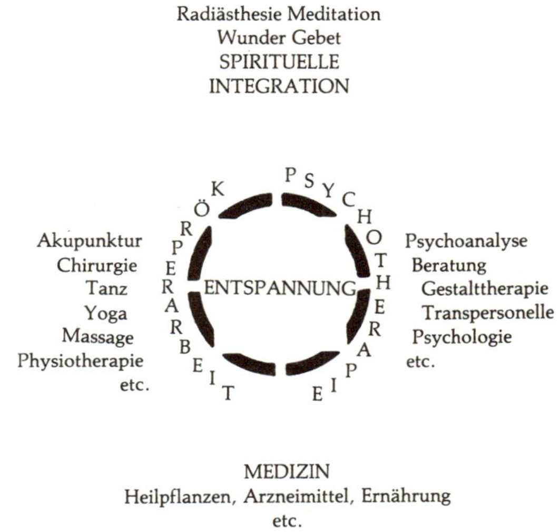

Radiästhesie Meditation
Wunder Gebet
SPIRITUELLE
INTEGRATION
PSYCHOTHERAPIE
Psychoanalyse
Beratung
Gestalttherapie
Transpersonelle
Psychologie
etc.
KÖRPERARBEIT
Akupunktur
Chirurgie
Tanz
Yoga
Massage
Physiotherapie
etc.
ENTSPANNUNG
MEDIZIN
Heilpflanzen, Arzneimittel, Ernährung
etc.

Abbildung 1: Die vier Bereiche der Behandlungsmethoden

Medizin

Als Medizin ist zu bezeichnen, was man einnimmt; dazu gehören Heilpflanzen, chemische Arzneimittel, homöopatische Mittel, Diät, Bach-Blüten-Therapie, Aromatherapie etc. Es mag seltsam erscheinen, chemische Arzneimittel und pflanzliche in einem Atemzug zu nennen, doch sie sind alle »Dinge« und Teil der Vielfalt und des Reichtums unseres Planeten. Alles, ob es nun Hydrokortison, Mädesüß oder eine Bach-Blüten-Arznei ist, entspringt auf die eine oder andere Weise dem Schoß unserer Erde, und durch die Einnahme dieser Mittel unterziehen wir sie dem irdischen Kreislauf. Arzneimittel sind nicht generell schlecht und pflanzliche Heilmittel nicht generell gut. Wir haben die Wahl — und dafür sollten wir dankbar sein! Mitunter kann die Anwendung einer Arznei einen biochemisch gesteuerten Krankheitsprozeß stoppen und daher richtig und lebensrettend sein, doch im Sinne unseres Modells bedeutet dies nur eine teilweise Heilung. Ganzheitlich orientierte Praktiker wissen, daß die Beseitigung von Symptomen nicht das gleiche ist wie Heilung.

Körperarbeit

Körperarbeit beruht auf der Erkenntnis, daß der Körper ein Wissen besitzt, das weit über ein verstandesmäßiges Begreifen hinausgeht. Hier steht eine große Vielfalt von Techniken zur Verfügung, wobei die Chirurgie vielleicht die technischste und einschneidendste ist. Daß man mit ihr Leben retten und erhalten kann, steht außer Frage, doch zeigen sich eben darin auch ihre Grenzen, daß sie sich nur innerhalb einer bereits bestehenden Pathologie bewegt. Es gibt jedoch auch eine Reihe körperorientierter Therapien, die weniger gewaltsam ins Körpergeschehen eingreifen. So ist die Akupunktur eine umfassende Methode zur Regulierung der Energiefelder im Körper; die auf diesem Gebiet in China gesammelten Erfahrungen zeigen, daß besonders die Verbindung von Akupunktur und Pflanzenheilkunde viel bewirken kann. Diese großen, breitgespannten therapeutischen Bereiche sind noch um eine ganze Reihe anderer, sehr unterschiedlicher Techniken zu ergänzen: manipulative Techniken wie Osteopathie, Chiropraktik und Physiotherapie. Ich will an dieser Stelle nicht das Für und Wider der einzelnen Therapieformen erörtern. Vielmehr soll hier damit begonnen werden, ein Beziehungsmuster der einzelnen Therapien, wozu auch die Physiotherapie zählt, zu entwerfen. Einige körperorientierte Therapien spielen im Bereich der Streßbewältigung eine führende Rolle. Dazu gehören Yoga, Alexander-Technik, Feldenkraislehre, Körperübungen und Tanz. Massage in allen Variationen kann ebenfalls einen wunderbaren Beitrag zur Entspannung leisten. Die Aufzählung von derlei Techniken könnte beinahe endlos fortgesetzt werden!

Psychotherapie

In unserer so gehetzten und verrückten Zeit gewinnen Psychotherapie und psychologische Beratung zunehmend an Bedeutung. Viel Schmerz und Angst ist das Ergebnis seelischer und geistiger Probleme, denen man mit den Techniken beikommen kann, die darauf abgestimmt sind, das innere Wissen und die psychologische Integration zu fördern. Methoden zur Heilung können in Grenzen in der klassischen Psychoanalyse liegen oder in der mehr ganzheitlich orientierten humanistischen und transpersonellen Psychotherapie, wie Gestalttherapie und Psychosynthese. Die Erfahrungen dieser ständig wachsenden psycho-orientierten Bewegung können wertvolle Beiträge zu einer Heilung im weiteren Sinne liefern. Leider wird in unserer Gesellschaft die Bedeutung von psychologisch geschulten Beratern stark unterschätzt.

Spirituelle Integration

Für den spirituell Orientierten ist Krankheit das Ergebnis eines gestörten Seelenlebens. Ohne diesen Ansatz vollständig zu erforschen, wird doch jeder ganzheitlich denkende Arzt oder Heiler die Wichtigkeit von Methoden zur Erlangung spiritueller Integrität anerkennen. Ganzheitlichkeit geht aus von der Annahme, daß in uns ein integrierendes Zentrum ist, ein spiritueller Mittelpunkt, eine Quelle des Lebens und der Liebe. Wenn man menschliche Spiritualität unter dem Gesichtspunkt des Heilens einsetzt, können wir höhere Ebenen unseres Selbst erschließen und unseren »spirituellen Körper« von anderen behandeln lassen. Solche Behandlungsmethoden können sowohl Gebete sein als auch Meditation, Geistheilung, Radiästesie (Rutengängertum und Pendellehre) etc. Auch das Mysterium der sogenannten »Wunder« soll hier erwähnt werden, wo unheilbare Krankheiten Heilung fanden. Die hierin liegenden Möglichkeiten und Folgerungen gehen weit über den Rahmen dieses Buches hinaus; aber

danken wir Gott, daß es tatsächlich solche Wunder gibt!
Dieses Netzwerk sich gegenseitig ergänzender und unterstützender Therapien und Techniken bietet ein Spektrum an Einsichten in die Einzigartigkeit eines jeden Menschen. Ein jeder muß die für ihn beste Behandlungsweise bzw. Kombination von Behandlungsweisen finden. Für den einen kann die Heilung hin zur Ganzheit in dem Dreigespann Pflanzenheilkunde, Osteopathie und Psychotherapie liegen, für einen anderen können Chirurgie und chemische Arzneien Mittel seiner Wahl sein. Auf der Suche nach dem Schlüssel zur Freisetzung der inneren Selbstheilungskräfte und zur Erlangung inneren Friedens hat jede Methode ihre Berechtigung.
Dieser Versuch, die Kombinationsmöglichkeiten aufzuzeigen, zeigt u.a. auch auf, welche intellektuellen Umstrukturierungen und Veränderungen derzeit in der westlichen Welt stattfinden. Wir leben in einer Zeit des Chaos und des Wandels, die eine neue Weltsicht mit neuen Paradigmen und Mustern nach sich ziehen kann. Unser kleines Modell soll die Verbindungsmöglichkeiten zwischen den einzelnen Therapieformen aufzeigen, ist aber nur ein kleiner Ausschnitt von den noch viel weitergehenden Vorstellungen ganzheitlicher Heilkunde.
Hier finden sich nur einige Möglichkeiten von vielen zu innerer Entspannung und zur Bewältigung von Streß, Angst und Spannung. Wir wollen sehen, was jede dieser Methoden zu bieten hat und wie man sie praktisch anwenden kann.
In erster Linie werden wir uns mit der *Heilpflanzenkunde* beschäftigen, doch daneben werden auch Themen wie *Entspannungstherapie, Meditation, Autogenes Training, Biofeedback, Ernährung, Tanz und Massage* angesprochen. Alle Therapieformen sollen im Zusammenhang mit den zuvor erwähnten vier Bereichen der Heilkunst betrachtet werden.

Medizin

Auf unserer Suche nach Wegen, Streß, Angst und Spannung abzubauen, wollen wir zunächst prüfen, was man dagegen *nehmen* kann. Wir werden hier ausführlich auf pflanzliche Arzneimittel eigehen. Andere, hier beschriebene Heilmethoden sind: *Bach-Blütentherapie*, *Aromatherapie*, *Homöopathie* und *Ernährung*. Alles in diesem Kapitel Gesagte ist als Ergänzung zu sehen zu den Ausführungen unter Körperarbeit, psychologische Techniken und spirituelle Verfahren. Dem Streß muß auf breiter Front begegnet werden, damit Entspannung zu einer ganzheitlichen Erfahrung werden kann.

Kräuter

Seit Menschengedenken werden Kräuter als Medizin verwendet. Alle Kulturen gründeten zu allen Zeiten ihre Heilkünste auf die Wirkung von Pflanzen. Erst seit kurzem hat die westliche Medizin eine einseitige wissenschaftliche Betrachtungsweise von Krankheit entwickelt, was zur Entwicklung der chemischen Medizin führte. In diesem Zusammenhang werden pflanzliche Mittel als Träger wertvoller »aktiver Bestandteile« angesehen. So wird der Löwenzahn zu einem Sack voll Chemikalien, das Veilchen zu einem »Roh«-Stoff.

Pflanzliche Heilmittel sind ein Geschenk der Natur an die leidende Menschheit – Ausdruck unserer Zugehörigkeit zur Welt. In einer Zeit, wo die Menschen isoliert voneinander und von der Natur leben, erscheint es fast wie ein revolutionärer Gedanke, daß die Einheit von Mensch und Natur auf diese Weise wieder Gestalt annimmt. Wir haben uns so daran gewöhnt, daß »Gesundheit« aus einer Schachtel voller Pillen kommt, daß die Vorstellung, eine am Wegesrand wachsende Pflanze könne uns helfen, wenn wir uns elend fühlen, uns zu einfach erscheint, um wahr zu sein.

Man kann Heilpflanzen und die Frage, warum sie helfen, auf vielerlei Arten betrachten. Vielen Menschen genügt es zu wissen, daß sie helfen. Intuition und das unbeschreibliche Staunen, das die Natur in uns weckt, macht wohl jeden, außer den reinen Vernunftmenschen dafür empfänglich, daß Pflanzen helfen können! Die wunderbaren Einsichten der modernen Naturwissenschaften lassen sich jedoch auch dazu nutzen, ein Modell der gegebenen Wechselbeziehungen zu entwickeln. Um dies zu tun, müssen wir uns auf das Gebiet der Geologie, der Evolutionsbiologie sowie der spirituellen Ökologie begeben.

Die Gaia-Hypothese und pflanzliche Heilmittel

Neuere Erkenntnisse über das Wirken unseres Planeten *als Ganzheit* zeigen aufregende Perspektiven auf, in denen wir uns selbst wiederfinden können. Die Arbeit des Geochemikers Jim Lovelock hat gezeigt, daß die Erde keinesfalls ein untätiges geophysikalisches Gebilde ist, sondern aktiv ihre eigene Geschichte mitgestaltet — also ein lebendiges Wesen ist, das er nach der griechischen Erdgöttin GAIA benannte. Lovelock beschreibt Gaia so:

> ...ein komplexes Gebilde, welches die Biosphäre der Erde, ihre Atmosphäre, Ozeane und den Erdboden durchdringt. In ihrer Gesamtheit stellt sie ein Rückkopplungssystem dar, das stets optimale chemische und physikalische Bedingungen auf unserem Planeten herzustellen versucht. Die relative Konstanz dieser Bedingungen wird durch *aktive Kontrolle* aufrechterhalten...

Unsere Erde arbeitet also aktiv darauf hin, die besten Bedingungen zu schaffen und aufrecht zu erhalten, damit Leben entstehen und gedeihen kann. Es besteht die Erkenntnis, daß das menschliche Bewußtsein eine wesentliche Rolle in der evolutionären Entwicklung spielt und wir die Chance, diese Rolle zum Wohle der Existenz Gaias, unserer Erde, zu spielen voll nutzen sollten. Diese Vorstellung ist nicht neu; sie ist das geistige Vermächtnis der Mystiker aller Zeiten. Jetzt aber ist die Zeit gekommen, wo diese Einsichten wissenschaftlich untersucht werden, und es zur »Vergeistigung der Welt« kommt.

Die Ökologie lehrt uns, wie alles Leben auf unserem Planeten zusammenhängt und auf komplexe Art und Weise miteinander verwoben ist. Vor dem Hintergrund des Gaiabegriffes entsteht Evolution aus einer Art Wettstreit zwischen Zusammenarbeit und Wettkampf, beides Prozessen, die das komplexe Gewebe heutiger Ökologie ausmachen. Das ökologische System kann nur als Ganzes verstanden werden. Es ist eine autonome Einheit, wo jeder Teil aus dem Ganzen versorgt wird. Ja, es muß sogar aus sich heraus versorgt werden, da es ein Außerhalb nicht gibt. Wir erhalten z.B. weder Mädesüß noch Penicillin von außerhalb der Erde. Sorgt das System nicht für sich selbst, so ist es nicht lebensfähig und kann deshalb nicht überdauern. Die Menschheit hat überlebt, ist ohne moderne Arzneimitteltherapie und ohne die Wunder der hochtechnisierten Chirurgie gediehen und hat Weltreiche, große Kunst und gerade die Wissenschaft, in deren Folge die moderne Medizin entstand, hervorgebracht.

Einzelne Wirkstoffe oder ganze Pflanzen?

Heilung beruht in der Hauptsache auf pflanzlichen Arzneimitteln, und die Wissenschaft zeigt uns jetzt deren chemische Grundlage. Einer der vielen Wege, auf denen Gaia auf diesem Planeten Energie und Leben fließen läßt, ist die Nahrung und die darin enthaltenen biochemischen Stoffe. Pflanzliche Arzneimittel enthalten sogenannte *pflanzliche Nebenprodukte*: komplexe chemische Verbindungen, die für die Pflanze keine erkennbare Rolle spielen. Bis vor kurzem noch sahen Biochemiker diese als ausgeklügelte Abfall-Systeme an. Hierbei wird jedoch völlig übersehen, wie genial Form und Funktion einer Pflanze angelegt sind. Gerade diese Stoffe haben eine erkennbare Wirkung auf die menschliche Physiologie.

Dies ist nicht bloß ein zufälliges Zusammentreffen, sondern kennzeichnend für Gaia, Beweis des globalen Kreislaufs von Energie, Leben und Heilkraft. Indem wir Heilpflanzen zu uns nehmen — in Form von Nahrung oder Tee — treten wir ein in den Kreislauf innerhalb der Biosphäre und der Energiequelle der Sonne. Die pflanzlichen Nebenprodukte nehmen, da sie der Gesundheit des Menschen und somit der Gesundheit des ganzen Planeten dienen, an diesem planetarischen Kreislauf teil. Durch Pflanzen, als Nahrung oder Arzneimittel,

sind wir verbunden mit der Lebenskraft unserer Welt.
Diese wertvollen und wirkungsvollen chemischen Stoffe bezeichnen die Pharmakologen als aktive Inhaltsstoffe von Pflanzen. Sehr viel Geld wird ausgegeben für die Suche nach neuen wirksamen Arzneimitteln. Das entspricht weder der Art, wie ein Pflanzenkenner diese Stoffe sieht, noch ist es der beste Weg, sich die Geschenke der Natur zunutze zu machen. Einige Beispiele sollen dies verdeutlichen.
Die Isolierung und Synthese einzelner Stoffe wie Salizin aus der Weidenrinde und Digitalis aus dem Fingerhut ist ein Fehler und kann sogar schädlich sein. In den Pflanzen sind diese starken Wirkstoffe wohl dosiert und gelangen nur über zahlreiche andere pflanzliche Bestandteile in den Körper. Die chinesische Heilpflanze Ma Huang *(Ephedra sinica)* enthält ein Alkaloid namens Ephedrin. Wird dieses Ephedrin als extrahiertes Arzneimittel gegeben, so kommt es neben der gewünschten Wirkung z. B. bei Asthma auch noch zu einer Steigerung des Blutdruckes. In der gesamten Pflanze befinden sich jedoch sechs weitere Alkaloide, von denen das wichtigste einen Blutdruck- und Herzfrequenzanstieg verhindert. Der isolierte Wirkstoff ist gefährlich, die ganze Pflanze ist hingegen von Natur aus so ausbalanciert, daß sie ein sicheres Arzneimittel darstellt. In diesem Zusammenhang stellt sich die Frage, warum die Chemiker nicht alle sieben Alkaloide extrahieren. Offensichtlich trauen sie der Natur nicht zu, daß sie ihre Wirkstoffe aufeinander abstimmt! Löwenzahnblätter sind ein starkes und wirksames harntreibendes Mittel und machen nicht wie andere Diuretika eine Zugabe von Kalium nötig. Denn Löwenzahnblätter sind so reich an Kalium, diesem lebenswichtigen Mineral, daß deren Genuß dem Körper sogar noch zusätzlich eine Reserve an Kalium zuführt.
Dieses Beispiel zeigt uns den tieferen Nutzen pflanzlicher Heilmittel bei der Behandlung von Streß und Angst. Diese Heilmittel enthalten nicht nur »aktive Inhaltsstoffe«, welche die Nerven beruhigen oder Depressionen lindern, sondern helfen dem *ganzen* Körper, Wohlbefinden und Gesundheit zu erlangen.
Kann man einen Menschen auf seine Moleküle reduzieren? Ist Angst lediglich ein von biochemischen Prozessen bestimmtes Phänomen? Sicherlich nicht! Starke Medikamente unterdrücken und blockieren Spannungszustände, sie beseitigen jedoch nicht die Ursachen. Die Schönheit und komplexe Beschaffenheit und Funktionsweise des menschlichen Körpers lassen sich nicht in ihrer ganzen möglichen Vielfalt beschreiben. Auf der physischen Ebene gehorcht der Körper biochemischen Gesetzen, in seiner gesamten Organisation allerdings geht er weit über das Gebiet der chemischen Medizin hinaus. Selbst wenn uns die Gesetze der molekularen Struktur völlig klar wären, wüßten wir immer noch nicht, was uns eigentlich zum Menschen macht. In uns wirkt eine sehr starke integrierende Kraft — nennen wir sie Leben, Lebenskraft oder Lebensfunke. Diese Kraft sind wir, und sie bestimmt uns auf allen Ebenen, nicht nur auf der biochemischen!
Die Pflanzenheilkunde weiß um diese Lebenskraft in uns und benutzt das Geschenk unseres Planeten — die Heilpflanzen —, um diese Kraft zu fördern. Dadurch kommt es zu einer tiefgehenden Heilung und nicht nur zum Abklingen der Symptome.

Das Nervensystem

In keinem anderen System unseres Körpers ist die Verbindung zwischen physischen und psychischen Aspekten so offenkundig wie gerade im Nervensystem. Selbstverständlich ist das Gewebe des Nervensystems ein Teil unseres physischen Körpers, aber genauso selbstverständlich ist es, daß alle psychischen Vorgänge im Nervensystem ablaufen. Störungen im psychischen Bereich machen sich deshalb auch im physiologischen bemerkbar. Man fragt sich, warum Körper und Seele jemals getrennt voneinander betrachtet wurden.
Der ganzheitliche Ansatz der Pflanzenheil-

kunde weiß um diese inneren Zusammenhänge und sieht im Nervengewebe und seinen Funktionen einen der Hauptgründe für eine ganzheitliche Behandlung des Menschen.

Die Schulmedizin neigt dazu, psychologische Probleme auf die biochemische Ebene zu reduzieren, und glaubt, mit »geeigneten« Arzneimitteln das Problem lösen oder zumindest soweit unterdrücken zu können, daß das Leben wieder »normal« weitergeht. Interessanterweise gehen einige Vertreter aus dem Bereich der ergänzenden Medizin genau vom anderen Extrem aus. Sie sehen nämlich psychologische Faktoren als einzigen Grund jeder Erkrankung an und glauben, daß die Behandlung der Seele der *einzig* richtige Weg zur Gesundung ist, daß so auch alle körperlichen Leiden zu beheben sind. Wenn wir diese beiden einschränkenden Sehweisen miteinander verbinden, nähern wir uns der ganzheitlichen Betrachtung. Mit pflanzlichen Heilmitteln können wir das Nervensystem als einen Teil des ganzen Körpers behandeln. Wir können es mit Nährstoffen versorgen und kräftigen und damit auch der Seele helfen. Gute Gesundheit geht Hand in Hand mit richtiger Ernährung und einer sinnvollen Lebensführung. Aber wir sind auch für ein gesundes emotionales, geistiges und spirituelles Leben verantwortlich. Die uns umgebende emotionale Atmosphäre sollte erbauend und stabilisierend für uns sein. Unsere Gedanken sollten schöpferisch sein und bejahend — offen für den freien Fluß von Intuition und Imagination und nicht bestimmt sein von vorgefaßten, starren Meinungen. Genauso müssen wir uns dem freien Fluß der höheren Energien unserer Seele öffnen, denn ohne diese ist wirkliche Gesundheit unmöglich.

Jede Krankheit, die sich im Körper festsetzt, muß sowohl in ihrem emotionalen, geistigen und spirituellen, als auch in ihrem physischen Zusammenhang gesehen werden. Wir dürfen auch nicht vergessen, daß wir als Teil der gesamten Menschheit auf eine tiefe und geheimnisvolle Art mit den Krankheiten eben dieser Menschheit zu tun haben — eingetaucht in ein Meer von Impulsen und Faktoren, über die wir keine direkte Kontrolle haben. Viele der in unserer westlichen Gesellschaft anzutreffenden Neurosen sind wahrscheinlich normale Reaktionen auf eine ganz und gar unnormale Umgebung, *gesunde* psychische Reaktionen auf den *Wahnsinn* einer kranken Gesellschaft.

In diesem Sinne sind der Heilung eines Individuums Grenzen gesetzt, nämlich dann, wenn die Krankheit in Wirklichkeit die Krankheit der Gesellschaft widerspiegelt. Ein Heilkundiger im ausklingenden 20. Jahrhundert muß neben seinem Wissen um das Ganze auch über ein gewisses Maß an politischem Bewußtsein und politischen Erkenntnissen verfügen, vielleicht sogar politisch aktiv sein.

Damit wir »ganz« sein können, muß auch unsere Gesellschaft es sein — und damit unsere Gesellschaft »ganz« sein kann, müssen *wir* es auch sein. Damit unsere Gesellschaft unsere höchsten Bestrebungen widerspiegeln kann, müssen *wir* diese leben, verkörpern und ausstrahlen.

Pflanzenheilkunde kann ein gleichermaßen ökologischer wie spiritueller Weg zur Stärkung des Nervensystems der Menschheit sein, so daß die Menschheit sich selbst heilen kann. Auf der physischen Ebene stellt sie eine ideale Ergänzung zu den therapeutischen Techniken dar, auf der psychischen Ebene hilft sie den Menschen, ihre Ganzheit zu erfahren.

Heilpflanzen für das Nervensystem

Heilpflanzen können dem Nervensystem weitaus mehr als nur Anregung und Entspannung geben. Heilpflanzen, die hier in einem größeren Zusammenhang erwähnt werden, sollen im Kapitel über Heilpflanzen noch in aller Ausführlichkeit erörtert werden.

Pflanzenheilkunde, wie sie in der westlichen Welt betrieben wird, unterscheidet zwischen drei verschiedenen Arten von Kräutern, die gut sind für die Nerven bzw. das Nervensystem: *nervenstärkende* Mittel, *nervenentspannende* Mittel und *nervenanregende* Mittel. Auch wenn es dem Leser unnötig erscheint, muß dennoch immer wieder betont werden, daß eine erfolgreiche Behandlung mit Heilpflanzen die Behandlung des ganzen Körpers, des ganzen Menschen umfaßt und nicht nur Symptome wie beispielsweise Erregung und Kummer. Man kann zwar einen Erregungszustand weitgehend dämpfen, doch im Angesicht eines Sturmes muß der ganze Körper gestärkt werden!

NERVENSTÄRKENDE MITTEL

Vielleicht liegt der bedeutendste Beitrag, den die Pflanzenheilkunde auf dem Gebiet der Streß- und Angstbewältigung geleistet hat in der Stärkung und »Ernährung« des Nervensystems. In Fällen von Schock, Streß oder Nervenschwäche stärken und stützen sie das Nervengewebe unmittelbar. Um Angstzustände oder Depressionen zu lindern, muß deshalb nicht auf Tranquilizer oder andere Medikamente zurückgegriffen werden. Nerventonika können bei vielen »nervlichen« Problemen unschätzbare Dienste leisten.

Viele Leser werden überrascht sein, daß ausgerechnet gewöhnlicher Hafer als Nervennahrung besonders gut und vielseitig verwendbar ist. Er kann als Extrakt, wenn nötig, zusammen mit entspannenden, anregenden oder anderen Mitteln je nach Bedarf eingenommen — oder einfach als Brei gegessen werden. Für den Brei muß naturbelassene Vollwert-Hafergrütze verwendet werden. Instant-Haferflocken oder gewalzte Flocken haben ihre natürliche Kraft bereits verloren und sind für diesen Zweck unbrauchbar.

Ähnlich dem Hafer gibt es noch zwei weitere Pflanzen, die eine starke Wirkung auf den gesamten Körper haben: Ginseng und Sibirischer Ginseng.

Für sie wurde die Bezeichnung »adaptogen« geprägt, um ihre unbestrittene Fähigkeit zu benennen, Körper und Geist gleichermaßen zu helfen, mit den an sie gestellten Forderungen fertig zu werden.

Andere nervenstärkende Heilpflanzen, die auch gleichzeitig entspannende Komponenten besitzen, sind u.a. Damiana, Helmkraut, Eisenkraut und Heilziest. Helmkraut ist oft das wirkungsvollste Mittel, insbesondere bei Problemen, die durch Streß hervorgerufen werden.

NERVENENTSPANNENDE MITTEL

Bei Streß und Anspannung helfen nervenentspannende Mittel ganz erheblich, das Befinden zu verbessern. Sie sind die natürliche Alternative zu gewöhnlichen Tranquilizern, doch sollte man sie immer unter einem ganzheitlichen Gesichtspunkt einnehmen. Zuviel Beruhigung und Dämpfung kann, selbst bei pflanzlicher Medikation, den Menschen mit der Zeit schwächen und das gesamte Nervensystem beeinträchtigen. In der folgenden Liste finden Sie die wichtigsten Heilpflanzen zur Kräftigung und Entspannung der Nerven:

- Amerikanischer Schneeball
- Baldrian
- Echtes Herzgespann
- Fischbaum
- Frauenschuh
- Gemeine Küchenschelle
- Gemeiner Schneeball
- Helmkraut
- Hopfen
- Johanniskraut
- Kalifornischer Mohn
- Kamille
- Lavendel
- Lindenblüten
- Mistel
- Passionsblume
- Rosmarin
- Schwarzes Wanzenkraut
- Ysop
- Zitronenmelisse

Viele der in der Liste aufgeführten Pflanzen haben noch weitere Eigenschaften und können bei anderen Beschwerden erfolgreich angewandt werden. Dies ist einer der großen Vorzüge bei der Verwendung von pflanzlichen Heilmitteln zur Streß- und Angstbewältigung. Die körperlichen Symptome, die oft als Begleiterscheinungen von Angstzuständen auftreten, können mit denselben Kräutern behandelt werden wie die Angst selbst.

Zusätzlich zu den Heilpflanzen, die direkt auf das Nervensystem einwirken, können Heilpflanzen mit krampflösender Wirkung, die die peripheren Nerven und das Muskelgewebe beeinflussen, eine indirekt entspannende Wirkung auf den ganzen Organismus haben. Ist der Körper entspannt, so wird auch die psychische Entspannung gefördert. Die Wirkung dieser krampflösenden Heilpflanzen erstreckt sich auf die verschiedensten Gewebe im Körper. Es lohnt sich, die am Ende des Buches beschriebenen Kräuter genau zu studieren und sich über deren Haupt- und Nebenwirkungen zu informieren. Viele der nervenentspannenden Pflanzen haben auch eine krampflösende Wirkung; die zuverlässigsten und bewährtesten sind der Gemeine Schneeball, Baldrian und Wilder Weißdorn.
Die Linderungsmittel können auch in Verbindung mit nervenstärkenden Mitteln helfen, da sie das gereizte Gewebe beruhigen und so die Heilung fördern.

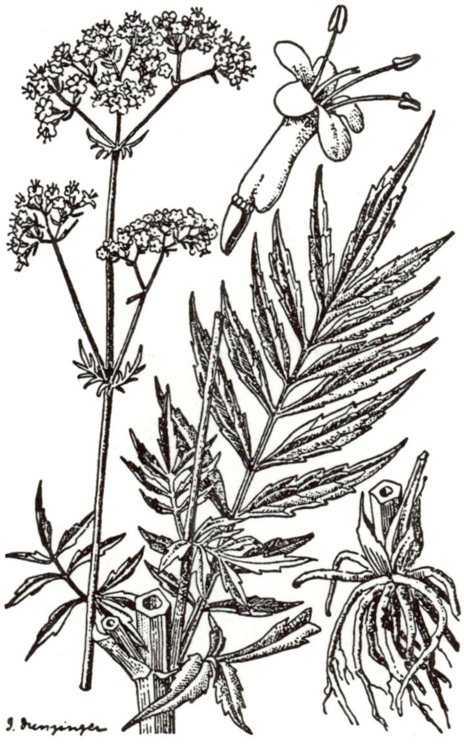

Baldrian, *Valeriana officinalis*

NERVENANREGENDE MITTEL

Eine direkte Stimulierung des Nervengewebes ist in dieser Zeit der Hyperaktivität nur selten erforderlich. In den meisten Fällen ist eher eine Anregung der angeborenen Lebenskraft wünschenswert, etwa mit Hilfe von Nerven- oder Verdauungstonika. Diese Mittel wirken aufbauend, steigern die Körperharmonie und wirken somit tiefer und länger als Nervenstimulantien.
Noch im letzten Jahrhundert wurde von den Pflanzenheilkundigen besonderer Wert auf Pflanzen mit stimulierender Wirkung gelegt. Kennzeichnend für die heutige Zeit ist hingegen, daß sie uns mit mehr als genug Reizen überflutet.
Wird jedoch eine direkte Anregung des Nervensystems gewünscht, so ist die Kola-Nuß das beste pflanzliche Mittel hierfür, doch sollen auch Kaffee, Mate Tee und Schwarzer Tee hier nicht vergessen werden. Aber diese gebräuchlichen Stimulantien sind wegen ihrer Nebenwirkungen nicht ganz unproblematisch; sie können zu psychischen Störungen wie Angst und Anspannung führen. Wie bei den oben erwähnten Anregungsmitteln kann auch hier eine kurzfristige Anwendung mitunter angebracht sein. Der regelmäßige Konsum von starkem Kaffee kann jedoch die Ursache so vieler Beschwerden sein, daß man sie hier unmöglich alle aufführen kann.
Einige Heilpflanzen, die reich an ätherischen Ölen sind, sind auch wertvolle Anregungsmittel. Eine der bekanntesten und gebräuchlichsten ist die Pfefferminze.
Bitter schmeckende Pflanzen haben durch ihre allgemeine Stimulierung des Stoffwechsels und der Physiologie eine positive Wirkung auf das Nervensystem. Dazu gehören Wermut und Beifuß.

HEILPFLANZEN ALS VERBÜNDETE

Aus dieser offensichtlich endlosen und verwirrenden Liste wirksamer Mittel müssen die jeweils geeigneten ausgewählt werden. Tatsächlich wird jeder feststellen, daß ihm eine bestimmte Heilpflanze besonders hilft.

Das kann sogar soweit gehen, daß ihre Wirkung über den normalen Bereich hinausgeht. Man spricht in solchen Fällen von »pflanzlichen Verbündeten«. Seinen »Verbündeten« zu finden ist nicht so einfach. Einige haben Glück, andere nicht. Wenn Sie Ihren »Verbündeten« gefunden haben, so kann Ihnen das sehr helfen bei der Bewältigung von Streß und Angst, darüber hinaus aber auch bei manchen gesundheitlichen Problemen.

Der tägliche Gebrauch von Heilpflanzen gegen Streß

Wenn man weiß, daß in absehbarer Zeit eine streß- und spannungsreiche Zeit mit all ihren »Begleiterscheinungen« auf einen zukommt, so ist es wichtig, sich rechtzeitig darauf einzustellen. Bestimmte Heilpflanzen sowie Veränderungen in der Ernährungs- und Lebensweise können die Belastung sehr wohl mindern.

In einem der vorangegangenen Kapitel haben wir über die Problematik bestimmter Ereignisse im Leben gesprochen. Wenn man rechtzeitig mit dem Eintreffen solcher Ereignisse rechnet, hat man diverse Möglichkeiten, sich auf sie einzustellen. Wir wollen uns hier auf die dafür in Frage kommenden pflanzlichen Mittel beschränken.

Es gibt eine Reihe von Pflanzen, die regelmäßig als leichtes Entspannungsmittel verwendet werden können. Sie können in Form von Tee oder als kaltes Getränk eingenommen werden; ferner können sie als entspannende Fußbäder, als Zusatz von Massage-Ölen sowie als Badezusatz verwendet werden. Aus Heilpflanzen lassen sich auch hervorragende Weine gewinnen, aber das könnte der »sanfte Weg« zum Alkoholismus sein, deshalb sollten sie nur in Maßen getrunken werden! Die verschiedenen Anwendungsmöglichkeiten für die Heilpflanzen werden im Kapitel über Herstellungsverfahren und Pharmazie eingehend beschrieben werden.

Es ist vielleicht am besten, hier die Pflanzen aufzuführen, die täglich gefahrlos zur Linderung von Streß und Angst verwendet werden können. Wählen Sie selbst die für *Sie* richtige Pflanze. Geschmack und das richtige Gespür können bei der Entscheidung helfen. Alle hier aufgeführten Pflanzen sind ungefährlich und keine Tranquilizer. Die Liste ist nicht vollständig. Das Heilpflanzen-Lexikon am Ende des Buches enthält zusätzliche Informationen.

Baldrian
Ein noch stärkeres Mittel, auf das wir später noch zurückkommen.

Hafer
Es mag überraschen, dieses Nahrungsmittel in einer Liste von Heilpflanzen zu finden, aber vergessen Sie nicht, unsere Nahrung könnte sehr wohl auch Medizin sein. Hafer sollte für streßgeplagte Menschen Grundbestandteil ihrer Ernährung sein. Man kann ihn als »Nervennahrung« bezeichnen.

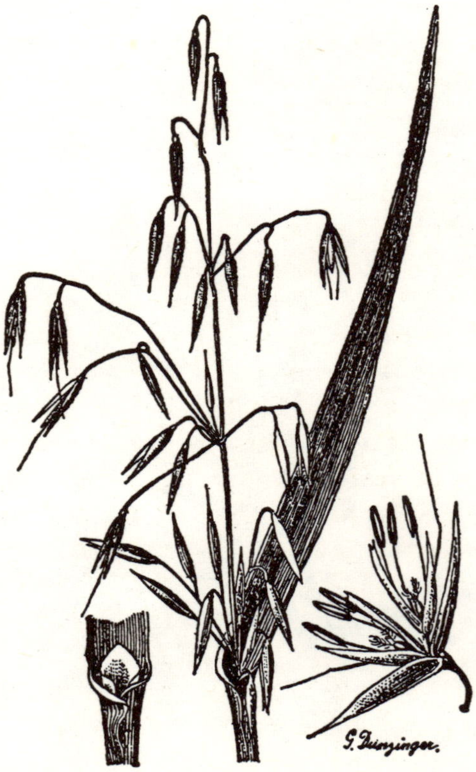

Hafer, *Avena sativa*

Heilziest (Gemeine Betonie)
Eine wild wachsende Pflanze, die die täglichen Spannungen lindert, besonders jene, die Kopfschmerzen verursachen.

Helmkraut
Ein stärkeres Entspannungsmittel, das man bei entsprechendem Bedarf anwenden kann.

Kamille
Eine bekannte, entspannungsfördernde Pflanze, die neben vielen wohltuenden Eigenschaften auch den Verdauungsapparat angenehm beeinflußt. Sie hat einen Geschmack, an den man sich gewöhnen kann.

Lavendel
Eine in jeder Beziehung wundervolle Pflanze! Allein die Tatsache, daß die Natur so etwas hervorgebracht hat, läßt uns erkennen, daß es das Leben, trotz vieler Probleme, sehr gut mit uns meint!

Lindenblüte
Ein wertvoller und angenehm schmeckender Tee, der entspannt und den Alltagsstreß besser ertragen läßt. Er wirkt auf den Blutkreislauf und ist besonders für Menschen mit Bluthochdruck geeignet.

Zitronenmelisse
Eine sehr traditionsreiche englische Pflanze, die zur Zeit von Königin Elisabeth I. eine beliebte Gartenpflanze war, aber auch gut in Blumenkästen gepflanzt werden könnte. Sie ist nicht nur schön anzusehen, sondern gibt auch einen Duft von sich, der stark an Zitronen und Geranien erinnert. Dieses Aroma überträgt sich auf den Tee und ist auch teilweise für die Wirkung der Pflanze verantwortlich. Zusätzlich zu ihrer entspannenden Wirkung beruhigt sie den Magen und behebt leichte Verdauungsprobleme.

Neben dem Gebrauch von Heilpflanzen ist es, besonders in Hinblick auf das Nervensystem, wichtig, auf eine gute, ausgewogene

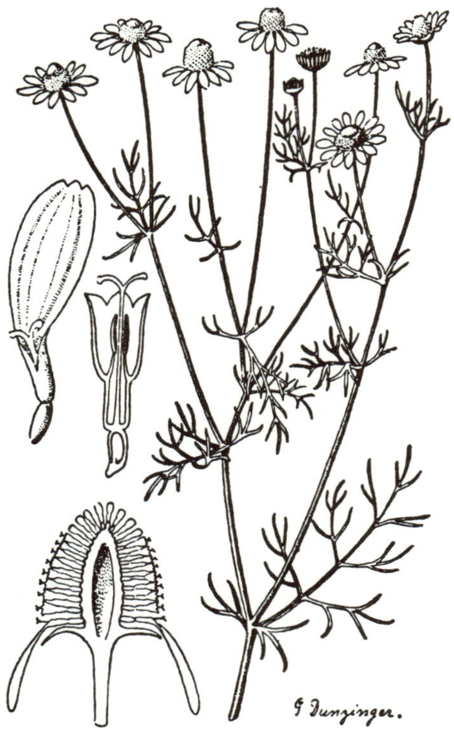

Kamille, *Matricaria chamomilla*

Ernährung zu achten. Zusätzlich zu den Ratschlägen für eine gesunde Ernährung, die in einem späteren Kapitel gegeben werden, soll hier auf die Notwendigkeit von Vitamingaben hingewiesen werden. Besonders empfehlenswert ist eine ausreichende tägliche Versorgung mit den Vitaminen des B-Komplexes, eventuell kombiniert mit Vitamin C. Im Handel sind ausgezeichnete Präparate erhältlich.
Der Umgang mit Streß sollte jedoch nicht nur im Genuß von Heilpflanzen und einer verbesserten Ernährung liegen, sondern Sie sollten auch überlegen, ob sich nicht der Streß selbst verringern lassen könnte. Mitunter geht es wirklich nicht, doch häufig ist es erstaunlicherweise möglich. Nehmen Sie die Dinge und Ereignisse nicht einfach als gegeben hin! Sie können sich und Ihr Leben ändern! Es hilft, wenn man ab und zu die Dinge neu überdenkt! Ist das, was Sie tun, wirklich auch das, was Sie tun möchten? Wenn nicht, was würden Sie dann gerne tun? Stellen Sie sich ruhig einmal einige bohrende Fragen, auch an ihr Leben allgemein, und zensieren Sie nicht gleich die Antworten, die Ihnen kommen mögen!

Nun, nachdem Sie Ihre inneren Motivationen geprüft haben, liegt es an Ihnen, was Sie damit tun. Sollte es zu schwierig oder zu schmerzvoll sein, die gegebene Situation zu verändern — auch gut, es steht Ihnen frei, alles beim Alten zu belassen. Mit Heilpflanzen und vielleicht auch einer psychologischen Beratung können die Belastungen doch um einiges verringert werden, das Leben wird leichter und angstfreier. Haben Sie sich aber zu einer Veränderung entschlossen, können Heilpflanzen, bei vernünftiger Dosierung, bei der Umstellung sehr hilfreich sein.
All dies macht deutlich, daß die tägliche Anwendung von Heilkräutern eine große Hilfe bei der Bewältigung von Streß und Belastung ist. Probieren Sie es!

Wenn Streß längere Zeit andauert

Die Grenzen zwischen diesem Grad an Streßbelastung und unserem alltäglichen Streßpegel, den wir so oder so hinzunehmen scheinen, sind fließend. Ein sensibler Mensch mit einer eher schwachen Konstitution wird vielleicht mehr darunter leiden als eine robustere Natur. Deswegen ist die eine Veranlagung nicht »besser« als die andere; wir leben in einer Welt menschlicher Vielfalt. Manchmal ist das ein Grund zur Freude, ein anderes Mal wiederum selbst Grund für Spannung und Streß.
Zusätzlich zu den bereits gegebenen Hinweisen sollen hier noch zwei Mittel empfohlen werden, die zu Hausmitteln werden sollten. Nicht beide zusammen, sondern das, welches einem persönlich besser hilft.
Geeignet sind Ginseng und Sibirischer Ginseng. Zwischen diesen beiden besteht keine enge botanische Verwandtschaft; die Ähnlichkeit der Namen beruht auf kommerziellen Interessen. Die größere Breitenwirkung hat wohl der Sibirische Ginseng, da er das gesamte Hormonsystem, das ja vom Streß unmittelbar betroffen ist, unterstützt und entlastet.

Sofortige Linderung

Es gibt im Leben der meisten Menschen mal Zeiten, in denen ihnen alles zuviel wird und die Lebensangst wächst. In solchen Zeiten können Heilpflanzen nur als ein Teil eines gesamten Bewältigungsprogrammes Hilfe leisten. Die Schwierigkeiten können in unserer verrückten Zeit so vielgestaltig sein, daß ich hier nur von Kräutern reden werde, die in solchen Fällen angewendet werden können. Vielleicht ist es auch ratsam, professionelle Hilfe zu suchen, in Urlaub zu fahren, sich zurückzuziehen oder gar ins Krankenhaus zu gehen.
Bei einer ganzen Reihe traumatischer Situationen kann eine sofortige Hilfe durch Heilpflanzen notwendig werden — sei es, daß man in einen Autounfall verwickelt ist oder in einer persönlichen seelischen Krise steckt. In allen Fällen werden die Heilkräuter den schlimmsten Schmerz beheben, ihn aber selten ganz beseitigen können. Anscheinend ist Schmerz — der körperliche wie der seelische — Teil unseres Menschseins.
Es gibt Pflanzen, die die Intensität von Schmerz und Kummer verringern können. In unserer Gesellschaft werden sie jedoch als gefährlich angesehen und unterliegen gesetzlichen Einschränkungen, so daß sie hier nicht erwähnt werden.
Die bereits gegebenen Richtlinien für die Anwendung von Heilpflanzen zur Linderung von Angst und Spannung gelten auch hier, doch seien folgende Heilpflanzen für solche Krisensituationen besonders empfohlen:

Baldrian
Eine stark entspannungsfördernde Pflanze mit breitgefächertem Wirkungsbereich. Bei sehr sensiblen Menschen kann sie auch das Gegenteil, nämlich Erregung, bewirken. Wenn sie Ihnen jedoch bekommt, können Sie so viel Sie wollen davon nehmen. Sie wirkt schmerzlindernd und hilft bei Blähungen.

Fischbaum
Ein Schmerzmittel, das auch Angstzustände verringert, Entspannung und Schlaf fördert.

Frauenschuh
Diese Pflanze wird auch Amerikanischer Baldrian genannt, da sie über ähnliche Eigenschaften verfügt.

Giftlattich
Dieser hat nichts mit dem gewöhnlichen Lattich zu tun. Leider ist die Stärke dieser Arznei von Pflanze zu Pflanze verschieden. Er wirkt leicht beruhigend.

Passionsblume
Ein gutes und bewährtes Mittel gegen Schlaflosigkeit.

Krampflösende Tropfen
Sie setzen sich aus verschiedenen Heilpflanzen zusammen, nicht nur nervenstärkenden, die Schock- und Traumazustände lindern. Es gibt eine Reihe von Hausmarken auf dem Markt, und es ist einfacher sich eine Flasche von einem angesehenen Heilpflanzen-Fachmann zu kaufen, als sich selbst etwas zusammenzubrauen.

Notfall-Arznei
Dieses Mittel wird noch ausführlich im Zusammenhang mit der Bach-Blütentherapie besprochen werden. Es ist eines der besten Mittel zur Behandlung von Schockzuständen, die es gibt.
Wir wollen uns nun mit anderen Arzneimitteln befassen – d. h. Mitteln, die man zusätzlich zu den traditionellen pflanzlichen Mitteln nehmen kann.

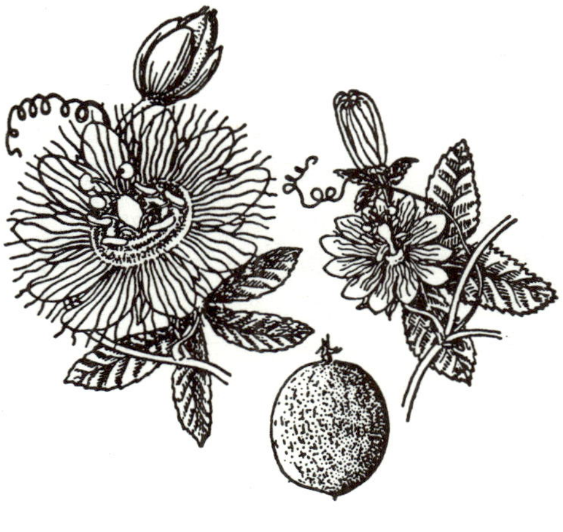

Passionsblume, *Passiflora coerulea* (links) und *P. edulis* (rechts)

Aromatherapie

Blütenduft ist eines der wunderbarsten Geschenke für die Menschheit, und in den letzten Jahren ist zunehmend die Heilkraft dieser Düfte erkannt worden.
Die ätherischen Öle sind – ebenso wie die besten Kräuter – eine wunderbare Sache. Hier schenkt uns die Natur eine Heilmethode, die ästhetisch und erbauend ist, noch bevor wir sie anwenden. Ob wir uns am Anblick einer Blume erfreuen, über eine Wiese spazieren oder an einem aromatischen Öl riechen – immer sind es die subtilen Kräfte von Gaia, der Natur, die heilend auf uns einwirken und uns zeigen, wie wir wirklich »eins« mit ihr sind.
Der Duft einer Pflanze beruht auf den in ihr enthaltenen Ölen, die als ätherische Öle bezeichnet werden. Chemisch betrachtet, hat eine Pflanze eine erstaunliche Vielzahl verschiedener Öle, die in ihrem Zusammenwirken ihren einzigartigen Duft ausmachen. Die Forschung hat gezeigt, daß diese Aromen eine deutliche Wirkung auf den Geist ausüben und unter anderem auch antiseptisch wirken.
Aromatherapie, die Verwendung von ätherischen Ölen, umfaßt ein weites Gebiet. Wer interessiert ist, kann weiterführende Literatur dazu besorgen. Hier können wir nur kurz auf die Öle eingehen, die Angst- und Spannungszustände lindern.
Man hätte diese Behandlung auch der Körperarbeit zuordnen können, da die Öle für gewöhnlich in die Haut einmassiert werden. Da sie jedoch von der Haut absorbiert werden und innerlich wirken, betrachten wir sie als »Heilmittel«.
Die Öle können für das ganze Spektrum menschlicher Leiden benützt werden – körperliche, seelische und streßbedingte.

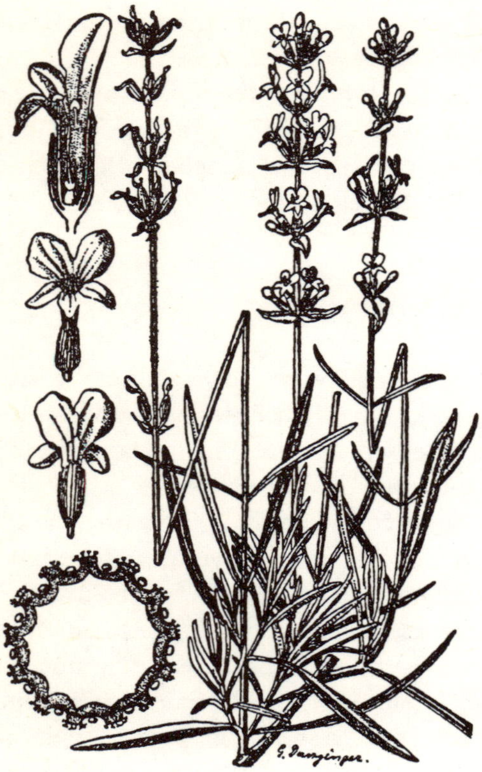

Lavendel, *Lavandula officinalis*

Viele Öle wirken stark antiseptisch und antibakteriell. Bei infizierten Wunden wirken Kamille und Lavendel ebenso wie beispielsweise Phenol. Eukalyptusspray reinigt die Luft und sollte ein Muß in jedem Krankenzimmer sein. Auch psychische Probleme lassen sich mit Hilfe ätherischer Öle lindern: Orangenblütenöl ist gut gegen Angst, Kummer und Schlaflosigkeit; Rosenöl ist gut gegen Streß und Depressionen (wird auch bei Kater empfohlen!); Basilikum-, Rosmarin- und Patschuliöl fördern geistige Tätigkeit, die Konzentrationsfähigkeit und das Erinnerungsvermögen.

Am besten benutzt man die ätherischen Öle als Teil eines ganzen Entspannungsprogramms. Die Öle sollten *niemals* innerlich angewendet werden, es sei denn unter Anleitung eines erfahrenen Arztes für Pflanzenheilkunde oder eines Aromatherapeuten.

Jedes der nun folgenden Öle wirkt auf mehrfache Weise. Hier werden wir sie jedoch nur im Hinblick auf ihre Wirkung bei Streß und Angst betrachten. Es ist nur eine kleine Auswahl, die Natur ist so unermeßlich reich an Gaben.

Basilikum
Ein erfrischendes und anregendes Öl. Es stärkt die Nerven, unterstützt die Konzentrationsfähigkeit und die geistige Wachheit.

Jasmin
Ein wundervoller Duft, der depressive Stimmungen lindert und die Sinne anregt. Wirkt schmerzlindernd bei Beschwerden im weiblichen Unterleib.

Kamille
Lindernd und beruhigend bei Angstzuständen. Bei Schlaflosigkeit als Zugabe zum Vollbad am Abend. Es entspannt die Muskeln und wirkt entzündungshemmend.

Kiefer
Ein in erster Linie antiseptisches Öl, das aber auch zu einem klaren Kopf verhilft und geistiger Trägheit entgegenwirkt.

Lavendel
Wenn es nur ein Öl sein darf, wählen Sie Lavendel! Es entspannt und lindert Schmerz und Kummer. Es hat viele gute Eigenschaften, hilft aber besonders bei Kopfschmerzen und Migräne.

Majoran
Hilft bei Angst, Kummer und Schlaflosigkeit, bei Muskelverspannungen, Menstruationsbeschwerden und rheumatischen Schmerzen und manchmal auch bei Migräne. Ein wärmendes Mittel.

Muskatellersalbei
Ein wohltuend entspannendes Öl. Auf sensible Menschen kann es euphorisierend wirken. Es hilft manchmal auch bei Schlaflosigkeit.

Orangenblüten
Ein wohlriechendes starkes Aroma, besonders hilfreich bei Angst und damit verbundenen Symptomen wie Herzklopfen. Es lindert Depressionen und ist ein gutes Mittel bei Schock.

Patschuli
Ein nervenanregendes Öl, das bei Angstzuständen und Depressionen hilft. Es gilt auch als Aphrodisiakum.

Rose
Ein auf die Nerven sehr wohltuend wirkendes Öl mit antidepressiven Eigenschaften. Es beruhigt und hilft bei Kater.

Rosmarin
Ein belebendes Öl, wirkt anregend auf Gedächtnis und bei allgemeinem Trägheitsgefühl. Gut gegen Kopfschmerzen.

Sandelholz
Ein beruhigendes und erfrischendes Öl, das Angst und nervöse Spannungen mildert.

Verbene
Ein ausgezeichnetes Stärkungsmittel für die Nerven, das gleichzeitig entspannt und kräftigt. Wirkt bei allen durch Angst hervorgerufenen Beschwerden, besonders bei Herzklopfen und Schwindel.

Ylang-Ylang
Ein süßer exotischer Duft, dem man aphrodisierende Eigenschaften nachsagt. Es regt die Sinne an und stimmt heiter. Es hilft bei Angst, Spannung und Ärger.

Ysop
Mildes Beruhigungsmittel und nervenstärkend. Es reguliert den Blutdruck, gleich ob hoch oder niedrig.

GEBRAUCHSANWEISUNG FÜR ÄTHERISCHE ÖLE

Wie schon erwähnt, sollten diese Öle nicht innerlich angewendet werden, darüber hinaus gibt es aber eine ganze Reihe von Möglichkeiten, von der Wirkung dieser wunderbaren Öle zu profitieren.

Massageöle
Die ätherischen Öle verbinden sich sehr gut mit jedem milden Massageöl. So kann man selbst ausprobieren, welches Öl einem am besten bekommt. Zum Beispiel nimmt man 10–12 Tropfen ätherischen Öls auf 20 ml Mandelöl oder 60 Tropfen ätherischen Öls auf 100 ml Mandelöl.

Badeöle
Geben Sie 5–10 Tropfen auf ein Vollbad. Auf diese Weise absorbieren Sie das Öl nicht nur durch die Haut, sondern inhalieren es auch gleichzeitig.

Parfumöle
Jeder dieser Wohlgerüche kann vermischt oder auch unvermischt als Parfum benutzt werden.

Verdunstung
Geben Sie einige Tropfen Öl auf eine heiße Unterlage, beispielsweise auf einen Heizkörper oder in einen kleinen Topf mit heißem Wasser. Alle Öle verdunsten leicht.

Eau de Toilette
Geben Sie auf 100 ml destilliertes Wasser 3 Tropfen ätherisches Öl. Damit das Eau de

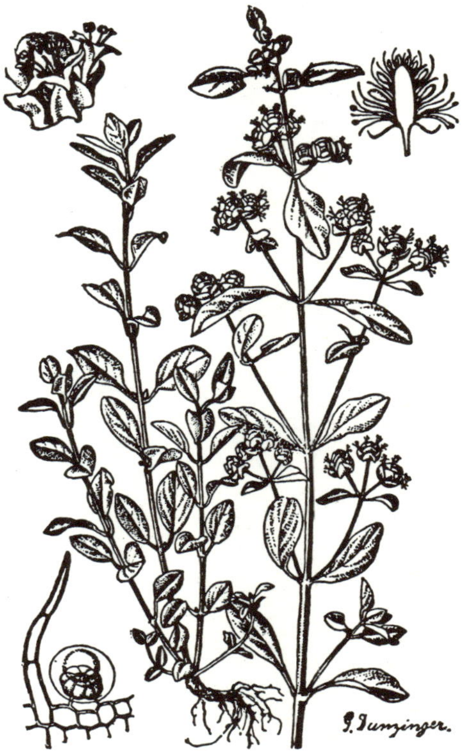

Majoran (Mairan), *Majorana hortensis*

Toilette für einige Wochen frisch bleibt, bewahren Sie die Flasche luftdicht verschlossen an einem dunklen Ort.

Dies sind die besten Methoden gegen Streß. Daneben helfen die Öle auf vielfältige Weise bei Infektionen und Muskelverspannungen.

Bach-Blütentherapie

In der Bach-Blütentherapie treffen wir auf einen pflanzenheilkundlichen Ansatz, der in der alchimistischen Verschmelzung der geistigen Substanz der Blüte mit dem emotionalen und geistigen Bedürfnis des Menschen mündet. Ebenso wie man die Aromatherapie eigentlich dem Bereich der körperorientierten Therapien zuordnen könnte, könnte man die Arzneien der Bach-Blütentherapie dem Bereich spiritueller Heilmethoden zurechnen.
Die Bach-Blüten werden nicht direkt für körperliche Erkrankungen verwendet, sondern eher zur Harmonisierung individueller Stimmungslagen wie Kummer, Besorgnis, Hoffnungslosigkeit, Furcht, Reizbarkeit etc. Wie wir gesehen haben, trägt die psychische Verfassung eines Menschen sehr zur Entstehung, Entwicklung und Heilung jeder körperlichen Erkrankung bei. Diese Mittel scheinen zusammen mit der Lebenskraft des Menschen zu wirken, indem die Energie frei oder um die innere Blockierung fließt und so die Heilung und damit die Wiederherstellung der Ganzheit ermöglicht.

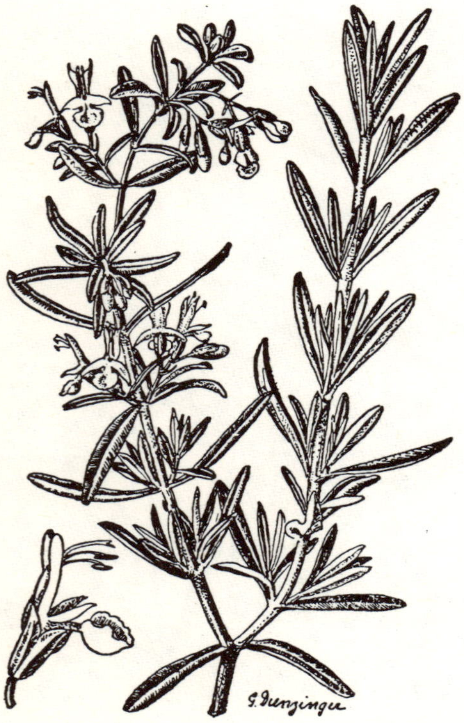

Rosmarin, *Rosmarinus officinalis*

Von dem verstorbenen Dr. Edward Bach (1880–1936) wurden insgesamt 38 Blüten-Heilmittel entwickelt. Die Geschichte der Entdeckung dieser Mittel ist wahrhaft wunderbar.
Er fand 38 Mittel, welche die negativen Gemütszustände beeinflussen, unter denen wir so oft leiden. Bach gliedert diese Befunde in 7 Hauptgruppen mit entsprechenden Nebengruppen. Die Hauptgruppen sind: *Befürchtungen, Unentschlossenheit, Einsamkeit, Teilnahmslosigkeit, Überempfindlichkeit, Mutlosigkeit und Verzweiflung, Überbesorgtheit um andere.*
Die Blüten sind ideal für eine Eigenbehandlung. Sie sind ihrem Wesen gemäß mild in der Wirkung, zeigen keine unliebsamen Nebenwirkungen und können von jedermann angewendet werden. Die Dosierweise ist einfach: Die Dosis beträgt lediglich einige Tropfen der entsprechenden Blütenessenz in Wasser gelöst.
Ich zitiere hier aus einer kurzen Gebrauchsanleitung, die vom Bach-Centre herausgegeben wurde, um Ihnen eine Vorstellung zu geben, wie die Mittel angewendet werden:

Bleiwurz oder Hornkraut: Für diejenigen, die ihrem eigenen Urteil mißtrauen und ständig um Rat fragen, die oft von anderen beeinflußt und fehlgeleitet werden.

Eiche: Bei Entschlossenheit; für Menschen, die trotz Krankheit weitermachen, Hindernisse trotz Rückschlägen angehen.

Eisenkraut: Bei übersteigertem Enthusiasmus, Übereifer und übermäßiger Anspannung. Bei Fanatismus.

Espe oder Zitterpappel: Bei Befürchtungen und bösen Vorahnungen. Bei Ängsten ohne erkennbare Ursache.

Eßkastanie oder Edelkastanie: Bei Ärger über Leute, die einem unerträglich geworden sind, und bei Niedergeschlagenheit.

Fels-Wasser: Für diejenigen, die hart gegen sich selbst sind, starrsinnig und bei Selbstverleugnung.

Gauklerblume, Gefleckte: Bei Furchtsamkeit, Scheu und Schüchternheit.

Geißblatt; Jelängerjelieber: Für die »ewig Gestrigen«. Bei Heimweh.

Heckenrose: Bei Resignation und Teilnahmslosigkeit. Für ziellose Wanderer, die ihr Los hinnehmen und nur wenig Anstrengungen unternehmen, es zu verbessern.

Heidekraut, Schottisches: Für Leute, die besessen sind von ihren eigenen Problemen und Erfahrungen. Für schlechte Zuhörer.

Herbstenzian: Bei Mutlosigkeit und Niedergeschlagenheit.

Holzapfel: Für Menschen, die sich unrein fühlen oder sich ihrer Leiden schämen, bei »Waschzwang«, Ekel vor sich selbst und bei Putzfimmel.

Kastanie, Rote: Bei übertriebener Sorge und Fürsorge um die Menschen, die man liebt.

Kiefer, Schottische: Bei Schuldgefühlen, wenn man glaubt, sich für die Fehler anderer schuldig fühlen zu müssen und sich als unwürdig empfindet.

Kirschpflaume: Bei Angst vor geistigem Zusammenbruch oder Verlust der Selbstkontrolle und bei Verzweiflung. Bei bösartigen Wutausbrüchen.

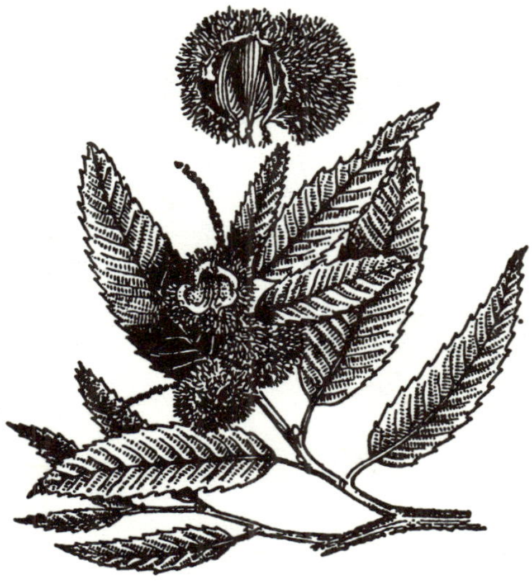

Echte Kastanie, *Castanea vesca* (b. sativa)

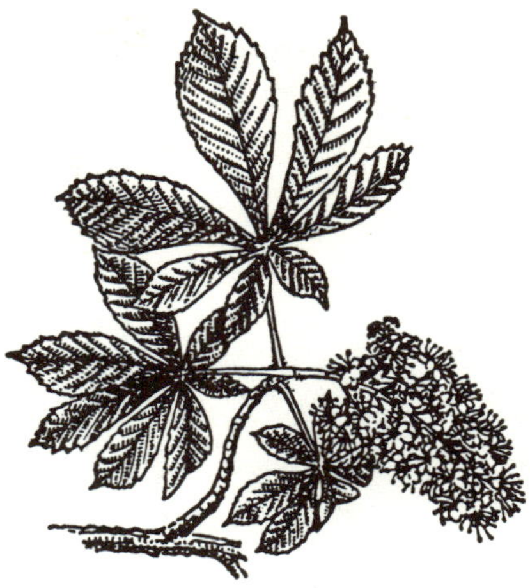

Roßkastanie, *Aesculus Hippocastanum*

Knäuel, Einjähriger: Bei Unschlüssigkeit, Unentschiedenheit und Wankelmut.

Lärche: Bei Mutlosigkeit und Mangel an Selbstvertrauen. Für Leute, die überzeugt sind, zu versagen, und deshalb erst gar keinen Versuch machen. Bei Minderwertigkeitsgefühlen trotz ausreichender Fähigkeiten.

Milchstern, Goldiger: Bei seelischen Nachwirkungen von schlechten Nachrichten oder einem Autounfall.

Odermennig: Für diejenigen, die innere Qualen hinter einer Fassade von Fröhlichkeit zu verbergen suchen.

Olive: Bei Erschöpfung und Kräfteverschleiß, wenn alles zur Anstrengung wird.

Roßkastanie oder Weiße Kastanie: Bei beharrlich auftretenden unerwünschten Gedanken. Bei ständigem Kreisen um ein bestimmtes Problem oder Ereignis. Bei geistigen Auseinandersetzungen.

Roßkastanienknospen: Bei Weigerung, aus Erfahrung zu lernen, indem man immer wieder die gleichen Fehler macht.

Rotbuche: Für Menschen, die arrogant, kritisch und intolerant anderen gegenüber sind.

Senf, Wilder: Gegen Perioden düsterer Schwermut, die grundlos kommen und gehen. Bei Melancholie.

Sonnenröschen, Gelbes: Bei Entsetzen, ausgeprägten Angstzuständen und Panik.

Springkraut, Drüsentragendes; Impatiens: Bei Ungeduld und Reizbarkeit.

Stechginster: Bei extremer Hoffnungslosigkeit.

Stechpalme: Bei Eifersucht, Neid; Rachsucht, Mißtrauen und Haßgefühlen.

Sumpfwasserfeder: Bei Stolz, Reserviertheit, »Überlegenheitsgefühl«.

Tausendgüldenkraut: Für willensschwache Menschen, die sich alles aufbürden lassen und unterwürfig sind. Die Schwierigkeiten haben, »Nein« zu sagen.

Ulme: Bei vorübergehendem Gefühl von zu großer Verantwortung oder Unzulänglichkeit bei normalerweise recht fähigen Leuten.

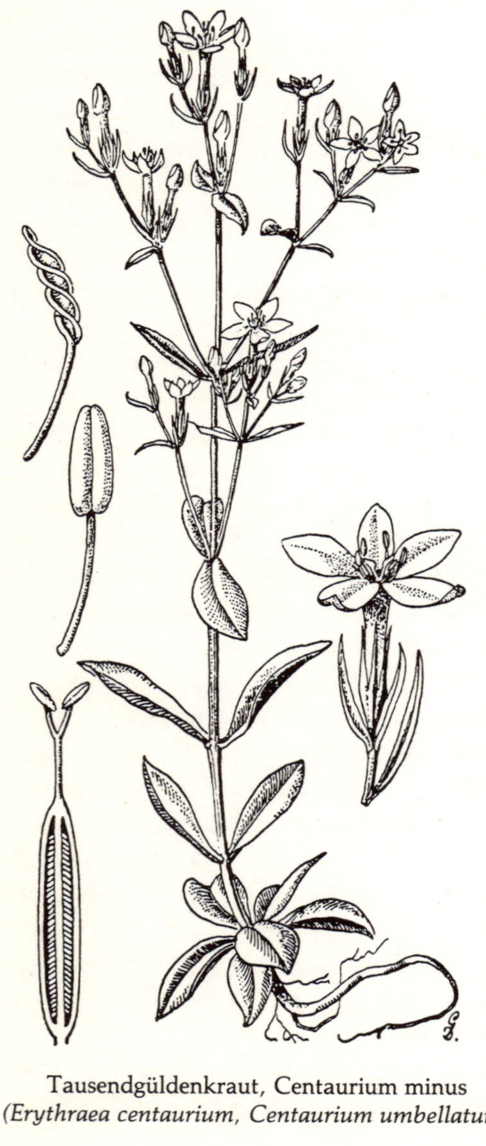

Tausendgüldenkraut, Centaurium minus
(Erythraea centaurium, Centaurium umbellatum)

Waldrebe, Weiße: Bei Gleichgültigkeit, Unachtsamkeit, Verträumtheit, geistiger Abwesenheit und Flucht vor der Realität.

Waldtrespe (Hafergras): Diese Blüte hilft, einen geplanten Lebensweg auch zu sehen.

Walnuß: Eine Blüte, die vor starken Einflüssen schützt; sie hilft besonders bei Anpassung an neue Lebensphasen, z. B. in den Wechseljahren oder bei Scheidung.

Wegwarte: Für Menschen, die übermäßig viel Aufmerksamkeit erheischen, besitzergreifend und selbstsüchtig sind und von anderen Anpassung erwarten. Sie spielen gerne den Märtyrer.

Weide, Gelbe: Bei Unmut und Verbitterung, bei einer selbstbedauernden Einstellung.

Weinrebe: Bei herrischer, unflexibler, ehrgeiziger und selbstherrlicher Einstellung. Bei Arroganz.

Weißbuche oder Hainbuche: Für Zögernde, gegen das »Montagmorgen-Gefühl«.

Erste Hilfe oder Notfall-Medizin: Eine Kombination aus *Kirschpflaume, Weißer Waldrebe, Drüsentragendem Springkraut, Gelbem Sonnenröschen* und *Goldigem Milchstern;* diese Mischung ist ein gutes Erste-Hilfe-Mittel bei seelischen Erschütterungen, Angstattacken, schwerem Verlust sowie jeglichem Streß.

Die *Notfall-Medizin* ist bei allen seelischen Erschütterungen als Sofortmaßnahme gedacht; dazu gehören die Auswirkungen von schlechten Nachrichten, Verlust, Traumata, tiefe Verzweiflung und ein Zustand geistiger Betäubung. In jedem Haushalt sollte eine Flasche dieser Arznei vorhanden sein, und auch auf Reisen empfiehlt sich die Mitnahme dieses Mittels. Es wird oral eingenommen, und zwar ungefähr 4 Tropfen in etwas Wasser.

Homöopathie

Obgleich die Homöopathie zu den relativ etablierten, ergänzenden Therapieformen zählt, gehört sie doch vielleicht zu denen, die am wenigsten verstanden werden. Als umfassende Heilmethode hat sie — sowohl bei der Behandlung, als auch bei der Vorbeugung viele Möglichkeitn. Mit ausgewählten homöopathischen Arzneimitteln scheint es möglich, ein Individuum von Grund auf so zu beeinflussen, daß Gesundheit und Ganzheit auf allen Ebenen erzielt werden.

Bei Streß, Angst, Anspannung und anderen psychologischen Krankheitsbildern ist es durchaus möglich, daß gerade die Homöopathie das Mittel besitzt, um den ganz individuellen Heilungsprozeß in Gang zu setzen. Um homöopathische Mittel richtig und erfolgreich anwenden zu können, sollte man mit dem sogenannten Symptom-Bild vertraut sein. Ein guter Homöopath braucht Jahre an Erfahrung und Praxis, bis er in der Lage ist, Patient und Heilmittel aufeinander abzustimmen.

Es ist unmöglich, hier homöopathische Mittel zur Behandlung von Angst und Streß zu empfehlen. Natürlich gibt es viele Medikamente, die helfen könnten, aber welches das genau Richtige für jemanden ist, hängt von vielen individuellen Faktoren ab: der physischen Gesundheit, der individuellen Krankheitsgeschichte, der Persönlichkeitsstruktur und vielem mehr.

Wir werden hier keine Mittel nennen und wollen auch davon abraten, sich mit homöopathischen Medikamenten selbst zu behandeln, aber es ist durchaus ratsam und empfehlenswert, sich in homöopathische Behandlung zu begeben. Wichtig sind das Können, die Erfahrung und das Einfühlungsvermögen des Behandelnden.

Ernährung

Jeder hat wohl schon einmal den Satz gehört: »Du bist, was du ißt.« Das trifft in besonderem Maße auf Menschen zu, die unter ständigem Streß und dauernder Anspannung leben.

Im Idealfall versorgt uns das Essen und die Art, wie wir es zu uns nehmen, mit allem, was der Körper an Nahrung braucht, und schenkt uns zudem, während wir verdauen,

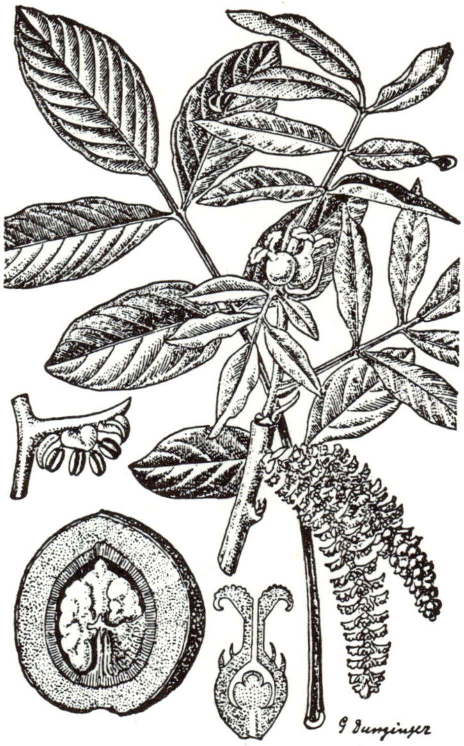

Walnuß, *Juglans regia*

eine Zeit der Entspannung. Doch welcher Mensch lebt schon ideal!

Zur normalen Ernährung unserer Gesellschaft ist schon soviel gesagt worden — angefangen von den Ernährungsfachleuten bis hin zu Regierungsvertretern, so daß ich mich hier darauf konzentrieren werde, eine Anleitung zu geben zu einer ganzheitlichen Ernährung für Körper, Geist und Nervensystem. Ein Rat vorweg: Vermeiden Sie trendbestimmte, modische Diäten! Sie mögen zwar zum Abnehmen oder sonst irgend etwas gut sein, sind aber sehr schädlich für Wahrnehmungsvermögen und Bewußtsein.

Im allgemeinen sollte eine gute Ernährung hauptsächlich aus frischem, rohem Gemüse, Obst und — wenn Sie es moralisch vertreten können — wenig, aber gutem Fleisch bestehen. Gerade in bezug auf Streß stellt der Fleischkonsum jedoch ein nicht unwesentliches Problem dar, denn das Futter der Tiere kann Zusätze, Chemikalien enthalten, die u. a. das Wachstum fördern sollen. Ein großer Teil der gegenwärtigen Tierzucht scheint geradewegs aus dem chemischen Labor zu kommen, doch darüber wissen wir als Konsumenten wenig oder gar nichts. Die Ernährung sollte Ballaststoffe enthalten, aber nicht gleich eimerweise Kleie! Vollkornbrot und rohes Gemüse sind für diesen Zweck gut geeignet.

Ein wesentlicher Punkt für jede gesunde Ernährung liegt in der Vermeidung von künstlichen Nahrungszusätzen, d. h. von Geschmacksverstärkern, künstlichen Farbzusätzen bis hin zu Konservierungsmitteln. Das ist zwar sehr schwierig, aber lebensnotwendig.

Es ist sehr wichtig, auf eine ausreichende Zufuhr von Vitaminen des B-Komplexes und von Vitamin C zu achten. Vitamin C findet sich hauptsächlich in Früchten und den meisten grünen Gemüsesorten; die B-Vitamine sind vorwiegend im ganzen, ungeschälten Getreidekorn, in Eiern, einigen Fischsorten, in Sirup und in der Bierhefe.

Man muß auf eine ganze Menge verzichten, um allgemein Angst und Spannung abbauen zu helfen. Keinesfalls sollten Koffein enthaltende Nahrungsmittel oder Getränke konsumiert werden, da diese jegliche Unruhe noch verstärken; das bedeutet also kein Kaffee, kein Tee und keine Schokolade. Rotes Fleisch, im Übermaß genossen, kann auch anregend wirken und sollte deshalb vermieden werden. Alkohol wirkt sich, neben allen anderen damit verbundenen Problemen, schädlich auf das Nervensystem aus und sollte, genau wie Tabak, vermieden werden.

ALLGEMEINE HINWEISE

Die Art und Weise, wie wir essen, beeinflußt die Verdauung der Nahrung. Die Mahlzeiten sollten in ruhiger und friedlicher Atmosphäre eingenommen werden. Hier einige Empfehlungen:

1. Essen Sie kleine Mahlzeiten in regelmäßigen Abständen, wenn möglich, alle 2–3 Stunden.
2. Essen Sie langsam und kauen Sie sorgfältig.
3. Vermeiden Sie Eile und Aufregung vor und nach den Mahlzeiten. Versuchen Sie vorher und nachher eine kurze Ruhepause einzulegen.
4. Sorgen Sie für ausreichenden Schlaf – Ihr Ziel sollten 8 Stunden sein.
5. Denken Sie daran: Angst und Ärger können die Verdauung beeinträchtigen.
6. Vermeiden Sie üppige und schwere Mahlzeiten, Gebratenes und alles, was Ihnen nicht bekommt.
7. Rauchen und trinken Sie niemals vor den Mahlzeiten.
8. Während der Mahlzeiten sollten Sie nur wenig trinken, aber *zwischen* den Mahlzeiten sollten Sie viel Flüssigkeit zu sich nehmen.

Körperarbeit

Viele Anspannungen, die auf uns lasten, können durch Arbeit am Körper gelöst werden. In der Psychologie entwickelten sich völlig neue Bereiche, die ihren Schwerpunkt auf die Körper/Geist-Interaktion legen; ja, es gilt, wie bereits angedeutet worden ist, sogar als Fehler, Körper, Seele und Geist voneinander getrennt zu betrachten. Wir haben gesehen, wie eine »psychosomatische« Erkrankung auf der Grundlage psychischer Ängste beruhen kann, die sich körperlich als Krankheit manifestieren. Umgekehrt ist es möglich, sich geistig zu entspannen, indem wir die Spannung in der Körpermuskulatur lösen.

Aus der Vielzahl der Wege, die hierfür entwickelt wurden, werden wir nur einige herausgreifen. In erster Linie werden wir uns ausführlich den *Entspannungstechniken* zuwenden, gefolgt von *Yoga, Tanz, Alexander-Technik, Massage* und *Körperübungen* im allgemeinen.

Entspannung

Unser vielleicht wichtigstes und zugleich auch einfachstes Mittel zur Verminderung der Streßbelastung sind Entspannungsübungen.

Wenn ein Mensch verspannt und reizbar ist, und das schon seit geraumer Zeit, dann ist das Verkehrteste, was man ihm raten kann: »Entspann dich, nimm's nicht so schwer.« Denn das wird den Zustand mit Sicherheit noch verschlimmern, da er mit aller Anspannung versuchen wird zu entspannen!

Nur wenige von uns haben heutzutage noch die angeborene Fähigkeit zu entspannen — traurig, aber wahr! Entspannen können ist eine Gabe, die gelernt und geübt werden muß. Es gibt eine Vielzahl von Techniken hierfür, einige beruhen auf Atmung, andere auf der Kontrolle der Muskulatur, einige auf visueller Meditation und andere einfach im Anhören von Musik. Es liegt an Ihnen herauszufinden, was für Sie am besten ist.

Aus der enormen Vielfalt von Entspannungsübungen werden wir für dieses Kapitel drei herausgreifen: Muskelwahrnehmung, rhythmisches Atmen und Muskelkontraktion. Weitere Entspannungstechniken werden im nachfolgenden Kapitel über Psychologie besprochen werden. Die erste Technik, Muskelwahrnehmung, wird ausführlich beschrieben, um an ihrem Beispiel zu demonstrieren, wie so eine Übung vor sich geht.

MUSKELWAHRNEHMUNG

Diese von Dr. Harold Geld entwickelte Technik dient einfach dazu, uns der größeren Muskeln in unserem Körper bewußt zu werden. Sie funktioniert am besten, wenn man körperlich völlig passiv bleibt, geistig aber konzentriert und wach ist. Genau in diesem Akt von bewußter Aufmerksamkeit liegt für die Muskeln die Möglichkeit zu entspannen.

Am Anfang sollten Sie diese Technik zu festgelegten Zeiten üben; nach und nach entwickelt sich dann eine Automatik, die unbewußt und kontinuierlich abläuft. Manchmal ist diese Übung vollkommen ausreichend, um die Muskelkontrollzentren im Gehirn zu tiefer Entspannung zu bringen. Da unsere Muskeln einen großen Teil des Körpergewichts ausmachen, wird diese Entspannung zudem zu einer Entspannung des ganzen Körpers führen.

Bei den ersten Malen ist es womöglich leichter, wenn Ihnen jemand die Übungsanleitungen vorliest — langsam Satz für Satz, immer von 10—15 Sekunden Pause unterbrochen. Machen Sie sich nichts daraus, wenn Sie sich dabei töricht und gehemmt vorkommen.

Bei der dritten oder vierten Sitzung versuchen Sie, die Übung alleine durchzuführen — so gut Sie es eben aus der Erinnerung können. Machen Sie sich nicht zu viele Gedanken um Genauigkeit oder um eine detailgetreue Abfolge der Übungen. Konzentrieren Sie sich nur auf die richtige, allgemeine Durchführung.

In den ersten Übungswochen sollten Sie vernünftigerweise unnötige Ablenkungen vermeiden. Das heißt:

1. Üben Sie allein in einem Zimmer ohne Hintergrundmusik aus dem Radio oder sonst welcher Art.
2. Lassen Sie jemand anders das Telefon für Sie beantworten, oder legen Sie den Hörer während der Übung daneben.
3. Üben Sie nicht, wenn Sie in Eile sind.
4. Um Schläfrigkeit zu vermeiden, sollten Sie weder am späten Abend noch unmittelbar nach den Mahlzeiten Übungen durchführen.

Es mag vielleicht ein wenig seltsam erscheinen, bei einer Entspannungsübung vor Schläfrigkeit zu warnen, doch es geht dabei nicht darum, in einen wohlig schläfrigen Zustand zu verfallen, sondern sich so bewußt und aufmerksam wie nur möglich zu entspannen.

Wenn Sie merken, daß die Routine Sie ermüdet, schalten Sie eine oder mehrere der folgenden Übungen ein:

1. Öffnen Sie von Zeit zu Zeit die Augen, strecken Sie die Arme und atmen Sie einige Male tief durch; fahren Sie dann mit der Übung fort.
2. Machen Sie die Übungen möglichst bei Tageslicht.
3. Üben Sie bei hellem, nicht gedämpften Kunstlicht.
4. Führen Sie die Übung in sitzender oder halb zurückgelehnter Stellung durch.
5. Variieren Sie die Reihenfolge der Muskelzonen, auf die Sie sich konzentrieren; gehen Sie beispielsweise vom Kopf zu den Zehen über.
6. Lenken Sie Ihre Aufmerksamkeit schneller als sonst von einer Stelle zur anderen und wiederholen Sie die gleiche Reihenfolge.

Vorbereitende Maßnahmen

Legen Sie sich auf den Rücken, die Fersen einige Zentimeter auseinander, und lassen Sie Ihre Füße bequem nach beiden Seiten fallen. Winkeln Sie die Arme vom Körper ab — so daß es bequem ist — mit den Handflächen nach oben oder nach unten — wie es sich ergibt. Bewegen Sie Hüfte, Schultern, Nacken und Kopf so lange, bis Sie eine Position erreicht haben, in der Sie sich so vollständig wie möglich »im Boden versunken« fühlen.

Nach ein paar Tagen wird Ihnen diese Position selbstverständlicher und damit angenehmer vorkommen. Legen Sie bei Bedarf kleine Kissen unter den Nacken und den verlängerten Rücken.

Schließen Sie die Augen und atmen Sie einige Male tief durch. Konzentrieren Sie Ihre Aufmerksamkeit auf das Gefühl von Atmung. Versuchen Sie nicht, die Atmung zu steuern, achten Sie einfach nur auf das folgende:

das Heben und Senken von Brustkorb und Bauch;
das leichte Strecken und Lockern einiger Brust- und Brustkorbmuskeln beim Atmen;
die kleinen Pausen zwischen Einatmen und Ausatmen;
den Luftstrom, der (kühl) in Nase und Rachen fließt und warm wieder hinaus;
wie tief die Luft in die Lungen strömt;
ob die Tiefe der Atmung gleichmäßig oder ungleichmäßig erscheint;
auf irgendwelche anderen körperlichen Empfindungen, die Ihnen während des Atemvorganges auffallen.

Bereits nach kurzer Zeit wird Ihre Atmung in einen angenehmen, beständigen und entspannenden Rhythmus übergeben. Obwohl Sie sich selbst dabei beobachten, werden Sie sich nicht mehr unsicher fühlen. Das Ganze wird für sie zu einem ganz natürlichen physischen Vorgang werden – den Sie wahrnehmen, aber nicht beeinflussen. Bleiben Sie noch eine Weile in diesem Zustand.
Beginnen Sie nun, sich auf alle nachstehend aufgeführten Muskelzonen zu konzentrieren. Dabei sollten Sie die Muskeln weder bewegen, noch anspannen, um sie so vielleicht besser zu spüren. Versuchen Sie nicht, sich die Muskeln in Gedanken vorzustellen. Wiederholen Sie diese Übung nicht noch einmal im Geiste. Versuchen Sie nicht, die Muskeln, auf die Sie sich gerade konzentrieren, zu entspannen. Machen Sie nicht einmal den Versuch, die Muskeln selbst zu spüren. Richten Sie einfach nur Ihre Aufmerksamkeit und Ihre gesammelte Konzentration für einen langen, ruhigen Augenblick auf jede Körperzone. Wenn Sie irgendeine Sinneswahrnehmung haben sollten, so werden Sie diese fühlen, auch ohne es zu versuchen.
Es ist völlig unwichtig, welchen Eindruck – (angespannt oder entspannt; klar, verschwommen oder gar keinen) – Sie von den jeweiligen Muskelzonen erhalten. Sie sollen nur lange genug in jeder einzelnen Zone verweilen – einige Atemzüge genügen meist –, um sie als solche wahrzunehmen und sich damit jegliche noch so subtile Empfindung, die eventuell aufgetreten ist, bewußt zu machen.
Es macht nichts, wenn Sie feststellen, daß Sie mit Ihren Gedanken ganz woanders sind. Abschweifungen kommen immer vor. Wenn Sie merken, daß Ihre Gedanken wieder abgleiten, daß Sie gedanklich nicht mehr bei der Sache sind, dann kehren Sie einfach zu dem Punkt zurück, auf den Sie sich zuletzt konzentriert hatten.

Die Technik

1. Konzentrieren Sie sich auf die rechte und linke Wade. Stellen Sie sich tief im Inneren jeder Wade einen Punkt vor und werden Sie sich dieser Zentren bewußt. Achten Sie auf den Druck, der durch den Kontakt zum Boden entsteht. Die Muskeln fühlen sich vielleicht weich an, als wären sie in den Boden eingesunken oder steif, als drückten sie auf den Boden. Nach mehreren Atemzügen spüren Sie dies möglicherweise so deutlich wie nie zuvor.
2. Fahren Sie nun auf die gleiche Weise fort, sich der folgenden Muskelzonen bewußt zu werden – immer entweder ein Zonenpaar oder eine ganze Fläche – und konzentrieren Sie sich jedesmal auf das innere Zentrum eines Muskels:
   - Wölbungen der Füße
   - Waden
   - Mitte der Oberschenkel
   - Hüfte und Gesäß
   - Innenflächen der Hände
   - dicker oberer Teil der Unterarme
   - Mitte der Oberarme
   - äußere Winkel der Schultern
   - Bauchdecke oder vordere Bauchmuskeln
   - Oberfläche der Brust und Brustkorb (der sich mit der Atmung leicht hebt und senkt)
   - untere Rückenmuskeln (liegen sie steif auf dem Boden auf oder sinken sie ein?)
   - obere Rückenmuskeln (spüren Sie den Kontakt zum Boden)

– untere, hintere und seitliche Nackenmuskulatur
– Kiefergelenke
– Wangen
– Augen
– Stirn
– Schläfen
– Kopfhaut

Die Wahrnehmung einiger Muskelgruppen kann manchmal sehr subtil sein, doch haben Sie Geduld! Konzentrieren Sie sich jedesmal auf jeden dieser Punkte. Denken Sie daran: Es ist nicht wichtig, irgend etwas, irgendwo, irgendwann zu spüren. Es ist nur wichtig, sich der Reihe nach auf jede Körperzone zu konzentrieren. Bei dieser Übung ist die Methode das Entscheidende, nicht die »Ergebnisse«. Der Wert dieses Bewußtseinstrainings wird Ihnen – eher als die Ergebnisse jeder einzelnen Beobachtung – nach mehreren Wochen der Übung klarer werden. Unterdessen werden Sie überrascht sein, wie entspannt Sie am Ende jeder Sitzung sind.

3. Konzentrieren Sie sich jetzt wieder auf die Atmung, und zwar so wie zu Beginn der Übung. Konzentrieren Sie sich zusätzlich auf Ihre vier Gliedmaßen: fühlen sie sich schwer an, gleichsam in den Boden versunken; sind sie leicht und schwebend oder fühlen Sie sie überhaupt nicht; sind sie warm oder kalt; fühlen Sie sie nur an der Hautoberfläche oder tief innen; sind Sie angespannt oder gelöst etc.
4. Werden Sie sich der gesamten Länge Ihres Rückens bewußt, d. h. vom Steißbein bis hinauf zum Nacken. Stellen Sie fest, ob Ihr Rücken sich allgemein steif anfühlt, sich gegen den Boden drückt, oder ob er weich ist, in den Boden eingesunken, als wäre er mit ihm verschmolzen. Werden Sie sich der Oberfläche Ihres Kopfes und Ihrer Gesichtsmuskulatur bewußt – dem Grad, bis zu welchem Sie sich leer, schlaff, gehaltlos und ausdruckslos anfühlen, gleich einer leblosen Maske.

Nehmen Sie sich nun für die nächsten Augenblicke vor, nichts an Ihrem Zustand zu verändern – kein Strecken, kein tiefes Atmen, kein Bewegen und Zappeln oder irgendeine andere gerade erwünschte Bewegung. Lassen Sie alles so, wie es ist; einzig die Augen sollen geöffnet sein, damit Sie den Raum über und um sich herum sehen.
Möglicherweise fühlen Sie sich jetzt ein wenig desorientiert. Vielleicht wirkt der Raum auf Sie »wie im Traum« und Ihr Körper »unwirklich«. Das ist in den ersten beiden Wochen eine typische – und harmlose – Reaktion, die besonders dann auftritt, wenn die Übung gut war (d. h. wenn Sie ein klares Empfinden hatten und tief entspannt waren).
Gerade dieser Moment totaler körperlicher Passivität, in dem jedoch die Augen geöffnet bleiben, ist für das Gehirn außerordentlich prägend. Es zeigt, daß man denken, hören und sogar sehen kann, ohne dafür irgendeinen Muskel zu gebrauchen. Es zeigt, daß man körperlich völlig entspannen kann, während man geistig wach und aufnahmefähig ist. Nach ungefähr einer Woche Übung werden Sie diesen Zustand nicht mehr als seltsam empfinden.
Wenn Sie soweit sind und die Übung beenden wollen, atmen Sie einige Male tief durch und stehen Sie langsam auf. Gehen Sie nun wieder zu Ihrem normalen Tagesprogramm über.

ANDERE ENTSPANNUNGSÜBUNGEN

Für die folgenden beiden Übungen gelten dieselben allgemeinen Richtlinien wie für die Übung zur Muskelwahrnehmung.

RHYTHMISCHE BAUCHATMUNG

Besonders während der Anfangsstadien ist die Atmung für die Entspannung von großer Bedeutung. Ein Mensch, der mit sich und der Welt in Einklang lebt, atmet langsam, tief und rhythmisch. Von den automatisch ablaufenden Körperfunktionen ist die Atmung die einzige, die wir bewußt steuern

können; durch die Steuerung der Atmung ist es gleichzeitig möglich, alle autonomen und, bis zu einem gewissen Grad, auch alle emotionalen Reaktionen zu beeinflussen.
Wenn wir angespannt und ängstlich sind, wird unsere Atmung flacher und schneller; sind wir hingegen entspannt, wird sie tiefer, langsamer und rhythmischer. Gelingt es uns, die Atemübung ganz entspannt durchzuführen, so wirkt sich das beruhigend auf Geist und Gefühle aus und befähigt uns weiterzumachen. Diese sehr einfache Übung kann man zu Hause und sogar beim Schlangestehen im Supermarkt machen. Sobald Sie sich einmal daran gewöhnt haben, wird außer Ihnen niemand etwas davon merken.
Das meiste von dem, was hier nun geschrieben steht, ist selbstverständlich, aber bitte lesen Sie geduldig weiter!
Im Idealfall sollte die Übung zweimal täglich für fünf bis fünfzehn Minuten in einem ruhigen, störungsfreien Zimmer durchgeführt werden.
Legen Sie sich auf den Rücken, Kopf und Nacken bequem abgestützt, und legen Sie zur besseren Entspannung ein Kissen unter die Knie.
Legen Sie die Hände auf den Oberbauch, schließen Sie die Augen und suchen Sie eine bequeme Stellung.
Manchmal ist es besser, leicht zurückgelehnt zu sitzen – probieren Sie, welche Position Ihnen genehmer ist.
Vermeiden Sie Ablenkungen durch Sonnenlicht, eine Uhr, Tiere etc.
Das Ziel ist es, langsam, tief und rhythmisch zu atmen. Das Einatmen sollte langsam, ohne Anstrengung und Eile geschehen. Zählen Sie in Gedanken dabei bis vier, fünf oder sechs. Wenn Sie vollständig eingeatmet haben, lassen Sie die Luft in Ihrer Brust wieder langsam und ohne Anstrengung durch die Nase ausströmen. Zählen Sie beim Ausatmen genauso wie beim Einatmen. *Das Ausatmen sollte genauso lange dauern wie das Einatmen.*
Sie sollten sich dabei nicht angespannt fühlen. Wenn Sie anfangs schon bei der Zahl drei voll eingeatmet haben, so ist das völlig in Ordnung. Versuchen Sie den Rhythmus nach und nach zu verlangsamen, bis Sie die Zahl fünf oder sechs erreicht haben, mit einer Pause von drei zwischen dem Ein- und Ausatmen.
Diese Atemübung sollte fünfzehn bis zwanzigmal wiederholt werden. Da jeder Zyklus ca. fünfzehn Sekunden dauert, brauchen Sie für die Übung etwa fünf Minuten.
Sobald Sie den Rhythmus verinnerlicht haben, können Sie an verschiedenen Stellen des Zyklus Gedanken einfließen lassen. Versuchen Sie beim Einatmen sich z. B. ein Gefühl von Wärme vorzustellen und daß mit der Luft Energie in Ihren Körper strömt. Beim Ausatmen können Sie sich vorstellen, tiefer in den Untergrund, auf dem Sie liegen, einzusinken.
Stehen Sie nicht sofort auf, wenn Sie die Übung beendet haben. Bleiben Sie noch ein bis zwei Minuten ruhig liegen und lassen Sie dabei alle eventuell auf Sie einströmende Empfindungen wie Ruhe, Wärme und Schwere zu.
Wenn Sie diese Übung erst einmal richtig beherrschen, läßt sie sich in jeder Streß-Situation anwenden. Die normalerweise überreizte Reaktion wird entschärft, und man erreicht mit der Zeit eine gewisse Fertigkeit, derlei Situationen zu meistern.

PROGRESSIVE MUSKELENTSPANNUNG

In den großen Körpermuskeln wird viel psychische Spannung gespeichert. Die folgende Übung dient dazu, diese Energie freizusetzen, um so das von den Muskeln zum Gehirn übermittelte Signal über Streß und Spannung zu stoppen. Auf diese Weise kann der Kreislauf von Angst und Anspannung unterbrochen werden. Es empfiehlt sich, vor dieser Übung einige Male tief durchzuatmen.
Im Unterschied zu den ersten beiden Entspannungsübungen, bei denen die gespeicherte Spannung passiv den Körper verläßt, wird hier die Anspannung aktiv beseitigt.
Legen Sie sich hin oder lehnen Sie sich in einen Sessel mit verstellbarer Rückenlehne.

Vermeiden Sie Störungen von außen; tragen Sie leichte, nicht einengende Kleidung.
Fangen Sie bei den *Füßen* an: Versuchen Sie zu empfinden oder zu fühlen, daß die Muskeln in diesem Gebiet nicht aktiv und angespannt sind.
Spannen Sie die Füße nun bewußt an, rollen Sie die Zehen ein und halten Sie diese Spannung für fünf bis zehn Sekunden. Spannen Sie dann die Muskeln für einige Sekunden *noch stärker* an, bevor Sie diese Anspannung wieder lösen. Spüren Sie, wie wundervoll befreiend das ist.
Versuchen Sie wahrzunehmen, wie sich das anfühlt, besonders im Vergleich zur vorher empfundenen Anspannung.
Und nun zu den *Waden*muskeln. Führen Sie die Übung auf gleiche Weise durch: Nehmen Sie zuerst wahr, in welchem Spannungszustand die Muskeln sind, spannen Sie die Muskeln an, halten Sie die Spannung und steigern sie dann noch um einiges, um dann wieder zu entspannen. Versuchen Sie *wirklich*, das Gefühl der Befreiung wahrzunehmen.
Während dieser Übung kann es mitunter zu einem Krampf kommen. Sollte dies der Fall sein, hören Sie sofort mit der Anspannung der betreffenden Zone auf und gehen Sie zur nächsten über.
Trainieren Sie nach den Waden die *Knie, Oberschenkel, Gesäß, Rücken, Bauch, Brust, Schultern, Arme, Hände, Nacken, Kopf* und *Gesicht*.
Die genaue Reihenfolge ist unwichtig, solange alle Körperzonen gleichermaßen »behandelt« werden.
Einige Körperzonen, wie z. B. der Bauch, bedürfen vielleicht einer zusätzlichn Behandlung. Die Anspannung der Bauchmuskeln kann sowohl durch Kontraktion (den Bauch einziehen), als auch durch Dehnen (den Bauch rausdrücken) geschehen. Die Anspannung vieler Körpermuskeln kann auf diese Weise variiert werden.
Es gibt zwanzig bis fünfundzwanzig solcher »Zonen«, je nachdem wie Sie damit umgehen. Jede Zone soll mindestens fünf bis zehn Sekunden angespannt und weitere fünf bis zehn Sekunden wieder entspannt werden; die dabei auftretenden Empfindungen sollen passiv wahrgenommen werden. Die Durchführung der gesamten Übung dauert also acht bis zehn Minuten. Danach sollten einige Minuten folgen, in denen Sie sich ganz den Empfindungen von Wärme, Entspannung und Ruhe hingeben.
Konzentrieren Sie sich auf ihren ganzen Körper. Empfinden Sie ihn als schwer und zufrieden, frei von jeglicher Spannung und Anstrengung. Dieses Gefühl wird durch einige tiefe Atemzüge noch verstärkt.
Strecken Sie sich ausgiebig und wenden Sie sich dann wieder Ihrem normalen Tagesablauf zu.
Entspannung ist ein Zustand, in dem Geist und Körper locker und ausgeglichen sind, es ist keine Methode. Sollten diese drei Vorschläge nicht nach Ihrem Geschmack gewesen sein, so ist das kein Unglück. Es gibt in diesem Bereich noch viele andere Übungen, aber auch völlig unterschiedliche Ansätze, die alle den Körper als Einheit begreifen. Auf diese kommen wir noch zu sprechen.
Entspannung hat etwas mit Wohlbefinden zu tun; finden Sie also heraus, was Ihnen Wohlbefinden bereitet. Das kann durch Yoga, Joggen, Tanzen und vieles mehr geschehen. Sex ist vielleicht die natürlichste Art, Ihren Körper locker und entspannt werden zu lassen — vorausgesetzt, Sie können das mit Ihrem Lebensstil vereinbaren. Durch Sex wird auf ganz natürliche Weise gegenseitige Liebe und Achtung ausgedrückt.

Yoga

Wirkliches Yoga erfordert jahrelanges Üben, Lernen und Engagement. An vielen größeren Orten werden nun Volkshochschulkurse in Hatha Yoga angeboten. Dies ist ausgezeichnet; durch die speziellen Körperübungen, Körperpositionen, Atem- und Entspannungstechniken eröffnet sich ein völlig neuer Weg zur Streßbewältigung.
Selbst wenn bei uns Yoga auf die rein körperliche Übung beschränkt ist, hilft es doch auf seine Weise zu innerer Harmonie. In seinem ursprünglichen religiösen und kulturellen Kontext ist Hatha Yoga jedoch mehr:

ein Schritt auf dem Weg einer Wandlung durch spirituelle Arbeit und Erleuchtung. Wer weiß, vielleicht gibt es auch bei uns in absehbarer Zeit Kurse zur spirituellen Erleuchtung!
Ich werde an dieser Stelle keine besonderen Körperpositionen *(asanas)* empfehlen, da diese Übungen nur unter der Leitung eines guten Lehrers, von denen es heutzutage viele gibt, gemacht werden sollen.

Tanz

Schon immer haben Menschen den Tanz geliebt. In der heutigen Zeit scheint er aber in höchstem Maße zu einem Befreiungs- und Ausdruckstanz zu werden. Schöpferisches Tanzen kann auf fantastische Art und Weise körperliches Gleichgewicht schaffen und zum Ausdruck bringen — auch in sich schon ein Zeichen von Wohlbehagen und Entspannung. Was zählt, ist nicht so sehr das Können als vielmehr die Freude, die man dabei empfindet.
Es ist vollkommen gleichgültig, ob es sich um das Tanzen auf einem Ball oder in einer Diskothek handelt, ob es um Ballett oder Breakdance geht — entscheidend ist nur dieses Gefühl von Befreiung, das Tanzen sehr oft in uns weckt. Es gibt eine Platte von Will Powers mit dem Titel: »Dancing for Mental Health!« Tanzen Sie mit anderen, machen Sie Formationstänze, tanzen Sie zu Musik, tanzen Sie durch die Wälder...

Körperübungen

Jede auch noch so leichte Körperübung wird den Körper stärken, ihm ein Gefühl von Entspannung geben. Einige Menschen, die allzu sehr auf ihren Körper bedacht sind, betreiben ihre körperlichen Übungen bis zur totalen Erschöpfung. Das hat jedoch mit Entspannung nichts mehr zu tun, ja, es kann für den Körper sogar in Streß ausarten.
Gesunde Körperertüchtigung, gleich welcher Art, sollte Teil jedes Programms zur Streßbewältigung sein, dazu zählen Spaziergänge über Land, Jogging oder Aerobic. Wählen Sie die für Sie passende Übung. Wenn Ihnen eine Übung guttut, so ist sie auch die richtige für Sie.

Berührung

Sich zu berühren ist eine der natürlichsten menschlichen Gesten.
Wir berühren, um Wohlbehagen zu schenken, zu erregen, zu kommunizieren. Eine ganze Anzahl therapeutischer Techniken beruht auf Berührung — vom leichten Reiben einer Prellung bis zur fachmännisch durchgeführten Behandlung chronischer Muskelverspannungen.
Diese auf Berührung basierenden Heilversuche verstehen sich ganzheitlich, da sie Geist, Gefühle und Körper als Einheit betrachten. Diesem Ansatz liegt das Konzept der wechselseitigen Beeinflussung von Physis und Psyche, welches wir bereits an anderer Stelle erörtert haben, zugrunde: Die Psyche kann im Körper *psychosomatische* Störungen verursachen und umgekehrt der Körper in der Psyche *somatopsychische.* Die Arbeit am Körper kann somit psychisches Erleben tief beeinflussen.
Wir konzentrieren uns hier mehr auf allgemeine Entspannungstechniken, aber es gibt spezielle Berührungstechniken, die aktiver Bestandteil psychotherapeutischer Körperarbeit sind. Besonders die Arbeit nach Reich und die Bioenergetik erweisen sich immer wieder als hilfreich. Deren Beschreibung geht jedoch über das Anliegen dieses Buches hinaus.

Massage

Massage kann wunderbar entspannen. Es gibt freilich sehr unterschiedliche Massageformen: die Techniken reichen von sehr handfesten Anwendungen, beispielsweise bei Rugby-Spielern, bis hin zu sinnlichen Formen sanfter Berührungen.
Zur Entspannung eignen sich die sanften Formen besser, wobei durch geübte und

behutsame Bewegungen die Körperspannungen abgebaut werden. Eine sehr bedeutsame Komponente der Massage liegt in dem doch recht intimen körperlichen Kontakt zwischen zwei Menschen. In unserer Gesellschaft berühren wir uns nicht mehr allzu viel, und wenn, dann hat die Berührung meist sexuelle Bedeutung. Körperliche Sinnlichkeit ist aber nicht gleichbedeutend mit Sexualität. Es ist vielmehr ein Eingeständnis, daß der Körper Liebe und Aufmerksamkeit braucht.

Für eine Massage sollten die im Kapitel über Aromatherapie besprochenen ätherischen Öle verwendet werden. Diese zweifache Wohltat — pflanzliche Öle und Massage — kann Wunder wirken.

In einem Buch wie diesem wäre es unmöglich, Massageanleitungen für den gesamten Körper zu geben. Es gibt eine ganze Anzahl ausgezeichneter Handbücher, in denen die verschiedenen Massagetechniken, einfach beschrieben und gut dargestellt sind. Wirklich gute Masseure sind ihr Gewicht in Gold wert!

Shiatsu

Shiatsu ist eine sehr spezielle Massageform, in der die Muskeln durch direktes Pressen entspannt und belebt werden. Man preßt dabei in einer jeweils spezifischen Reihenfolge bestimmte, genau festgelegte Körperpunkte, die wiederum bestimmte Muskelsysteme reizen sollen. Die Shiatsu-Technik stammt aus der Chinesischen Medizin, die körperliche Erkrankungen als Ergebnis eines Ungleichgewichtes innerhalb der Haupt-Systeme des Körpers betrachtet. Ist ein Energiefluß blockiert, so führt dies in der Regel zur Muskelverspannung; wird diese Verspannung behoben, kann der Körper wieder normal funktionieren.

Die Alexander-Technik

Diese Technik verhilft dazu, uns unseres Gleichgewichtes, unserer Körperhaltung und Körperbewegungen im täglichen Leben bewußter zu werden. Dabei können Anspannungen, die vorher nicht bemerkt wurden, plötzlich spürbar werden. Auf diese Weise kann man lernen, zwischen den Anspannungen und Anstrengungen, die für das Gleichgewicht notwendig sind, und denen, die es nicht sind, zu unterscheiden.

Bei der Alexander-Technik geht es um richtige Körperhaltung und Entspannung — zwei »Dinge«, die man gewöhnlich nicht miteinander in Verbindung bringt. Entspannung ist in diesem Kontext weitaus mehr als etwas, das man »ausübt«; sie ist vielmehr Teil des Seins als solchem. Gerade aus unserer Körperhaltung läßt sich der tiefe Zusammenhang zwischen physischer und psychischer Entspannung erkennen.

Haltung umfaßt weit mehr als aufrechtes Sitzen und Stehen; man könnte sagen, unsere Körperhaltung zeigt auf verschiedene Weise, wie wir mit der allgegenwärtigen Anziehungskraft der Erde fertig werden, während wir unseren täglichen Beschäftigungen nachgehen. Um den Körper ohne größere Anstrengung abzustützen und im Gleichgewicht zu halten, gibt es eine Reihe natürlicher Haltungsreflexe — vorausgesetzt, man besitzt den nötigen Grad dessen, was als »Entspannung im aktiven Zustand« bezeichnet wird, da nur so diese Reflexe frei funktionieren können.

Die Mechanismen, die das Abstützen und Ausbalancieren bewirken, sind sehr empfindlich und leicht zu stören. Die körperlichen und seelischen Strapazen, die das Leben mit sich bringt, können sich im Körper sehr schnell in Form chronischer Muskelverspannung oder als Verspannung des ganzen Körpers festsetzen. Dieses Wissen kommt auch in unserer Sprache bildhaft zum Ausdruck: »Das wirft mich um« oder »Das erdrückt mich« sind beides Ausdrükke, die diese Verbindung sehr gut veranschaulichen.

Ein Lehrer der Alexander-Technik löst mit sanfter Hand die Verspannungen und bringt die Reflexe wieder zum Funktionieren. Und so kommt es wieder zu einem Gleichgewicht, und zwar zwischen dem Grad an Muskelanspannung, der nötig ist, um den Körper gegen die Schwerkraft

abzustützen, und dem Grad an Entspannung, der zur freien Bewegung, Atmung, Blutzirkulation und Verdauung dient.
Neben den manuellen Methoden gibt der Lehrer auch Hinweise, wie man selbst seine »Störfaktoren« erkennen und – nach einigen Versuchen – diese auch selbst beheben kann. Informationen hierzu erhalten Sie in England von: The Society of Teachers of the Alexander Technique, 10 London House, 266 Fulham Road, London SW 10 9 EL. In den USA von: The American Center for the Alexander Technique, 129 W. 67th St., N. Y., N. Y. 10023 (212 799–0468).

Handheilverfahren

Die medizinischen Heilmethoden der Osteopathie und Chiropraktik können sehr hilfreich sein zur Lösung gestauter Muskelanspannungen oder bei der Behandlung von Haltungsschäden, die zu Muskelverspannungen führen.
Diese Techniken dürfen nur von sehr erfahrenen Experten durchgeführt werden, die damit oft viel Gutes bewirken.

Geist und Gefühl

In den letzten Jahren wurden große Fortschritte erzielt auf dem Weg zum besseren Verständnis von Gefühls- und Geistesleben des Menschen. Viele verschiedene Ansätze wurden erarbeitet, die helfen sollen, die Wunden und Schmerzen, die uns das Leben zufügt, zu erkennen und zu heilen. Wir werden uns hier jedoch nicht damit befassen, da es in diesem Buch hauptsächlich darum geht, zu zeigen, wie Heilpflanzen helfen können, Streß und Angst zu lindern. Einigen wertvollen Erkenntnissen wollen wir uns dennoch zuwenden.

Jeder wirklich ganzheitliche Weg zur Streßbewältigung oder zur Linderung der Lebensängste muß unsere Eigenschaften, Erwartungen, Meinungen und unsere allgemeine Lebenseinstellung in den Mittelpunkt der Betrachtung stellen. Die Art, wie wir fühlen, wird durch unsere sogenannte »Geisteshaltung« bestimmt. Darunter versteht man das Gefüge von Gedanken und Überzeugungen, das sich von der Wiege bis zum Grab langsam in uns bildet – dabei aber zugänglich und veränderbar bleibt. Wir können unsere Meinung ändern.

Alle Wege, die gefunden wurden, um eine seelische Veränderung im Menschen zu bewirken, sind ein Buch für sich wert. Ja, eine ganze Bibliothek ließe sich füllen mit all den Büchern über die verschiedenen Theorien und Techniken!

Wir werden uns in diesem Kapitel kurz damit auseinandersetzen, welche Rolle die verschiedenen psychologisch-orientierten Ansätze spielen können, und das an einigen Beispielen verdeutlichen.

Psychotherapie und psychologische Beratung

Die Psychotherapie umfaßt eine Reihe von Verfahren, bei denen Kommunikation und Beziehung zwischen Klient und Therapeut eine Rolle spielen. Dies kann sehr verschieden ausgeprägt sein und hängt zum einen von der Lehrmethode des Therapeuten ab, zum anderen von den Problemen des Klienten und den Zielen der Behandlung. Ungeachtet der Vielzahl an Therapien gibt es ein allen gemeinsames Charakteristikum: Sie stützen sich alle auf die zwischenmenschliche Beziehung und darauf, daß der Therapeut den Klienten wissen läßt, daß er ihn versteht, respektiert und ihm helfen möchte.

Weitere Merkmale sind die Entwicklung einer rationalen oder »mythischen« Erklärung, die zum Verständnis des Leidens führen soll, und mögliche Alternativen entwikkelt, die auf eine Lösung des Problems hoffen lassen. Die so erlebte Erfahrung von Erfolg und Wohlbefinden führt zu einer Steigerung des Selbstwertgefühles. Es ist wichtig, daß diese Sitzungen in einer Umge-

bung stattfinden, die als Ort der Heilung konzipiert ist.
Es gibt eine einfache, wenn auch irreführende Klassifizierung der Verfahren: solche, die im wesentlichen die Zielfindung unterstützen, und solche, die nach einem tieferen Verständnis für die betreffende Person suchen, d. h. die sich mit ihrer Vergangenheit und Gegenwart auseinandersetzen, um wirkliche therapeutische Veränderungen zu erreichen. Diese Unterabteilungen schließen sich jedoch bei weitem nicht gegenseitig aus. Therapien, die nach einer tieferen Einsicht streben, wie Psychoanalyse und Psychosynthese, können für einen Menschen sehr wohl unterstützend und aufbauend sein, auch eine konstruktive Beziehung kann einem Menschen zu neuen Einsichten verhelfen und Veränderungen bewirken.

STÜTZENDE PSYCHOTHERAPIE

Die Absicht von stützender Therapie ist es, dem Patienten während einer schwierigen Lebensphase Halt zu geben. Durch die regelmäßigen Besuche beim Therapeuten kann sich der Klient seine Ängste und Kümmernisse von der Seele reden und auf diese Weise eine Möglichkeit finden, mit den Problemen umzugehen. Diese Therapieform hat im wesentlichen nur eine lindernde Funktion und soll dem Patienten helfen, die Probleme erträglicher zu machen. Der regelmäßige Kontakt mit einer »Autoritätsperson«, die einen akzeptiert, sowie die Gelegenheit, über die Probleme zu sprechen, kann zu positiven Veränderungen führen, wie die Wiederherstellung oder Stärkung von Bewältigungsstrategien, die durch die angespannte Situation beeinträchtigt waren. Der Therapeut nimmt hierbei die Rolle des einfühlsamen Zuhörers ein, der den Betreffenden dazu ermutigt, seine Gefühle auszudrücken, und ihm hilft, mit Gefühlen von Schuld, Scham oder Angst umzugehen. Der Therapeut benötigt relativ wenig Erfahrung, da hierbei die Betonung eher auf dem Zuhören als auf geübter Führung oder Behandlung liegt.
Diese Therapieform ist besonders dann sehr hilfreich, wenn der Kummer und die Angst durch starken Streß ausgelöst wurden, der Klient im Grunde jedoch seelisch gesund ist, und wenn die belastende Situation nur von kurzer Dauer ist.
Die meisten heilpflanzenkundlich-orientierten Ärzte wie auch Allgemeinmediziner sehen diese unterstützende Funktion wahrscheinlich als ihre wichtigste Aufgabe in unserer gehetzten Zeit an.

AUFDECKENDE PSYCHOTHERAPIE

Die deutenden, interpretierenden Methoden lassen sich weitaus schwerer in ihrer Vorgehensweise und ihren Behandlungszielen zusammenfassen. Sie werden als »aufdeckende« oder »wiederherstellende« Therapieformen bezeichnet, da es hierbei hauptsächlich darum geht, den Patienten zu einem größeren Selbstverständnis zu führen und zu bewirken, daß er seine Einstellungen, seine Ziele und seine emotionalen Reaktionsweisen ändert. Derartige Therapieformen reichen von der klassischen Psychoanalyse bis hin zu den neueren Ansätzen der humanistischen Psychologie. Diese Therapien dürfen nur von ausgebildeten Ärzten angewendet werden und erfordern von seiten des Klienten ein gewisses Maß an Engagement und Motivation.
An dieser Stelle kann nicht weiter auf dieses Thema eingegangen werden. Eine ganzheitlich angelegte Psychotherapie — zur rechten Zeit und am rechten Ort vorgenommen — kann einen Menschen völlig verändern.
Den Kontakt zu Psychotherapeuten oder psychologisch geschulten Beratern kann man entweder durch einen Allgemeinmediziner knüpfen, oder man sucht ihn sich selbst. Auch die in jedem größeren Ort ansässigen Selbsthilfegruppen können Kontakte vermitteln.

Autogenes Training

Diese Therapie wird auch von Schulmedizinern zunehmend anerkannt und angewendet. Ein vielversprechendes Zeichen!

Obwohl Autogenes Training eine Entspannungstechnik ist, wirkt es doch auf psychischer Ebene und gehört deshalb zum Thema dieses Kapitels. Man hätte es auch, aus anderen Gründen, im Kapitel über Körperarbeit behandeln können.
Autogenes Training (AT) ist eine hoch systematisierte Technik, die dazu bestimmt ist, einen Zustand »psychophysiologischer« Entspannung zu erzeugen — einen Zustand also, der genau das Gegenteil ist von Streß. Durch die Erzeugung dieses Zustandes, der als autogener (selbsterzeugter) Zustand bezeichnet wird, werden, wahrscheinlich durch die Auswirkungen auf das vegetative Nervensystem, die stärkenden und die der Selbstheilung dienenden Prozesse beim Menschen angeregt. Diese Technik bildet die Grundlage für das umfassendere System der Autogenen Therapie.

DIE STANDARDÜBUNGEN

Sechs Standardübungen bilden die Grundlage des autogenen Trainings. Diese Übungen werden nach einer genau durchstrukturierten Methode gelehrt. Nach einer detaillierten medizinisch/psychologischen Anamnese wird der Schüler darüber unterrichtet, welche Übungshaltung er einnehmen soll (sie soll bewirken, daß störende Reize auf ein Minimum reduziert werden), wie er die Übungen beenden sollte und schließlich welche Sätze zu welchen Übungen zu sprechen sind. Der Schüler muß diese Techniken dann mindestens dreimal täglich über mehrere Minuten hinweg üben, und sollte dabei Buch führen über seine Erfahrungen. Der Lehrer überwacht die Fortschritte des Schülers; er beobachtet ihn, begutachtet die Berichte über seine Übungssitzungen sowie seine Tagebucheintragungen über die zu Hause gemachten Übungen und entscheidet danach, ob der Schüler zur nächsten Übung bereit ist.
Zu jeder Übung gehört ein bestimmter Satz, der wiederum einen bestimmten physiologischen Zustand hervorrufen soll. Der Schüler wird dazu angehalten, sich während des Übungsvorganges passiv mit einem bestimmten Teil des Körpers zu befassen und gleichzeitig in Gedanken den dazu gehörigen Satz zu wiederholen. Ein Beispiel mag dies verdeutlichen: Bei der ersten Übung geht es um die Erzeugung eines Schweregefühles in den Gliedmaßen. Der Schüler beginnt sich seinem Arm (dem rechten bei Rechtshändern, dem linken bei Linkshändern) passiv zuzuwenden und wiederholt dabei in Gedanken mehrmals »mein rechter (linker) Arm ist schwer«. Nach der Konzentration auf diesen Arm wird der Schüler dann aufgefordert, diese Schwere in allen Gliedmaßen zu erzeugen (»mein linker/rechter Arm ist schwer«; »beide Arme sind schwer«; »meine Arme und Beine sind schwer«;), bevor zu der nächsten Übung weitergegangen wird. Die Übungen sind in Tabelle 3 zusammengefaßt:

Tabelle 3: Die sechs Standardübungen des Autogenen Trainings

Standardübung	*Physiologischer Zustand*	*Satz*
1	Schwere in den Gliedmaßen	»Meine Arme und Beine sind schwer«.
2	Wärme in den Gliedmaßen	»Meine Arme und Beine sind warm«.
3	Ruhiger und regelmäßiger Herzschlag	»Mein Herz schlägt ruhig und regelmäßig«.
4	Ruhige und gleichmäßige Atmung	»Meine Atmung ist ruhig und gleichmäßig«.
5	Wärme im Solarplexus	»Mein Solarplexus ist warm«.
6	Kühle Stirn	»Meine Stirn ist kühl«.

ZUSÄTZLICHE AT-TECHNIKEN

Es gibt vier mit der Technik des Autogenen Trainings in Zusammenhang stehende Techniken: Autogene Modifikation, Autogene Neutralisation, Autogene Meditation und interdisziplinäre Techniken. Wir wollen hier die ersten drei betrachten:

1. *Autogene Modifikation:* Der autogene Zustand wird benutzt, um bestimmte Veränderungen zu bewirken. Zusätzlich oder in Kombination mit den Standardübungen wird ein Satz verwendet, der entweder eine physiologische Veränderung oder eine Veränderung in den Verhaltensweisen bewirken soll. Ein Schüler, der unter chronischer Verstopfung leidet, kann, um die Darmtätigkeit anzuregen, die organspezifische Formel »Mein Unterbauch ist warm« zu den Standardübungen hinzufügen. Beispiele für derlei »Intentions«-Formeln sind etwa »Die Atmung trägt die Worte« bei einem Stotterer und »Ich bin übersättigt« bei einem fettleibigen Menschen.
2. *Autogene Neutralisation:* Gefühle werden unter behutsamer Unterstützung freigesetzt, um sie zu neutralisieren oder um ihre störende Wirkung zu verringern. Der Schüler wird ermutigt, über alles, was ihm zum Thema oder anderen Dingen einfällt, zu sprechen. Bei der Ausübung dieser Technik ist es sehr entscheidend, daß sowohl Schüler als auch Lehrer eine Haltung passiver Hinnahme annehmen — eine Haltung, welche die Empfindungen weder unterdrückt noch verstärkt, sondern diese einfach nur für die Dauer des AT zuläßt.
3. *Autogene Meditation:* Sie besteht aus einer Reihe von sieben Übungen, mit denen erst begonnen werden darf, wenn der Schüler die Fähigkeit erreicht hat, mindestens dreißig Minuten passive Konzentration durchzuhalten (das ist gewöhnlich nach frühestens sechs Monaten der Fall). Der Schwerpunkt der einzelnen Übungen geht von Meditationen über Farben zu konkreten Objekten und Bildern über, danach zu Gefühlen und Personen bis zu einem Zustand, in dem der Schüler direkt sein Unterbewußtsein befragt.

Desensibilisierung

Entspannung ist eine gute Sache, gilt aber nur für die seltenen Augenblicke, wenn Sie in Ruhe und Frieden die oben beschriebenen Übungen machen können. Es gibt aber noch andere, verwandte Methoden, die es einem ermöglichen, seine Empfindlichkeit in bezug auf problematische Situationen herabzusetzen, sogar soweit, daß man sich gar nicht mehr mit ihnen identifiziert. Das heißt mit anderen Worten, daß Sie Ihr Reaktionsverhalten auf die Umwelt verändern können. Viele Formen von psychologischer Beratung streben dieses Ziel an. Es gibt jedoch eine einfache Methode, wie Sie diesen Prozeß selbst in Gang setzen können.

Der erste Schritt ist, ein Blatt Papier zu nehmen, sich einige Minuten lang hinzusetzen und eine Liste zu machen von Personen, Orten, Handlungen und Situationen, die eine innere Spannung bei Ihnen erzeugen. Erwähnen Sie nur solche, die Ihnen täglich oder wöchentlich »in den Sinn« kommen. Eine derartige Liste könnte etwa so aussehen:

- der Umgang mit Ihrem Partner
- der Umgang mit einem Verwandten
- der Umgang mit den Eltern
- der Umgang mit den eigenen Kindern
- der Umgang mit Kindern allgemein (besonders geeignet für Lehrer!)
- der Umgang mit Ihrem Chef oder seine bloße Gegenwart
- das Einhalten von Terminen
- eine wichtige Entscheidung treffen
- Reden halten oder mündliche Berichte abgeben
- eine Prüfung oder ein Examen ablegen
- Wettbewerb in der Arbeit oder bei Spielen
- in dichtem Verkehr fahren
- lange Strecken fahren
- in einem Aufzug fahren
- in einem überfüllten Zimmer sein

– in einem sehr kleinen Raum sein
– in einem sehr großen, offenen Raum sein
– aus einer Höhe nach unten sehen müssen
– das Aufwachen/Aufstehen am Morgen
– einen Arzt besuchen
– einen Zahnarzt besuchen
– Tabletten nehmen
– Aufgaben im Haushalt wie Kochen und Saubermachen
– Maschinenschreiben oder andere Schreibtischarbeit (ein Buch schreiben!)
– die Steuererklärung machen
– mit dem Fahrstuhl fahren
– irgendeine andere Person, Ort, Tätigkeit oder Situation.

Schreiben Sie nur solche Dinge auf Ihre Liste, die eine deutliche körperliche Spannung oder Angstreaktion in Ihnen hervorrufen. Auf einige Punkte reagieren Sie vielleicht sehr heftig, auf andere wieder sehr viel weniger. In jedem Fall sollten Sie nur die Dinge aufführen, mit denen Sie sich regelmäßig auseinandersetzen.
Bewahren Sie diese Liste auf. Wenn Sie im Verlauf der folgenden Woche merken, daß irgend etwas Ihnen Unbehagen bereitet, notieren Sie es auf Ihrer Liste, falls nicht schon geschehen. Sobald Ihre Liste mindestens ein halbes Dutzend Eintragungen hat, können Sie mit dem Vorgang der Desensibilisierung beginnen; dabei sollten Sie lernen, daß genau die Dinge, die Sie zuvor besonders erregten, jetzt nicht mehr berühren.
Um etwas zu erreichen, müssen Sie einige Wochen durchhalten, ohne jedoch gleich dramatische Ergebnisse zu erwarten. Sie dürfen nicht vergessen, daß Ihre Streßreaktionen sich über einen langen Zeitraum hinweg entwickelt haben und tief in Ihnen verwurzelt sind. Ein Großteil Ihrer körperlichen Verspannung ist zu einer unbewußten Gewohnheit geworden. Das alles läßt sich nicht von heute auf morgen ändern. Auch das Erlernen einer besonderen Fähigkeit – oder das Loswerden einer schlechten Gewohnheit – dauert eine Weile. Man muß Verhaltensmuster neu schaffen oder alte aufheben – und dies wird nur durch stetes Üben erreicht.
Schauen Sie sich Ihre Liste an. Wählen Sie daraus einen Punkt, der Sie nur mäßig berührt (d. h. weder Ihren stärksten noch Ihren schwächsten Spannungserzeuger). Nehmen Sie etwas, das relativ häufig, d. h. öfter als einmal pro Woche, auftaucht. Es wäre auch gut, wenn es eine Sache wäre, die zu ganz bestimmten, vorhersehbaren Zeiten auftritt. Dadurch könnte man sich mit Hilfe der folgenden Übungsschritte leichter darauf vorbereiten.
Der Auslöser für die jeweilige innere Spannung ist völlig unbedeutend. Sie können lernen, mit dieser wiederkehrenden Situation fertig zu werden, wenn Sie folgendes beachten:

1. Machen Sie eine Entspannungsübung. Sobald Sie sich vollkommen entspannt fühlen, beginnen Sie damit, sich die Situation, die Ihnen Unbehagen bereitet, deutlich vorzustellen.
   Versuchen Sie, sich die Situation und die betreffenden Personen so klar und detailliert wie möglich vorzustellen. Gehen Sie die Situation von Anfang an durch und versuchen Sie, sich alle die dabei für gewöhnlich ablaufenden Ereignisse genau vorzustellen.
   Sie sollten sich die ganze Abfolge so klar und realistisch wie nur möglich vorstellen, d. h. alles sehen und hören wie im »wirklichen Leben«. Wenn Sie im Verlauf der Übung irgendwann bemerken, daß sich irgendwelche Muskeln verspannen oder daß sich die Atmung verändert, halten Sie einen Moment inne. Konzentrieren Sie sich nun statt dessen auf Ihre Atmung und auf Ihre Muskeln, und lassen Sie sich in einen entspannten Zustand zurückfallen. Setzen Sie dann Ihre Übung an der Stelle fort, wo Sie aufgehört haben. Immer wenn Sie spüren, daß Sie sich körperlich verspannen, unterbrechen Sie das Fantasieren, entspannen sich und atmen mit jedem Ausatmen tiefer in diesen Zustand hinein.

2. Der nächste Schritt besteht darin, daß Sie Ihr Bewußtsein draußen im Leben anwenden, aber *nicht* in der besonderen Situation, die Sie sich vergegenwärtigt hatten. Nehmen Sie sich Zeit für einige der beschriebenen Atemübungen. Sie werden dadurch zu einer entspannten Gelassenheit finden. Sobald Sie sich richtig gelassen fühlen, stellen Sie sich die besondere Situation in Gedanken vor.
3. Die Übung und die Atemübung sollten Sie in kürzeren Abständen wiederholen, sobald die problematische Situation auf Sie zukommt. Auf diese Weise bereiten Sie sich langsam auf die Situation und das mit ihr verbundene Trauma vor, d. h. die Sache tangiert Sie weniger. Ihr Körper wird darauf trainiert, in diesen besonderen Situationen, in denen Sie sich normalerweise verkrampfen, entspannt zu bleiben. Sie können lernen, Verantwortung und Interesse an der Sache wachzuhalten, ohne körperlich unter der Spannung zu leiden.

Nach ungefähr einer Woche werden Sie merken, daß Sie auf diese Situation mit weniger Anspannungen reagieren. Wählen Sie nun einen weiteren Punkt auf Ihrer Liste und verfahren Sie genauso. Sie werden feststellen, daß Sie mit jedem neuen Punkt, den Sie anvisieren, leichter umgehen und sich in bezug darauf besser entspannen können. Sie lernen nicht nur, mit bestimmten Situationen besser umzugehen, sondern allmählich entwickeln Sie auch die Fähigkeit, ganz selbstverständlich körperlich zu entspannen.

Genießen Sie diese Erfahrung von Gelassenheit und freuen Sie sich, daß Sie Ihr Leben und Ihre Reaktionen besser im Griff haben.

Menschliche Unterstützung

Viele Belastungen, die über uns hereinbrechen, werden durch unsere Hilflosigkeit angesichts der Probleme noch verschlimmert. Vielleicht konnten die Menschen früher einmal mit allen auftauchenden Problemen fertig werden, aber unser heutiges Leben ist zu komplex geworden. Wenn wir uns hilflos und isoliert fühlen, ohne Zuwendung von anderen, können diese Schwierigkeiten mitunter fast unüberwindlich werden. Gerade in solchen Zeiten ist es wichtig, sich an jemanden wenden zu können. Nicht nur, daß man dort vielleicht einen nützlichen Rat erhalten kann; weitaus wichtiger ist es, Mitgefühl und Verständnis zu finden. Wir meinen hier nicht die hervorragenden, aber auch recht schwerfälligen öffentlichen Institutionen, sondern vielmehr die zunehmende Zahl von Selbsthilfegruppen verschiedener Art. Sie alle sind schöner Ausdruck dessen, was Menschen in Notzeiten füreinander an Fürsorge und Mitgefühl leisten können.

Aber auch die Hilfen, die uns durch unseren Staat geboten werden, dürfen nicht vergessen werden. Wenn auch das soziale System selbst ein Problem ist, so wird es doch getragen von vielen geübten und erfahrenen Fachleuten. Sozialämter, Gesundheitsämter etc. sind dazu da, Hilfe und Unterstützung zu gewähren.

In jedem größeren Ort finden Sie Selbsthilfegruppen, deren Adressen bei den Gesundheitsämtern sowie sozialen und kirchlichen Institutionen eingeholt werden können.

Das Spektrum der Selbsthilfegruppen reicht von Alkohol-, Drogen-, Ehe- und Erziehungsschwierigkeiten bis hin zu psychischen Problemen und Problemen von Randgruppen.

Spirituelle Integration

Die bisher geschilderten Wege zur Erlangung innerer Gelassenheit bezogen sich auf die Außenwelt und unsere Beziehung zu ihr: Heilpflanzen — ein Geschenk der Natur — die unseren Weg durch das Leben erleichtern können; Massagen und Entspannungstechniken als Möglichkeit, Spannungen und Leiden im Körper zu lindern; psychologische Beratung als Möglichkeit, die Wucht der Gefühle, die uns mitunter umzuwerfen drohen, aufzufangen. Es gibt aber noch einen anderen Weg, der all das mehr oder weniger umfaßt — einen Weg, der geradewegs in der menschlichen Seele beginnt, in ihrem Zentrum.

Alles menschliche Tun und Handeln geht aus von einem geistigen Zentrum in uns — beschreiben können wir es jedoch nicht. Dieses Zentrum — gleichgültig, ob wir es Seele, Lebenskraft oder sonstwie nennen — ist die Quelle unseres individuellen Lebens; es ist das Licht, das uns erleuchtet, und die Quelle zu innerer Heilung und Frieden. Es ist Wohl-Sein.

Man kann sich dem göttlichen Geist auf viele Arten nähern. Sicher: Religion ist theoretisch ein Weg dorthin. Aber in unserer chaotischen Zeit sind viele Religionsgemeinschaften, die sich im Verlauf der Jahre gebildet haben, bereits an ihre eigenen Grenzen gestoßen. Für einen überzeugten Christen, Juden, Moslem, Buddhisten etc. ist freilich die Tür geöffnet zur Erfahrung von Lebenssinn, spiritueller Liebe und auch Gott. Offenheit für die spirituelle Seite des Lebens und Übereinstimmung mit ihren Ideen — ist der Kern wirklicher, tiefer Entspannung. Man könnte sagen, Gott ist das beste Mittel gegen Streß!

Der göttliche Geist steht allen zur Verfügung, unabhängig von der Glaubenszugehörigkeit. Religion ist nur ein Weg; es liegt an uns, das geistige Zentrum zu finden, denn von dort aus strömen Freude und Frieden in unser Leben. Warum also sollen wir uns diesem nicht zuwenden, um »den Frieden, der jedes Verstehen übersteigt« zu erfahren.

Meditation und andere Wege zur inneren Ruhe setzen in keiner Weise den Glauben aufs Spiel. Ein Christ kann meditieren, ohne dadurch sein Glaubensbekenntnis zu verleugnen; ein Jude kann meditieren, ohne dadurch seinem Glauben abtrünnig zu werden. Meditation ist in der westlichen Welt mit einer östlich-okkulten Aura umgeben — das ist natürlich völlig lächerlich und unbegründet. Wir werden in diesem Kapitel Meditation von ihrer praktischen Seite her betrachten, als Möglichkeit, Spannungen abzubauen, um so inneres Gleichgewicht zu erlangen. Das ist freilich nur ein erster Schritt auf dem Weg zur Meditation. Tiefer in die Materie einzudringen, überschreitet den Rahmen dieses Buches — aber nicht den Ihren!

Liebe und Sinn des Lebens

Viele Menschen sind heutzutage zutiefst unzufrieden mit ihrem Leben, aber auch mit den Zielen unserer Gesellllschaft. Diese Unzufriedenheit ist oftmals zu unbewußt, als daß ihre Ursachen erkannt werden könnten, oder zu unangenehm, als daß man darüber sprechen wollte. Diese Erfahrungen teilen immer mehr Menschen. Wir sind nicht nur von den Wurzeln unseres Mutterplaneten getrennt, entfremden uns immer mehr von unseren Mitmenschen – wir scheinen auch, was weitaus gefährlicher ist, in unserem Bewußtsein von uns selbst getrennt und abgespalten zu sein.

Die Liebe, Grundton des Menschseins und Sinn unseres Lebens, scheint verloren gegangen zu sein. In unseren Mythen und Legenden wird von einem goldenen Zeitalter gesprochen, wo doch in Wahrheit das goldene Zeitalter hier und jetzt in unserem Herzen und in unserer Seele ruht.

Die alles beherrschende Atmosphäre von Entfremdung und Trennung nimmt gelegentlich sehr augenscheinliche Formen an: Da ist die Ökokrise, der wirtschaftliche Zusammenbruch, weltweite Hungersnöte, während in Europa die Getreideberge anwachsen, und alles eingebettet in die Angst vor einem nuklearen Massensterben. Diese massiven Probleme stehen scheinbar außerhalb unseres Einflußbereichs, aber es gibt eine direkte Beziehung zwischen solch einer Situation und den individuellen Belastungen, die beispielsweise zu Migräne führen. Es ließe sich folgern, daß sich in der großen Anzahl streßbedingter körperlicher Erkrankungen die Erkrankung der gesamten Menschheit spiegelt. Die Menschheit in ihrer Gesamtheit leidet wohl im Augenblick an Migräne!

Das bedeutet nicht, daß die Last aller Krankheiten unserer Erde auf unseren Schultern ruhen sollte. Es soll vielmehr aufzeigen, daß weitaus mehr im Gang ist, als wir denken oder fühlen. Jeder einzelne von uns könnte damit beginnen, die »Ökokrise« seines individuellen Lebens zu beheben, indem er seinen emotionalen und geistigen Hunger stillt und ihn nicht als etwas Normales hinnimmt. Wir können die Welt verändern und uns selbst.

Die einzige wirklich dauerhafte »Kur« gegen Angst, Spannung und Niedergeschlagenheit ist die Erfahrung, daß wir fest begründet sind und eine ungeheure Kraft in uns haben. Die Weisheit der Liebe und die Hoffnung, die unserer visionären Kraft entspringen, heilen und schenken inneren Frieden.

Die so gewonnenen Einsichten führen nicht immer zu äußerer Ruhe, da sie oft Aktivitäten nach sich ziehen, aber sie verleihen eine Haltung innerer Ausgeglichenheit, die eine wohltuende Quelle unerschöpflichen Friedens ist.

Gebet

Das Gebet kann auf eine tiefe und wunderbare Weise inneren Frieden schenken. Über das Gebet können wir mit der geistigen Kraft kommunizieren und ihr nahekommen. Wie Sie dieses spirituelle Zentrum von Liebe und Weisheit nennen, ist gleich; ob es für Sie Gott, Christus oder das innere Selbst ist – die heilende Gegenwart bleibt immer die gleiche. Alle spirituellen Richtungen haben ihre eigenen Art zu beten, wie auch jeder Mensch seine ganz persönliche Art zu beten entwickelt.

Wir wollen in diesem Buch keine bestimmten Gebete oder eine bestimmte Art zu beten vorschlagen. Wir wollen nur daran erinnern, daß innere Zufriedenheit ein Geschenk ist, das durch selbstloses Beten erlangt werden kann.

Meditation

Wann immer ein Mensch sich konzentriert und all seine Aufmerksamkeit sammelt, meditiert er. Das kann ein Industrieboss sein, ein Zen-Mönch oder jemand, der eine Blumenrabatte anlegt. Der Unterschied liegt im jeweils erreichten Grad an Konzentration sowie in der dabei verfolgten Absicht.

Meditation kann eine sehr machtvolle Technik zur Bewußtseinserweiterung und zur Erforschung des Geistes sein. Sie ist jedoch von gleicher Relevanz wie der einfache und sanfte Weg zu innerer Zufriedenheit und Harmonie. Unter Meditation versteht man ein ganzes Spektrum von Vorgehensweisen und Techniken, aber wir werden uns hier lediglich mit den einfachen Techniken befassen, denjenigen, die helfen, Streß abzubauen, und zu innerer Ausgeglichenheit führen. Glücklicherweise finden in diesen Zeiten der Krisen und Umwandlung die Erkenntnisse und Erfahrungen des Ostens bei uns in zunehmendem Maße Beachtung. Eine Fülle von Lehrern, Schulen und Büchern stehen zur Verfügung, um uns bei der Erforschung der weiterführenden Meditationsformen zu helfen. Die unten aufgeführten Techniken animieren Sie vielleicht dazu, sich eingehend damit zu befassen. Zögern Sie nicht! Oft liegt der Grund für unsere Überlastung in unserem täglichen Existenzkampf gerade darin, daß alles keinen Sinn macht, daß wir uns unerfüllt fühlen, in dem, was wir tun und warum wir es tun. Durch Meditation können Sie die Quelle des inneren Sinns wiederfinden — Sie müssen es nur wirklich wollen!

MEDITATIONSEBENEN

Die medizinische Forschung in der westlichen Welt sieht Meditation als einen Weg zur Erlangung von Selbstkontrolle, als »Strategie zur Selbstregulierung«. Diese Forschungen waren ursprünglich an den physiologischen Veränderungen interessiert, die während der Meditation vor sich gehen. Eine Reihe von Veränderungen werden bei fast allen Meditationsformen festgestellt, z. B. Verminderung der Pulsfrequenz, Abnahme des Sauerstoffverbrauches, Senkung des Blutdrucks, Zunahme des Hautwiderstandes und Zunahme in der Regelmäßigkeit und Stärke der Alpha-Aktivität im Gehirn. Da dies einen Zustand der Ruhe des vegetativen Nervensystems signalisiert, empfehlen die Ärzte Meditation als eine Hilfs-Technik zur Entspannung.
Es überrascht deshalb nicht, daß klinische Forschungen dieses bestätigt haben. In einem unlängst veröffentlichten Bericht wurden die Vorzüge der Meditation im Sinne ihrer psychotherapeutischen und gesundheitlichen Wirkung aufgezeigt:

1. Streß und Anspannung werden gemindert: Das wurde zum einen durch die subjektiven Aussagen der Meditierenden belegt, die an sich selbst eine Abnahme von Streß und Angst feststellten, zum anderen durch die objektiven physiologischen Meßergebnisse.
2. Suchtverhalten nimmt ab: Drogenabhängige Versuchspersonen, die regelmäßig meditieren, berichten durchwegs von einer Abnahme ihres Konsums, im Gegensatz zu Drogenabhängigen, die nicht meditierten. Die Drogen reichten von Alkohol über Marihuana und LSD bis zu Heroin.
3. Der Blutdruck wird gesenkt: Bei den Meditierenden wurde generell eine Senkung des Blutdrucks festgestellt. Darüber hinaus kam es zu einer Senkung des Verbrauches von Medikamenten und einer Abnahme körperlicher Symptome.

Diese wissenschaftliche Bewertung zeigt auch, daß sich durch Meditation auch der Therapeut bezüglich seiner Arbeitsweise verändert: Aus Berichten von Therapeuten, die Meditation in ihre Arbeit einbeziehen, geht hervor, daß sie dadurch offener und aufnahmefähiger werden und besser auf die Belange ihrer Klienten eingehen können.

MEDITATION ALS EIN ZUSTAND VERÄNDERTEN BEWUSSTSEINS

Ein Großteil der Meditationsforschung wurde bei uns in Laboratorien durchgeführt mit nur kurzzeitig zur Verfügung stehenden Versuchspersonen. Wir dürfen jedoch nicht vergessen, daß Meditation ursprünglich dem philosophisch-religiösen Kontext der

östlichen Geistesdisziplinen entstammt. Sie war in erster Linie eine Technik zur Erzeugung veränderter Bewußtseinszustände; sie sollte die gewöhnliche Wahrnehmungsfähigkeit eines Menschen verändern und ihm helfen, sich selbst, die Natur und seine Mitmenschen in einer intimen, verbindenden und annehmenden Weise zu sehen.
Es besteht kein Zweifel, daß Meditation, auf diese Weise durchgeführt, zu tiefgreifenden Veränderungen führen kann. Je nach Ausmaß und Länge der Meditation können die Veränderungen von nur leichten Veränderungen in der Wahrnehmung bis zu viel tiefergehenden Erfahrungen reichen. Die folgenden Beschreibungen von Meditierenden mögen eine kleine Kostprobe der Erlebnisspanne geben: »Transzendenz des Selbst«; »den Sinn der Welt fühlen«; »ein Empfinden von Zweck und Bedeutung, von tiefer positiver Gefühlskraft«.
Diese sehr kraftvollen inneren Erfahrungen haben deutliche Auswirkungen auf die Gesundheit, da sie nicht nur das Verhältnis zu uns selbst beeinflussen, sondern auch das zu anderen Menschen und zur Welt. Die sozialen Auswirkungen sind gleichfalls bedeutend: durch tiefe Meditation verändert sich nicht nur der Mensch selbst, sondern auch seine Einstellung zum Leben. Die Tatsache, daß immer mehr Menschen meditieren und bereit sind, die so gemachten Erfahrungen im alltäglichen Leben einzusetzen, ist ein hoffnungsvolles Zeichen für die Zukunft.

MEDITATIONSTECHNIKEN

Es gibt Hunderte von Praktiken, die als Meditation bezeichnet werden können. Zur Erlangung eines meditativen Zustandes dienen vielfältige Kunstgriffe wie: ruhiges Starren auf eine Kerzenflamme, Konzentration auf die geistige Wiederholung eines Klanges oder *mantras*, Beobachtung der eigenen Atmung, Konzentration auf das im Geiste vorgestellte Geräusch von Regen, lautes Singen eines rituellen Wortes oder Satzes, Konzentration auf Körperempfindungen, passives Erleben des eigenen Gedankenflusses, Konzentration auf ein ungelöstes Rätsel, sich im Tanz wirbeln.
Das Ziel ist immer dasselbe — die Art und Weise, wie man sein Leben erfährt, soll verändert werden. Im folgenden finden Sie einen einfachen Führer durch die grundlegenden Meditationsarten und Hinweise auf ihre praktische Anwendung.

VORBEREITUNG AUF DIE MEDITATION

Meditation kann nur dann einen Abbau der Spannung erzeugen, und die geistige Entwicklung fördern, wenn man gut vorbereitet und aufnahmebereit ist. Hier sind einige Vorschläge zu einer solchen Einstimmung. Sie werden feststellen, daß diese Anleitungen denen zur Entspannung und zum Einschlafen sehr ähnlich sind.

1. Meditieren Sie nicht sofort nach den Mahlzeiten; lassen Sie mindestens eine Stunde verstreichen. Die Traditionen der Meditation weisen eindringlich darauf hin, daß Meditation mit vollem Magen völlig wirkungslos ist. Vermeiden Sie Tee, Kaffee und andere koffeinhaltige Getränke wie Coca Cola. Es sollte einleuchten, daß anregende Stoffe zu vermeiden sind, denn Meditation dient der Beruhigung.
2. Wählen Sie zum Meditieren ein ruhiges Zimmer, in dem Sie allein sind. Wenn eine weitere Person anwesend ist, so sollte diese auch meditieren. Nehmen Sie den Telefonhörer ab oder legen Sie ein dickes Kissen über das Telefon. Lassen Sie Ihre Mitbewohner wissen, daß Sie meditieren und es gerne ruhig hätten. Lassen Sie keine Haustiere in Ihrer Nähe, damit Sie nicht gestört werden. Es kann ein ziemlicher Schock für Sie sein, wenn Ihnen, während Sie meditieren, plötzlich eine Katze auf den Schoß springt.
3. Wenden Sie sich von direkter Beleuch-

tung ab. Das Zimmer muß zwar nicht dunkel sein, ein leicht dämmriges Licht ist jedoch sehr angenehm.

4. Nehmen Sie eine bequeme Haltung ein. Das kann auf einem Stuhl mit gerader Rückenlehne oder auf einem Kissen am Fußboden sein. Vermeiden Sie einengende Kleidung und ziehen Sie die Schuhe aus. Versuchen Sie, Ihren Rücken gerade zu halten.
5. Wenn es Ihnen während der Meditation unbequem wird, verändern Sie Ihre Haltung ein wenig, strecken Sie sich, gähnen Sie oder kratzen Sie sich. Wenn man meditiert, um Streß abzubauen, ist es vor allem wichtig, daß man entspannt ist. Meditation ist nicht der Disziplin eines Zenklosters unterworfen, wo es mehr darum geht, Ablenkungen zu beherrschen, als entspannt zu sein.
6. Wenn Sie unterbrochen werden, sollten Sie sich nicht zu plötzlich aus dem meditativen Zustand herausreißen. Sie sind möglicherweise gerade sehr tief entspannt; dehnen Sie sich deshalb sacht und langsam und stehen Sie dann erst auf. Kehren Sie, wenn möglich, danach wieder zur Meditation zurück.
7. Die zeitliche Dauer einer Meditationssitzung liegt ganz bei Ihnen. Wohl werden für die verschiedenen Techniken Zeiten vorgeschlagen, doch gerade am Anfang ist Meditation ohne Zeitdruck angenehmer.
8. Wenn Sie feststellen, daß Meditation Ihnen guttut, planen Sie feste Zeiten für Ihre Sitzungen ein, um sie so zu einem Teil Ihrer täglichen Routine werden zu lassen. Wenn Sie nur gelegentlich meditieren, werden Sie vielleicht außer einem angenehmen Gefühl keinen bleibenden Nutzen daraus ziehen. Am besten ist, zweimal, mindestens aber einmal täglich zu meditieren.
9. Bleiben Sie, wenn die Meditation beendet ist, noch einen Moment mit geschlossenen Augen sitzen. Lassen Sie dabei Ihre Gedanken sich wieder den alltäglichen Dingen zuwenden, das wird Ihnen helfen, die erlangte Ruhe in den Alltag einfließen zu lassen. Öffnen Sie dann sehr langsam Ihre Augen und stehen Sie gemächlich auf.

DIE INNERE HALTUNG BEIM MEDITIEREN

Die weiter unten beschriebenen Techniken werden nicht einmal denjenigen, die mit der Meditation völlig unvertraut sind, schwerfallen. Die innere Haltung sollte sanft und nachgiebig sein; keinesfalls darf mit Gewalt etwas versucht werden. Nehmen Sie sich am besten gar nicht erst vor, die Meditationsübungen »korrekt« durchzuführen, sondern lassen Sie sie einfach geschehen. Es gibt hier kein »gut« oder »schlecht«.

Meditation zur Verminderung von Spannungen erfordert keine strenge geistige Konzentration. Wann immer Ihnen Gedanken kommen (und das wird oft geschehen), lassen Sie diese einfach zu, so wie Wolken, die am Himmel ziehen. Versuchen Sie nicht, sie zu verdrängen oder festzuhalten, beobachten Sie einfach nur, wie sie kommen und gehen. Wenn Sie merken, daß Ihr Geist ganz und gar von irgendwelchen Gedanken in Anspruch genommen ist, kehren Sie sacht, ohne Anstrengung, zum Gegenstand Ihrer Konzentration zurück. Gedanken von außerhalb sind ein natürlicher Teil des Meditationsvorgangs.

MANTRA-MEDITATION

Bei der Mantra- oder Klangmeditation wird ein Wort oder eine Silbe als Konzentrationsmittelpunkt verwendet. Wählen Sie eine der unten aufgeführten Mantras, oder nehmen Sie ein Wort Ihrer Wahl. Nehmen Sie jedoch kein Wort, das für Sie emotional »beladen« ist, d. h. keinen Namen von Menschen und keine Wörter, die ein zu intensives oder aufregendes Bild heraufbeschwören könnten. Das Wort sollte in Ihrem Geiste nachklingen und eine heitere Stimmung schaffen. Wenn Sie einem Ihnen nahestehenden Menschen Ihr persönliches Mantra anvertrauen, so sollten Sie sicher sein, daß dieser, ungeachtet seiner Einstel-

lung Ihr Mantra respektiert. Es wird für Sie eine ganz besondere Bedeutung erlangen – ein Signal, das Ihnen den Weg nach innen, zu einem friedvollen Zustand, öffnet.
Wiederholen Sie bei der Wahl Ihres Mantras zunächst jede der vorgeschlagenen Klangsilben im Geiste oder laut, und wählen Sie dann den Klang, der Ihnen am angenehmsten und beruhigendsten erscheint. Sie können sich freilich auch ein eigenes Mantra erfinden. Die ersten beiden Klangsilben sind traditionelle indische Mantras:

Mantras: Ah-nam
Ra-ma
etc.

Setzen Sie sich nun, nachdem Sie Ihr Mantra gefunden haben, bequem hin.

Lassen Sie Ihre geöffneten Augen auf einem angenehmen Gegenstand, beispielsweise einer Pflanze, ruhen, sprechen Sie laut Ihr Mantra aus und wiederholen Sie es langsam und rhythmisch.

Experimentieren, spielen Sie mit dem Klang.

Sprechen Sie das Mantra bei der Wiederholung mit immer leiserer Stimme, bis es zuletzt zu einem Flüstern wird.

Sprechen Sie es nicht mehr laut aus. Schließen Sie die Augen und hören Sie Ihrem Mantra im Geiste zu.

Entspannen Sie Ihre Gesichtsmuskeln. Denken Sie das Mantra, sprechen Sie es nicht aus.

Das ist alles, was die Meditation betrifft – friedvoll dasitzen und im Geist dem Mantra lauschen. Erlauben Sie Ihrem Mantra, sich zu verändern: mal wird es lauter, mal leiser, es verschwindet und taucht wieder auf, ist mal langgezogen, dann wieder kurz und rhythmisch. Meditation gleicht dem Dahingleiten auf dem Wasser in einem Boot ohne Ruder – Sie brauchen kein Ruder, denn Sie bewegen sich nicht fort.
Meditieren Sie ungefähr 15 Minuten lang. Bleiben Sie danach noch zwei bis drei Minuten ruhig sitzen.

ATEMMEDITATION

Einige sehr alte und sehr wirksame Techniken beruhen auf der Atmung. Sie dienen nicht in erster Linie der Entspannung, sondern eher der persönlichen und spirituellen Transformation. Die hier gegebenen Richtlinien sind sehr allgemein gehalten und sollen lediglich den Entspannungsprozeß fördern:

Setzen Sie sich ganz bequem hin und atmen Sie tief ein. Sagen Sie im Geiste das Wort »Ein« beim Einatmen und »Aus« beim Ausamten.
Nach dem ersten tiefen Atemzug versuchen Sie nicht, Ihre Atmung absichtlich zu beeinflussen.
Atmen Sie so, wie es sich ergibt: schnell oder langsam, flach oder tief.
Sagen Sie währenddessen in Gedanken bei jedem Einatmen »Ein«, bei jedem Ausatmen »Aus«.
Versuchen Sie nach einer Weile den Klang in Ihrem Geiste auszudehnen, so daß an jeder Stelle der Meditation entweder «Ei...n...n...n...« oder »Auuuuuus...s...s...s« in langen leichten Klängen in Ihnen hallt.
Seien Sie bei dieser Meditation vollkommen natürlich und entspannt, bemühen Sie sich nicht, alles »richtig« zu machen.
Es wird sicher passieren, daß Ihre Gedanken plötzlich ganz woanders sind und Sie merken, daß Sie ein »Ein« oder »Aus« übersprungen haben. Denken Sie dann einfach beim nächsten Atemzug das passende Wort.
Wenn die Worte nach und nach verblassen und Sie nurmehr Ihre Atmung empfinden, ist das sehr gut. Es zeigt, daß Sie Ruhe gefunden haben.
Nach fünfzehn Minuten kommen Sie langsam und vorsichtig wieder aus der Meditation heraus.

VISUELLE MEDITATION

Wählen Sie ein angenehmes, natürliches Objekt, z. B. eine Pflanze, eine Blume, eine Frucht, ein Stück Treibholz oder eine einfache Vase. Kerzenlicht wird zwar manchmal für die visuelle Meditation benutzt, soll jedoch hier nicht empfohlen werden, da das helle Licht unter Umständen zu Augenanspannungen führen kann.

Stellen Sie das Objekt Ihrer Wahl in Augenhöhe auf einen Tisch; der Abstand zu Ihnen sollte zwischen 70 Zentimetern und 1,5 Metern liegen, je nachdem, wie es für Ihre Augen am angenehmsten ist. Enfernen Sie störende Objekte aus dem unmittelbaren Hintergrund.

Setzen Sie sich bequem hin und lassen Sie Ihre Augen auf dem Objekt ruhen; versuchen Sie jedoch dabei nicht das Objekt zu betrachten. Strengen Sie sich nicht an, sondern lassen Sie das Objekt in Ihre Vorstellung eindringen — lassen Sie es in Ihr Bewußtsein eintreten.

Machen Sie keinen bewußten Versuch, über das Objekt in irgendeiner Weise nachzudenken — was es ist, was es bedeutet, sein Name, zu welcher Art Gegenstände es gehört u. s. w. Wenn Ihnen jedoch solche Gedanken in den Sinn kommen, dann ist das auch in Ordnung. Betrachten Sie Ihr Objekt einfach mit der Unschuld eines Kindes.

Starren Sie das Objekt niemals an, da dies zu Augenverspannungen führen kann. Während der Meditation werden Ihre Augen ganz von selbst über das Objekt wandern wollen. Lassen Sie es zu. Behindern Sie Ihre Augenbewegungen nicht, denn sie sind Teil des »Sehens«.

Da die meisten von uns das Objekt »mit den Augen des Anfängers«, d. h. nur wenige Sekunden zusammenhängend, betrachten können — (es sei denn, man ist bereits geübt) —, besteht diese Übung aus einer Reihe immer neuer Anfänge.

Nachdem das Objekt 7—10 Sekunden — oder, ganz nach Ihrem Vermögen — kürzer oder länger in Ihrem Blickfeld war, richten Sie Ihre Augen bewußt auf einen entfernten Punkt des Zimmers. Sie können jetzt auch Ihre Aufmerksamkeit vom Objekt abwenden und nach Belieben wandern lassen.

Wiederholen Sie diesen Vorgang eine Weile: Lenken sie Ihren Blick für einige Sekunden vom Objekt weg (Sie werden »fühlen«, wie lang dieses Intervall sein muß), und richten Sie dann, wenn Sie wieder bereit sind, Ihre Augen abermals ganz ohne Anstrengung auf das Objekt. Lassen Sie sich von Mal zu Mal mehr von dem Objekt gefangennehmen (wieder für 7—10 Sekunden) und wenden Sie dann Ihren Blick systematisch wieder ab.

Setzen Sie diese Übung fort: das Objekt ansehen, wegsehen und wieder mit erneuter Aufmerksamkeit ansehen — 5 Minuten lang. Schließen Sie nach diesen fünf Minuten — (diese Meditationsform ist kürzer als die anderen) — ungefähr für eine Minute die Augen und bleiben Sie dabei ruhig sitzen.

Ich habe Ihnen hier eine Reihe einfacher Meditationstechniken beschrieben, die Sie selbst ausprobieren können. Wenn Sie sich bei einer dieser Techniken besonders wohlfühlen, werden Sie möglicherweise den Wunsch haben, tiefer in die Materie einzudringen. In diesem Fall wenden Sie sich am besten an einen geschulten Lehrer.

Geistiges Heilen

Der Geist beeinflußt uns auf direktem Wege. Er kann aber auch durch einen Geistheiler »gelenkt« oder herbeigerufen werden. Ein Buch, das sich mit pflanzlichen Mitteln gegen Streß und Angst befaßt, ist jedoch nicht der rechte Ort, um dieses geheimnisvolle und tiefgründige Gebiet weiter zu erforschen. Fest steht, daß Geistheiler mitunter ausgezeichnete Arbeit leisten können.

Eine der elementaren Pflichten der Kirchen ist der Dienst am Kranken, wenngleich nicht alle Priester sich gerne dieser Aufgabe widmen. Jedoch in Zeiten der Angst und der Spannungen kann die Kirche wahrhaft ein Hort des Friedens sein.

Heilpflanzen und seelische Ausgeglichenheit

Ein Heilpflanzenkundiger fühlt sich in spirituellen Angelegenheiten ganz selbstverständlich wie zu Hause. Liegt doch einer der Wege zu innerer Harmonie und Freude in der Erfahrung der Schönheit der Natur und besonders ihrer wildwachsenden Blumen. Das ist kein Zufall. Die pflanzlichen Mittel sind nicht nur wirkungsvolle Arzneien, sie sind auch lebenswichtig für eine gesunde Welt. Kein Mensch bleibt über eine längere Zeit gesund, wenn er der Pflanzen und der natürlichen Umgebung beraubt ist. Warum wohl stellen die Menschen ihre Büroräume mit Zimmerpflanzen voll? Natürlich, weil sie ein schöner Anblick sind. Ich vermute jedoch noch einen anderen Grund: Durch unsere sehr subtilen Empfindungen gewährt der Geist uns Gesundheit.

Ein Frühlingsspaziergang an Sträuchern, Bäumen und Wiesen vorbei ist wunderbar heilsam. Warum sollen wir unsere Pflanzen nicht lieben, nicht sogar mit ihnen sprechen — denn daß sie uns lieben, daran besteht kein Zweifel!

Die Bach-Blütenarzneien sind ein gutes Beispiel für den direkten Zusammenhang zwischen Pflanzen als Medizin und Pflanzen als spirituelle Vermittler.

In diesem Buch habe ich versucht, immer wieder Wege und Möglichkeiten aufzuzeigen, wie uns Heilpflanzen, ein Geschenk unseres geliebten Planeten Erde, mit unserem spirituellen Selbst vereinen können. Aus dieser Verbindung mit unserer Erde entsteht die Möglichkeit, uns auf die noch größeren Bereiche von Geist und Licht auszurichten. Wir sind tatsächlich eins mit dem Schöpfer aller Dinge.

Wir wollen die Heilpflanzen mit Dankbarkeit und Freude benutzen, denn ihre bloße Existenz ist ein Beweis für Gottes grenzenlose Liebe.

Streß und Krankheit

Sieht man einen Menschen als Ganzes und nicht nur als einen Körper, der auf seiner Spitze ein Gehirn spazieren führt, wird man zu der keineswegs überraschenden Erkenntnis gelangen, daß eine enge Verbindung zwischen Körper und Seele besteht. Das hat weitreichende Folgen, nicht nur bei Angst und Streß, sondern bei allen Krankheiten.

Auf welch komplexe und mannigfaltige Art Körper und Geist einander beeinflussen ist wirklich ein Wunder und kaum begreiflich, und häufig wird es nicht einmal wahrgenommen.

Wie unzulänglich der wissenschaftliche Ansatz, an diese Frage heranzugehen ist, wird schon daran deutlich, daß er Körper und Seele trennt. Wie bereits erwähnt, bilden beide eine Einheit, ein System, und sollten daher nicht getrennt betrachtet werden. Es ist freilich recht schwierig, das, was hierzu gesagt werden muß, verständlich darzustellen.

Lassen Sie uns untersuchen, wie die Schulmedizin die Beziehung zwischen Geist, Körper und Seele bei der Entstehung von Krankheiten sieht. Da hierüber bislang keine umfassende Erklärung vorgebracht wurde, folgen einige mögliche Erklärungen:

1. Einige physische Erkrankungen können rein psychologischen Ursprungs sein; die körperliche Störung wäre demnach Folge einer psychischen Erkrankung.
2. Physische Krankheit kann als indirekte Folge einer geistigen Störung entstehen. Die körperliche Erkrankung ist das Ergebnis von Verhaltensstörungen, die wiederum Folge einer psychischen Erkrankung sind.
3. Medikamentöse Behandlungsmethoden einer geistigen Erkrankung können zu körperlichen Erkrankungen führen. Dies geschieht unglücklicherweise, bedingt durch den weitverbreiteten Einsatz medikamentöser Therapien, sehr häufig.
4. Die geistige Störung kann Ausdruck einer gegenwärtigen körperlichen Erkrankung sein oder aber widrige Nebenwirkung ihrer Behandlung.
5. Eine geistige oder emotionale Störung kann eine »rein« psychische Reaktion auf eine Krankheit sein oder auf die besondere Bedeutung, welche die Krankheit für den betreffenden Menschen hat.

Das mag sich alles ein wenig haarspalterisch anhören! Diese Sichtweise jedoch erlaubt es dem Schulmediziner, die Beziehung zwischen Geist und Körper in eine Schablone zu pressen, die ihn in die Lage versetzt, zu entscheiden, welche Medikamente einzusetzen sind, ob er das Schwergewicht mehr auf die physischen oder mehr auf die psychischen Störungen legen soll.

Aus der Sicht eines ganzheitlich ausgerichteten Kräuterkundigen betrachtet, ist diese Frage allerdings ebenso töricht wie unnötig.

Um sowohl Geist als auch Körper zu heilen, muß der Mensch als Ganzes behandelt werden. Deshalb sind nicht nur Heilmittel nötig, die emotionale Störungen oder Verdauungsprobleme bekämpfen, sondern es muß ein Plan erstellt werden, der es dem Betreffenden ermöglicht, mit dem Streß fertigzuwerden. Dieser umfassendere Behandlungsweg wird die Auswirkungen des Streß vermindern, weiterhin dazu beitragen, den Betroffenen freier zu machen, und schließlich den Heilungsprozeß in Gang zu setzen.

Emotionale und geistige Reaktionen auf körperliche Erkrankungen

Jede auftretende Krankheit hängt mit dem gesamten Vorleben des betroffenen Menschen zusammen und beeinflußt ihn somit psychisch, physisch und in seinem Verhalten zu anderen. Wir wollen nun einmal betrachten, auf welche Weise die Krankheit als solche psychische Probleme erzeugen kann. Der Unterschied zwischen dem geschilderten Fall und einer Störung, die zwar körperlich, aber geistig bedingt ist, ist lediglich eine Frage der Perspektive. Sieht der Arzt die ursächliche Störung in der Psyche, wird er sie *psychosomatisch* nennen, liegen die Wurzeln eher im Körperlichen, nennt er sie *somatopsychisch*:

Psyche --- (psychosomatisch) --- Krankheit

Krankheit -- (somatopsychisch) -- Psyche

Psychische Reaktionen auf körperliche Krankheiten sind weit verbreitet und bedürfen besonderer Hilfe. Diese kann durch einen Psychiater, einen eher ganzheitlich orientierten Arzt oder einfach durch ein Gespräch mit einem Freund geleistet werden.

Die bei den meisten Ärzten anzutreffende Unwissenheit über psychische Reaktionen auf körperliche Erkrankungen spiegelt deren eingeengte Sichtweise über das Wesen der Krankheit wider. Wird Krankheit nur als ein Geschehen auf biologischer Ebene aufgefaßt, so wird die Problem-Wirklichkeit des Patienten völlig außer acht gelassen. Der Patient macht keinen Unterschied zwischen dem biologischen Prozeß der Krankheit und den Auswirkungen, welche diese auf sein soziales Leben und seine Gefühlswelt hat. In jeder ganzheitlichen Betrachtungsweise sind beide Aspekte — biologischer Prozeß und psychische Reaktion — nicht voneinander zu trennen. Vernachlässigt der Arzt die psychische Reaktion aufgrund einer medizinisch-pathologischen Sichtweise, können weitere Probleme auftreten, welche die Behandlung stören und die Heilung erschweren.

Psychische Reaktionen auf körperliche Krankheit können mannigfaltige Formen und verschiedene Schweregrade annehmen, ohne daß es eine klare Grenze gibt, von der an man von »abnormen« Reaktionen sprechen könnte. Viele Veränderungen sind verständliche Reaktionen auf die soziale Absonderung sowie auf die Ängste, die durch die Krankheit erzeugt werden.

Die Schwere und die Art der Erkrankung stehen mit den psychischen Reaktionen nicht in direktem Zusammenhang. Bei dem einen Menschen kann eine harmlose Erkrankung zu einer beträchtlichen Wesensveränderung führen, bei einem anderen hingegen kommt es auch bei einer lebensbedrohenden Erkrankung zu einer nur geringen Reaktion oder gar keiner. Diese unterschiedliche Reaktionsweise liegt möglicherweise in der Haltung, die der Patient der Krankheit gegenüber einnimmt, begründet. Diese individuelle Haltung wiederum wird durch die Persönlichkeit, das Wesen der Krankheit und das soziale Umfeld mitgeprägt.

Diese Vielzahl an beeinflussenden Faktoren mag Ihnen vielleicht zu hoch erscheinen, um damit auch fertigzuwerden. Die Schwierigkeit liegt darin, daß der Streß, den eine Krankheit mit sich bringt, so viele Gesichter haben kann; um diese zu erkennen, ist es wichtig, sie etwas genauer zu betrachten.

FAKTOREN, DIE DIE EINSTELLUNG DER KRANKHEIT GEGENÜBER BEEINFLUSSEN

Persönlichkeit

Jeder Mensch hat eine ganz persönliche Art, mit einer Krankheit umzugehen. Wie stark jemand den Schmerz verspürt, sich daran erinnert oder darüber klagt, hängt u. a. davon ab, wie intro- oder extravertiert jemand von Natur aus ist.
Auch der Grad der Informiertheit über die eigene Lage trägt bedeutend zur Verminderung von Angst und Unsicherheit bei.
Hat jemand schon einmal ähnliche Probleme gehabt, wird er auf Grund dieser Erfahrung weniger Angst entwickeln. Sieht ein Mensch jedoch bei einem anderen offensichtlich ähnliche, in dem Fall aber schwerwiegendere Symptome, so können starke, möglicherweise grundlose Ängste die Folge sein.
Der psychische Zustand eines Menschen zur Zeit der Erkrankung spielt ebenfalls eine entscheidende Rolle, wie er diese bewertet. Hat jemand, der an einer Gallenblasenstörung erkrankt, zudem noch familiäre Probleme oder drücken ihn Schulden, wird die körperliche Erkrankung ihn weitaus stärker belasten. Es ist eine bekannte Tatsache, daß Angst die Schmerzschwelle senkt.

Das Wesen der Krankheit

Es scheint keinen direkten Zusammenhang zwischen der Schwere einer Erkrankung und dem Auftreten damit einhergehender psychischer Störungen zu geben. Für den Betroffenen kann es allerdings eine besondere Bedeutung haben, welche Körperfunktion gestört ist. Eine deutliches Beispiel hierfür sind körperliche Gebrechen bei einem Sportler. Bei der Bewertung einer Krankheit gibt es auch geschlechtsspezifische Unterschiede: Es heißt, Männer hätten mehr Angst vor körperlichen Behinderungen, Frauen mehr davor, durch eine Krankheit entstellt zu werden. Das bedeutet freilich noch lange nicht, daß diese Sichtweise natürlich ist. Es hängt immer davon ab, was für eine Rolle wir spielen, was für Vorstellungen wir davon haben, was uns attraktiv macht oder unserem Leben Sinn verleiht. Was gesellschaftlich als normal gilt, muß nicht immer gut oder gesund sein. Eine Krankheit, selbst eine sehr ernste, kann die Chance bieten, persönliche Grenzen zu sprengen.

Das soziale Umfeld

Das Ausmaß an Belastung durch eine Krankheit ist vom sozialen Umfeld des Menschen abhängig. Je nach der Situation, in der sie auftritt, kann sie als Belastung oder Erleichterung empfunden werden. So kommt, wenn man gerade in einem Beruf neu beginnt, eine Erkrankung ausgesprochen ungelegen, stehen jedoch Examen oder andere unangenehme Dinge an, kann eine Erkrankung geradezu erleichternd wirken!
Auch die Reaktionen der Bezugspersonen spielen eine große Rolle bei der Beurteilung der Krankheit. Sie können Einfluß darauf haben, wie ernst die Symptome empfunden werden und können den Zeitpunkt, zu dem medizinische Hilfe gesucht wird, hinauszögern.

PSYCHISCHE REAKTIONEN AUF KRANKHEIT

Es gibt eine ganze Reihe von Möglichkeiten, wie Menschen gewöhnlich auf ernsthafte Krankheiten reagieren: Empfindsame Menschen zeigen solche Reaktionen schon bei harmlosen Erkrankungen. Die psychische Reaktion eines Menschen ist so einzigartig, daß sie niemals als Hypochondrie abgetan werden sollte. Diese Reaktionen sind hauptsächlich Depressionen, Angst oder Nicht-wahr-haben-Wollen.

Depressionen

Dies ist die häufigste Reaktion. Wie aus Untersuchungen hervorgeht, leiden 20–30% aller ärztlichen Patienten zu einem gewissen Grad an Depressionen.

Diese können sich in ihrem leichteren Erscheinungsbild als »Gefühlsabstumpfung«, verbunden mit einem nachlassenden Interesse an der Umwelt, äußern, aber auch als emotionales Unbehagen, Rückzug oder sogar in Form von Selbstmordgedanken.

Depressionen sind oft mit einem wirklichen oder befürchteten Verlust verbunden. Bei Krankheit kann es dabei um den Verlust von Körperteilen oder den Verlust körperlicher oder sozialer Funktionen gehen. Es gibt einen direkten Zusammenhang zwischen solchen – wirklichen oder nur vorgestellten – Verlusten und den daraus resultierenden psychischen Reaktionen. Gewöhnlich tritt eine Depression nach dem Beginn einer Krankheit auf, dann wenn ihr ganzes Ausmaß mit allen möglichen Folgen erkannt worden ist. Die Krankheit kann von den Betroffenen als Strafe für etwas angesehen werden, was sie in der Vergangenheit getan oder nicht getan haben. In diesem Fall ist die Depression hauptsächlich von Schuldgefühlen und Selbstzweifeln gefärbt, vor allem wenn diese »Strafe« als gerecht empfunden wird.

Ein Mensch gibt sich oft selbst auf, wenn es für ihn wenig oder nichts gibt, wofür es sich vermeintlich zu leben lohnt. Hoffnungslosigkeit und Hilflosigkeit sind die vorherrschenden Gefühle. Mit Hilflosigkeit meine ich Gefühle des Unvermögens und des Versagens oder die Enttäuschung über ausbleibende Hilfe von außen und von anderen Menschen. Die Hoffnungslosigkeit entspringt dem Gefühl, nicht mehr in der Lage zu sein, mit den eigenen Problemen fertigzuwerden. Diese Gefühle treten oftmals nur kurzzeitig auf und verschwinden wieder, wenn die Situation sich bessert. Bei einigen Menschen können diese Gefühle jedoch anhalten und sowohl die Reaktion auf die augenblickliche Erkrankung als auch die Anfälligkeit für weitere Krankheiten verstärken.

Angst

Teilweise rührt die Angst, die oft im Gefolge einer Krankheit auftritt, von der verständlichen Unsicherheit des Patienten über Ursache und Folgen der Erkrankung her. Durch unzulängliche Informationen des Arztes hinsichtlich der Natur der Erkrankung und deren Behandlung wird diese Angst noch verschlimmert. Ein Pflanzenheilkundiger oder ein eher ganzheitlich orientierter Arzt sollte sich hüten, in diese Falle zu treten. Die so erzeugte Angst kann sehr unspezifisch sein oder sich als unnötiges Sorgen über Grund und Schwere der Erkrankung äußern. Ein Arzt formulierte diesbezüglich einmal sehr treffend: »Für den Patienten stimmt nicht, daß keine Nachricht eine gute Nachricht ist. Es kann vielmehr der Angst Tür und Tor öffnen.«

Die Angst drückt sich gewöhnlich in Besorgnis, Befürchtungen und Körpersymptomen aus. Diese Symptome sind zu Beginn der Erkrankung besonders auffällig und sind eine verständliche Reaktion auf den Ausbruch einer Krankheit und den damit verbundenen Ungewißheiten. Am besten reden Sie mit Ihrem Arzt ganz offen über Ihre Befürchtungen und Ängste, und dieser sollte Sie dann klar und deutlich informieren. Dies wird nicht nur Ihre Angst vermindern, sondern zudem den Heilungsprozeß fördern. Es ist wunderbar zu sehen, was Vertrauen vermag.

Verleugnung

Eine andere Möglichkeit, mit bedrohlichen Situationen umzugehen, liegt in der Verleugnung derselben. Dieser Vorgang kann als Anpassungsreaktion sogar notwendig sein, um der Wucht des physischen und psychischen Streß standzuhalten. Man kann dies gleichsam als Schutzfunktion ansehen, da es den Patienten davor bewahrt, von der Angst überwältigt zu werden. Diese Haltung ist jedoch von Nachteil, wenn sie einen Menschen davon abhält, seine Situation realistisch einzuschätzen. Verleugnung kann dann dazu führen, daß medizinische Hilfe zu spät in Anspruch genommen wird, und so die Chancen, daß es gut ausgeht, gemindert werden.

Krankheit und Streß

Läßt man sich das bisher Gesagte durch den Kopf gehen, wird klar, daß Krankheit nicht sozusagen in einem luftleeren Raum entsteht, sondern etwas ist, das einem Individuum mit einer bestimmten Persönlichkeit in einem bestimmten sozialen Umfeld widerfährt. Hinsichtlich der Beurteilung einer Krankheit spielen sowohl persönliche als auch gesellschaftliche Faktoren eine wichtige Rolle. Die psychische Reaktion eines Menschen auf eine Krankheit vermittelt wichtige Hinweise auf seine Persönlichkeitsstruktur.

In diesem Kapitel werden wir jene physischen Erkrankungen näher untersuchen, bei deren Auftreten psychische Faktoren eine unbestreitbare Rolle spielen. Nach ganzheitlicher Vorstellung sind solche Faktoren bei allen Leiden wirksam, und diese Sichtweite schließt darüber hinaus geistige, emotionale und spirituelle Faktoren mit ein. All diese Gegebenheiten sollten berücksichtigt werden, um danach gezielt Heilpflanzen, eine bestimmte Art der Ernährung und Techniken der Streßbewältigung einzusetzen.

Was das Zustandekommen von Herzkrankheiten angeht, wurde viel mehr psychologische Forschung betrieben als beispielsweise über die Ursachen der Psoriasis (Schuppenflechte). In den nachfolgenden Ausführungen wird auf einiges ausführlicher eingegangen als auf anderes. Das bedeutet jedoch nicht, daß der Einfluß von Streß bei diesen Krankheiten größer wäre, sondern lediglich, daß darüber mehr Informationen vorliegen. Es gibt bei jeder Krankheit Ratschläge für Behandlung mit Heilkräutern. Diese sollten aber immer in Zusammenhang mit den übergreifenderen, in diesem Buch an anderer Stelle beschriebenen Techniken zur Bewältigung von Angst und Streß gesehen werden.

Allergien

Unter einer Allergie versteht man eine abnorme überempfindliche Reaktion auf eine in der Umgebung befindliche Substanz. Diese muß an sich nicht schädlich sein, kann jedoch bei sensitiven Menschen Reaktionen auslösen. Diese sogenannten Allergene können fast alles sein; die häufigsten sind Blüten- oder Baumpollen, einige Nahrungsmittel, einige Haustiere und sogar Hausstaub.

Mehr und mehr setzt sich die Erkenntnis durch, daß eine ganze Reihe von Leiden mit »sub-klinischen« Allergien in Zusammenhang stehen, die besonders von Nahrungsmittelzusätzen hervorgerufen werden. Wir werden darauf im Kapitel über Hyperaktivität noch näher eingehen.

Die klassisch auftretenden Reaktionen sind sehr unterschiedlich, doch für gewöhnlich treten sie als Heuschnupfen, Juckreiz, Ausschlag, ständig laufende Nase, Gelenkschmerzen und Keuchen in Erscheinung. Die Symptome sind oft ähnlich, selbst bei unterschiedlichen Allergien, da der Körper immer auf die gleiche Weise mit der Freisetzung eines Hormons — Histamin — in den Blutkreislauf reagiert.

Die Schwere und Häufigkeit der Anfälle nimmt in spannungs- und angstreichen Zeiten zu. Bei einigen Menschen sind emotionale Krisen der Hauptgrund.

Die Grundvoraussetzung dafür, eine allergische Reaktion wirklich mit Erfolg behandeln zu können, ist natürlich, daß der Allergie-Auslöser beseitigt wird. Das ist recht einfach, wenn man herausfindet, daß eine bestimmte Nahrung oder ein Tier die Allergie hervorruft. Oftmals ist jedoch eine Vermeidung nahezu unmöglich. Die Behandlung besteht dann für gewöhnlich in der Verabreichung von Medikamenten — Antihistaminika —, die im Körper die durch die Allergene hervorgerufenen Reaktionen unterdrücken. Für jeden ganzheitlich orientierten Arzt, gleichgültig welcher Therapieform er anhängt, ist dies freilich eine begrenzte und zudem möglicherweise schädliche Vorgehensweise. Er wird eher auf Akupuktur, Homöopathie und Chiropraktik zurückgreifen, die hierbei gute Erfolge aufweisen.

Aus dem Reich der Pflanzen steht eine ganze Vielfalt zur Verfügung, die es dem

Körper ermöglichen, mit den Allergien fertigzuwerden. Für einen Heilpflanzenkundigen bestehen drei Möglichkeiten zur Bekämpfung jeglicher Allergie:

1. Man soll Heilmittel verabreichen, die dem Menschen in seiner Gesamtheit helfen. So werden nicht nur anti-allergisch wirkende Mittel gegeben, sondern zudem noch andere, welche die ganze spezifische Problematik des jeweiligen Menschen betreffen. Das soll gewährleisten, daß der Mensch so gesund wie nur möglich wird. Die Stärkung von Leber, Lunge, Nieren und Haut ist besonders wichtig.
2. Diese Heilpflanzen werden zusammen mit einem individuell ausgearbeiteten Ernährungsplan verabreicht (da auch die Auslöser der Allergie von Mensch zu Mensch verschieden und einzigartig sind). Der Ernährungsplan wird nicht nur eine ausgewogene Ernährung vorsehen, sondern auch berücksichtigen, welche Nahrungsmittel gemieden werden müssen, und eine dadurch auftretende etwaige Mangelernährung zu kompensieren versuchen.
3. Alle in diesem Buch vorgeschlagenen Richtlinien zur Streßbewältigung sollen in die Praxis umgesetzt werden. Dazu muß man die jeweils angemessenen Techniken herausfiltern und sie in das tagtägliche Leben einbauen.

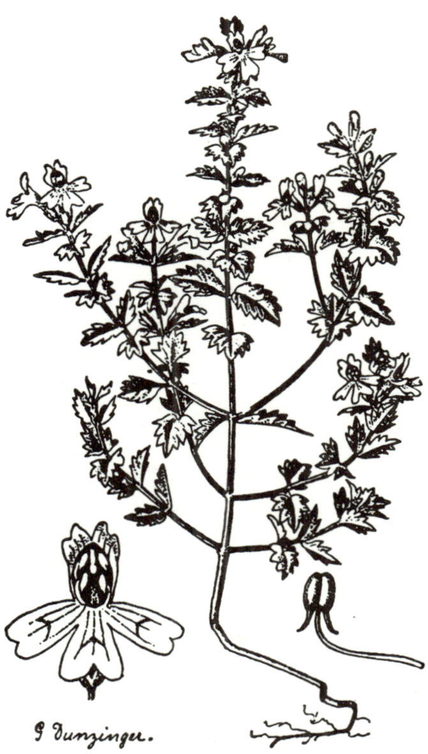

Augentrost, *Euphrasia rostkoviana (E. officinalis)*

Die Anzahl der Heilpflanzen, die bei allergischen Reaktionen zu helfen vermögen, ist sehr groß — unter anderem wohl deshalb, weil die Reaktionen und Symptome individuell sehr verschieden sind. Die nachfolgend aufgeführten Heilpflanzen dienen u. a. der Linderung der Symptome bei Heuschnupfen, d. h. juckenden Augen, laufender Nase und Beklemmung in der Brust. Informieren Sie sich über deren Wirkungen genauer in einem ausführlichen Heilpflanzenbuch, da das vorliegende Buch sich in erster Linie mit Heilpflanzen zur Streßbewältigung befaßt.

Augentrost
Wie es ihr Name schon erahnen läßt, ist diese kleine Wiesenblume als Augenarznei berühmt. Durch Waschungen werden Augenbeschwerden gelindert.

Brennessel
Sie ist keinesfalls nur ein schmerzerzeugendes »Unkraut«, sondern auch eine wunderbare Heilpflanze, die bei regelmäßiger Anwendung die Neigung zu Allergien vermindern kann.

Goldrute
Ein sehr wirksames Mittel bei Schnupfen, auch nicht allergisch bedingtem.

Holunderblüten und -beeren
Alle Teile des Holunderstrauches scheinen medizinisch wertvoll zu sein. Deshalb wurde auch oft in ländlichen Gegenden ein Holunderstrauch direkt neben ein neu erbautes Haus gepflanzt. Würde man dies doch auch in den modernen Wohnsiedlungen tun! Die Blätter und Beeren sind ein

gutes Mittel bei Nebenhöhlenerkrankungen sowie gegen den Juckreiz in den Augen bei Heuschnupfen. Der hieraus gewonnene Wein tut auch gut!

Knoblauch
Er ist allgemein gesund und mildert besonders allergische Reaktionen.

Ein an Heilpflanzenkunde orientierter Arzt wird zudem noch Heilpflanzen empfehlen, die auf einer tieferen Ebene wirken. Diese können mitunter recht starke Reaktionen auslösen und sollten deshalb nur unter fachmännischer Anleitung genommen werden. Ein Beispiel hierfür ist die folgende Pflanze:

Ma Huang
Dieses chinesische Heilmittel wird auch im Westen vielfach von Heilpflanzenkundigen und Ärzten eingesetzt. Seine Wirkung beruht darauf, die chemischen Reaktionen im Blut, welche die Ursache der meisten Allergien bilden, herabzusetzen. Fast so etwas wie ein Spezialmittel gegen Heuschnupfen und Asthma.

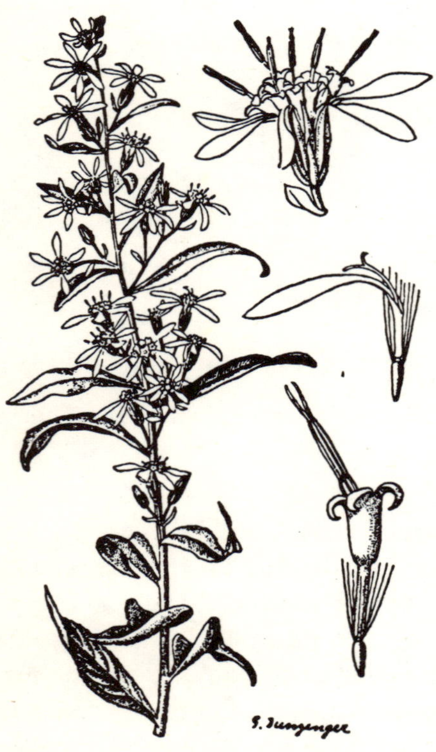

Goldrute, *Solidago virgaurea*

Orangenwurz
oder Kanadische Gelbwurzel
Ein spezifisches Stärkungsmittel für die Gewebe, welche die Nase, den Rachen und die Nebenhöhlen auskleiden. Die Pflanze hilft allgemein bei Allergien, die in diesen Bereichen auftreten.

Pfefferminze
Sie behebt oft das allgemeine, die Allergie begleitende Unwohlsein.

Asthma

Bei einem Anfall verengen sich die Bronchien, durch welche die Luft in die Lungen hinein und wieder hinaus gelangt. Dies geschieht entweder durch Kontraktion in den Muskeln der Bronchienwände oder auch durch Ansammlung eines zähflüssigen Schleimes in den Bronchien. Das führt dazu, daß die Luft immer schwerer in die Lunge gelangt und wieder hinaus. Dadurch kommt es zu Kurzatmigkeit, Keuchen und Husten. Je schlimmer die Atemnot ist, desto stärker werden Angstgefühle, die sich bis zur Panik steigern können, sein. Dies macht freilich den Anfall noch schlimmer.

URSACHE

Die ursächliche physiologische Störung liegt in einer reversiblen Blockierung der kleinen Luftkanäle der Lungen. Dieses Wissen hilft uns allerdings nicht weiter, die genaue Abfolge des physiologischen Vorganges zu verstehen. Bis heute wurde noch keine alles umfassende Ursache für Asthma entdeckt, wenn auch viele Auslöser dafür bekannt sind. Die Anfälle können, von Mensch zu Mensch verschieden, durch Allergien, Brustinfektionen, Reizungen hervorrufende Gase, Rauch und psychische Faktoren wie Streß und Angst ausgelöst werden.
Nahrungsmittelallergien können einen häu-

fig prädisponieren. Diese Art von Allergie ist oftmals nicht als Allergie zu erkennen und kann so zu einiger Verwirrung führen, da das Nahrungsmittel selbst nicht unbedingt einen Anfall auslöst — es macht nur empfänglich dafür. Die schlimmsten Übeltäter dieser Art sind Bestandteil unserer täglichen Nahrung: Kuhmilch, Butter und Käse. Diese Produkte spielen besonders beim Asthma der Kinder, die entweder nicht gestillt oder in den ersten neun Lebensmonaten entwöhnt und auf Kuhmilch umgestellt wurden, eine Rolle. Weitere Nahrungsmittel dieser Art sind u. a. weißer Zucker, Süßigkeiten und künstliche Nahrungszusätze jeder Art. Letztlich kann jedes Nahrungsmittel dafür verantwortlich sein, und es ist Sache des Spezialisten, dies jeweils herauszufinden. Pflanzliche Arzneien können zwar viel zur Linderung der Allergie beitragen, doch sollte man sich besser einem Arzt anvertrauen, der in der Heilpflanzenkunde bewandert ist und dessen Ausbildung zudem noch Ernährungskunde und »klinische Ökologie«, wie man das heute nennt, umfaßt.

Wenn eine Lungenentzündung außer Kontrolle gerät oder bei einem sehr anfälligen Menschen auftritt, wird der sich dabei entwickelnde Blutandrang Anfälle herbeiführen. Für gewöhnlich lassen sich diese Menschen dann von ihrem Arzt Antibiotika verschreiben. Das ist jedoch nicht unproblematisch, besonders bei kleinen Kindern, wenn diese häufig Anfälle haben. Hier kann ein guter heilkundiger Arzt große Hilfe leisten; er wird nicht nur die Infektion beseitigen, sondern auch die Lungen stärken und die gesamte Körperabwehr kräftigen.

Ein Anfall kann auch durch ein Reizungen hervorrufendes Gas oder Staub ausgelöst werden, durch Rauch eines Kohlefeuers oder kalte Zugluft. Der bei weitem häufigste Reizauslöser ist jedoch Tabakrauch. Man muß nicht einmal selbst rauchen — es reicht schon, wenn das die Leute um einen herum tun. Ein Asthmatiker sollte daher nicht zu schüchtern sein, Raucher zu bitten, in seiner Gegenwart das Rauchen zu unterlassen.

PSYCHISCHE FAKTOREN

Asthma wird nicht durch Angst oder Streß verursacht. Bei den meisten Asthmaanfälligen können diese Faktoren jedoch das auslösende Moment eines Anfalls sein oder diesen verlängern. Normalerweise ist eine ganze Kombination verschiedener Faktoren für einen Anfall verantwortlich.

Man nimmt an, daß sich ein Asthmatiker oftmals im Konflikt mit einer Schlüsselfigur — für gewöhnlich ein Elternteil — befindet, aber unfähig ist, aggressive oder feindliche Gefühle in Worte oder Handlungen auszudrücken.

Diese Art von übermäßiger Selbstkontrolle führt dazu, daß sich die emotionale Anspannung nicht entladen oder aufklären kann. Der Asthmaanfall dient dann gleichsam auf einem indirekten Weg der Befreiung von diesen Spannungen. Dieser Vorgang wurde als »unterdrücktes Schreien« beschrieben. Ein Asthmatiker kann einatmen, ist aber, während eines Anfalles, unfähig wieder *aus*zuatmen und scheint dann förmlich zu ersticken. Neue Luft kann nicht mehr auf normalem Wege eingeatmet werden. Er kann also nichts »herauslassen«.

Im Prozeß der »Verallgemeinerung« kann es dann als Reaktion auf ein weitgespanntes Spektrum an Situationen, oft ganz anderer Art als die auslösende, zu Asthmaanfällen kommen. Die verständliche Angst, die mit einem Asthmaanfall einhergeht, kann sich verselbständigen und später zu einer erlernten automatischen Reaktion — Blockierung des Luftkanals — führen, die dann unbewußt und selbsttätig bei einer großen Vielzahl angsterzeugender Situationen auftritt.

BEHANDLUNG

Neben Ernährungsvorschriften und dem Gebrauch von Heilpflanzen ist es mitunter ratsam, sich einer aufklärenden Psychotherapie zu unterziehen, um die emotionalen Probleme in den Griff zu bekommen. Biofeedback-Techniken haben sich hierbei als besonders hilfreich erwiesen: Das Bewußt-

sein bleibt in Verbindung mit den körperlichen Vorgängen und schenkt dem Patienten so ein gewisses Maß an Kontrolle. Bei jungen Menschen können Atemübungen zur Besserung beitragen. Weiterhin sind Entspannungsübungen und Streßbewältigungsprogramme unabdingbar; diese wurden an anderer Stelle bereits beschrieben.
Es gibt eine große Anzahl pflanzlicher Mittel, die Asthma lindern können. Es würde jedoch den Rahmen dieses Buches sprengen, Heilmittel für die Lungen anzubieten. Ziehen Sie hierfür ein gutes, modernes Heilpflanzenwerk zu Rate. Einige Mittel seien jedoch auch hier genannt:

Alant, Echter *(Inula helenium)*
Eine vortreffliche Heilpflanze für die Lungen. Sie hilft den Blutandrang zu mindern und stärkt die geschwächte Brust.

Grindelia *(Grindelia camporum)*
Eine ausgezeichnete Pflanze zur Linderung asthmatischer Krämpfe und allgemein vorbeugend. Sie schmeckt nicht besonders gut.

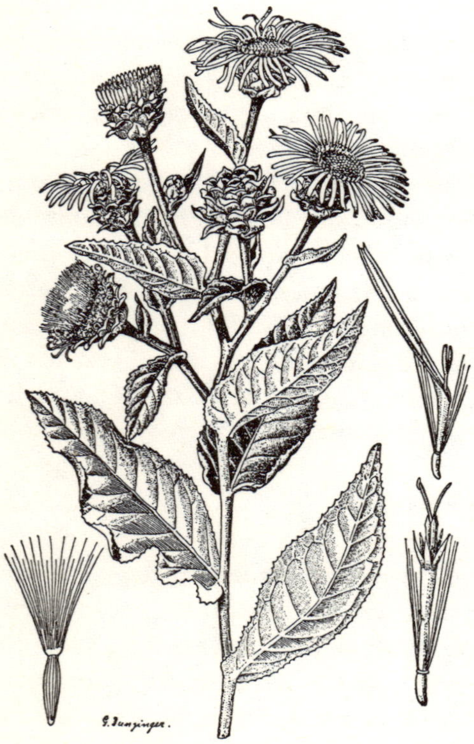

Alant, *Inula helenium*

Traubenkirsche, Rinde der Virginischen *(Prunus serotina)*
Dieses angenehme Heilmittel vermindert die Krämpfe und den Husten. Sie wirkt leicht entspannend.

Heilpflanzen zur Linderung nervöser Spannungen und zur Muskelentspannung können jederzeit dazu genommen werden. Von den vielen Heilpflanzen, die das gesamte Buch hindurch aufgezählt wurden, verdienen hier besonders die folgenden Beachtung:

Baldrian *(Valeriana officinalis)*
Wenn dieses Heilmittel auch stärker entspannend wirkt, kann es doch ohne Bedenken benutzt werden.

Giftlattich *(Lactuca virosa)*
Ein nervenentspannendes Mittel, das besonders die Anspannungen in Brust und Kehle mindert.

Helmkraut *(Scutellaria laterifolia)*
Ein allgemein zuverlässiges und entspannungsförderndes Heilmittel.

Herzgespann, Echtes *(Leonurus cardiaca)*
Diese Pflanze ist besonders nützlich, da sie das Herz stärkt und unterstützt und zudem Angstgefühle lindert.

Schneeball *(Viburnum opulus)*
Diese Pflanze verhilft den Brustmuskeln zu Geschmeidigkeit und sie nimmt einiges der Anspannung, die zu Husten und Keuchen führt.

Autoimmunkrankheiten

Man entdeckte, daß viele Krankheiten, die gleichsam als Geißel der heutigen Zeit einer Heilung widerstehen, ihrem Wesen nach *autoimmun* sind. Davon spricht man, wenn sich der Körper mit seinem eigenen

Abwehrsystem selbst angreift. Dieses Abwehr- oder Immunsystem ist außerordentlich wirkungsvoll und kann, wenn es an einer falschen Stelle eingesetzt wird, schweren Schaden anrichten.
Je nachdem, welche Stelle des Körpers angegriffen wird, unterscheiden sich Name und Wesen der Krankheit. Die Ursache der jeweiligen Störung wird freilich immer sehr ähnlich sein, da sie durch das Immunsystem vermittelt wird. Man weiß bisher nur sehr wenig über dieses System, und so werden auch hier keine Erklärungsversuche abgegeben. Autoimmunkrankheiten sind u.a. *Arthritis, Multiple Sklerose, ulceröse Kolitis* (entzündliche Dickdarmveränderungen) und *Psoriasis* (Schuppenflechte). Es gibt Hinweise dafür, daß auch *Krebs* autoimmun-bedingt sein könnte.
Bei diesen chronischen Störungen kann die ganzheitliche Medizin einiges zur Hilfe beitragen, indem sie versucht, den Körper als Ganzes so gesund und harmonisch wie nur möglich zu machen. Der erste Schritt hierzu liegt oftmals in einer Umstellung der Ernährung, wie der Meidung bestimmter Speisen, und in der Veränderung gewisser sozialer Lebensbedingungen, wie die Lösung aus einer unerquicklichen Beziehung — beides Faktoren, die auf das Immunsystem als Stressor wirken.
Die sehr rasch voranschreitende Forschung läßt keine Zweifel mehr daran, daß an den Autoimmunkrankheiten geistiger und emotionaler Streß in nicht unbedeutendem Maße beteiligt sind. Ob sie nun auslösender oder lediglich erschwerender Faktor sind, ist dabei unbedeutend. Viel wichtiger, ja lebensnotwendig ist es, daß in das Leben dieser Menschen Entspannung und Ruhe einkehrt. Dies kann durch Entspannungstechniken erreicht werden oder, was vielleicht noch ausschlaggebender ist, durch eine Ziel- und Sinnfindung für das eigene Leben. Schon das alte Sprichwort »Ohne Hoffnung stirbt der Mensch« macht dies deutlich. Vielleicht liegt hierin sogar der Schüssel zum Verständnis der Autoimmunkrankheiten.
Die Behandlung erfordert fachmännische Hilfe.

Blutdruck

Hierunter versteht man den Druck, der dadurch entsteht, daß das Herz Blut durch den Körper pumpt. Während des Kontraktionsvorganges des Herzens steigt der Blutdruck in den Arterien ziemlich plötzlich an; in der Entspannungsphase des Herzens fällt der Blutdruck auf etwa zwei Drittel des vorher erreichten Wertes.
Es werden immer zwei Blutdruckwerte gemessen: der eine stellt den höchsten (systolischen), der andere den niedrigsten (diastolischen) Wert dar. Für gewöhnlich erreicht man mehrmals täglich sehr hohe Blutdruckwerte; dies ist aber bei den meisten Menschen eine nur vorübergehende Erscheinung. Bei Menschen mit erhöhtem Blutdruck findet man jedoch dauernd erhöhte Werte vor. Ist der systolische oder diastolische Wert dauernd erhöht, kommt es zu gesundheitlichen Risiken.
Streßerfüllte Lebensphasen sind oftmals mit einem erhöhten Blutdruck verbunden. Ist diese Phase vorüber, wird sich bei den meisten Menschen der Blutdruck wieder auf einen Normalwert regulieren. Nicht jedoch bei allen: Wenn der erhöhte Blutdruck schwerwiegend war und über eine längere Zeit hinweg angedauert hat, können in den Arterien Veränderungen auftreten, die zur Beibehaltung dieses Zustandes führen, selbst wenn der Streß bereits vermindert oder vorüber ist.
Hoher Blutdruck hat auch noch viele andere Auswirkungen: Das Herz muß mehr pumpen und ist somit unter einer größeren Anspannung. Das kann zu ungenügender Sauerstoffversorgung des Herzens führen, was wiederum einen Angina-pectoris-Anfall auslöst. Die Arterien werden sich viel eher verhärten und verengen. Herzanfälle und Schlaganfälle können die Folge sein. Die Blutgefäße können unter dem hohen Blutdruck zerplatzen, was letztlich in einer Gehirnblutung endet. In extremen Fällen werden auch die Nieren in Mitleidenschaft gezogen und es kommt zu Nierenversagen. Es ist nun wohl klar, warum hoher Blutdruck ein hohes Gesundheitsrisiko birgt, das die Lebenserwartung beträchtlich verkürzen kann.

Man kann aber auch hohen Blutdruck ohne irgendwelche Symptome haben. Oft wird dies erst bei einer medizinischen Routineuntersuchung festgestellt. Er kann sich durch Kopfschmerzen, Schwindel, Herzklopfen und nicht erklärbare Mattigkeit ankündigen. Im Zweifelsfall ist es immer ratsam, einen qualifizierten Arzt aufzusuchen, sei dieser nun Schulmediziner oder »alternativ« (eine unglückliche und zunehmend künstliche Trennung).
Die Entwicklung eines hohen Blutdruckes ist wahrscheinlich von einer ganzen Reihe psychischer, körperlicher und umweltbedingter Faktoren abhängig, die alle eng miteinander verwoben sind. Selbst wenn man hohen Blutdruck nicht vollständig dem Streß anlasten kann, wird dieser doch eine entscheidende Rolle spielen. Auch wenn, was recht unwahrscheinlich ist, Streß keinerlei Anteil daran hat, wird sein Abbau sicher nur positive Folgen haben.
Medizinische Beratung, Diagnosestellung und Arzneimittelbehandlung können alle zur Entwicklung eines hohen Blutdrucks beitragen. Die Nebenwirkungen von Arzneimitteln zur Senkung des Blutdrucks können sich als Depressionen oder andere psychische Störungen äußern. Diese Tatsache, zusammen mit der Möglichkeit, daß das Wissen um die Diagnose selbst Angst hervorrufen kann, erklärt die unter Ärzten verbreitete Zurückhaltung, Detailprobleme des Bluthochdrucks dem Patienten mitzuteilen. Vom Standpunkt eines ganzheitlich ausgerichteten Arztes ist es allerdings wesentlich, den Patienten nicht nur über die Diagnose aufzuklären, sondern ihn darüber hinaus auch eng in die Behandlung miteinzubeziehen.
In der Erkenntnis, daß der »Patient« die Verantwortung für sich selbst trägt und daß jegliche wirkliche Heilung nur auf der Grundlage seiner Bereitschaft zu Veränderungen geschehen kann, liegt der wesentliche Ausgangspunkt der ganzheitlichen Medizin. Die Veränderungen im Menschen können weder Heilpflanzen noch Arzneimittel bewirken, wenn sie auch beide den Blutdruck zu senken vermögen, sondern sie werden vielmehr durch eine offene Neubeurteilung der Qualitäten und Ziele des eigenen Lebens in Gang gesetzt.

BEHANDLUNG

Um hohen Blutdruck auch wirkungsvoll zu behandeln, muß der betreffende Mensch zunächst seine Lebensweise, Ernährung, seine Fähigkeit zur Entspannung und seine benutzten Arzneimittel überdenken.

LEBENSWEISE

Zur Reduzierung eines erhöhten Blutdrukkes muß der Betroffene lernen, Streß zu erkennen und unter Kontrolle zu halten. Die Wege dahin wurden im Kapitel über Streß besprochen. Weit wirkungsvoller als jede medizinische Behandlung, sei diese nun pflanzlich, homöopathisch oder chemisch, ist es, die eigene Lebensweise und die Lebensziele einer Neubewertung zu unterziehen. Entspannungs- und Meditationstechniken können hierbei, wenn man die für sich geeignete Technik herausfindet, sehr nützlich sein. Für Menschen, die gewillt und in der Lage sind, ihr Leben einer analytischen Betrachtung zu unterziehen, können Psychotherapie und psychologische Beratung eine große Hilfe sein.

ERNÄHRUNG

Gewöhnlich besteht eine enge Verbindung zwischen der Ernährungsweise und einem erhöhten Blutdruck. Die für Herzkrankheiten beschriebenen Ernährungsrichtlinien sollten auch bei der Vorbeugung und Behandlung von hohem Blutdruck als Grundlage dienen. Hinzu kommen noch einige speziellere Hinweise: Ein Mensch mit Bluthochdruck soll Salz vollständig aus seiner Küche verbannen. Er darf weder beim Kochen, noch wenn das Essen auf dem Tisch steht, damit würzen. Auch Milch, Butter und Käse können hohen Blutdruck erzeugen. Man sollte diese Produkte für mindestens einen Monat vollständig streichen, um dann zu sehen, ob sich der Zustand in irgendeiner Weise verändert hat. Diese Veränderung wird sich nicht nur im Blutdruck zeigen, sondern auch in einem allgemein verbesserten Gesundheitszustand. Ölige Speisen und Fette sollten gleichfalls gemieden werden.

HEILPFLANZEN

Da hoher Blutdruck von einer ganzen Reihe von Faktoren verursacht werden kann — von Streß über Angst bis hin zu Nierendefekten — ist die Anzahl der Heilpflanzen, die Hilfe bringen können, sehr groß. Es gibt einige Heilpflanzen, die gezielt auf die Blutdruckregulierung Einfluß nehmen. Die beiden gebräuchlichsten sind:

Lindenblüten *(Tilia europaea)*
Die Blüten dieses schönen Baumes wirken sanft entspannend auf alle mit Streß verbundenen Störungen, vor allen Dingen bei Erkrankungen des Herz-Kreislaufsystems.

Weißdornbeeren
(Crataegus oxyancathoides)
Dieses wunderbare Heilmittel stärkt die Gefäße des gesamten Blutkreislaufes. Es wirkt blutdruckregulierend, d.h. es senkt ihn nicht unter Normalwert.

Zu hohem Blutdruck kann es auch über Wasseransammlungen im Körper kommen. In diesem Fall helfen mild entwässernd wirkende Heilpflanzen. Bevor man nach Arzneimitteln zum Entwässern greift, muß sichergestellt sein, daß der Körper über genügend Kalium verfügt, da es sonst zu einem gefährlichen Verlust dieses lebenswichtigen Minerals kommen kann. Um es gar nicht erst soweit kommen zu lassen, vertrauen Sie lieber auf das beste pflanzliche Diuretikum — Löwenzahnblätter *(Taraxacum officinalis)*. Sie befreien den Körper von überschüssigem Wasser, bewirken jedoch gleichzeitig eine Hebung des Kaliumspiegels. Die Natur versorgt uns wirklich gut! Auch Schafgarbe *(Achillea millefolia)* dient der Entwässerung und ist

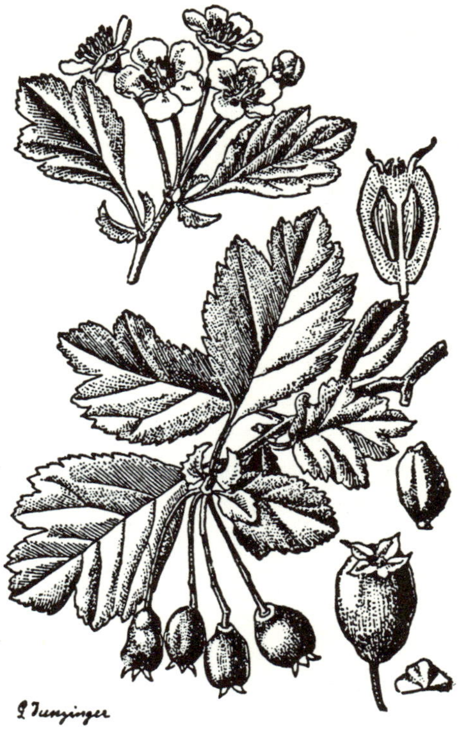

Weißdorn, *Crataegus oxyacantha*

zudem besonders für das Blutsystem nützlich.
Wir haben einen immensen Reichtum an Heilpflanzen zur Verfügung, die sowohl auf psychische wie auf physische Anspannungen einwirken. Es muß allerdings immer wieder betont werden, daß die hier beschriebenen entspannungsfördernden Heilpflanzen niemals die Entwicklung hin zu einer entspannteren weniger streßbetonten Lebensführung ersetzen können. Das Wichtigste ist, mit sich und der Welt in Harmonie zu leben. Gleichwohl finden Sie im folgenden eine Aufzählung der Heilpflanzen, die bei der angesprochenen Problematik nützlich sind:

Baldrian *(Valeriana officinalis)*
Ein stark wirkendes Mittel, das die gewöhnlich bei Bluthochdruck herrschende Anspannung mildert. Es hilft auch gut bei Schlaflosigkeit.

Heilziest oder Gemeine Betonie
(Stachys betonica)
Diese Pflanze hilft besonders bei den Bluthochdruck begleitenden Kopfschmerzen.

Helmkraut *(Scutellaria laterifolia)*
Ein nervenentspannendes Mittel mit breiten Anwendungsmöglichkeiten.

Herzgespann, Echtes *(Leonurus cardiaca)*
Neben vielen anderen Anwendungsgebieten hilft diese Pflanze auch bei nervöser Anspannung und Herzklopfen, die oft mit Bluthochdruck einhergehen.

Schneeball, Gemeiner *(Virburnum opulus)*
Ein nützliches Mittel, wenn mit dem Bluthochdruck muskuläre und körperliche Verspannungen einhergehen. Man kann daraus eine gute Lotion gewinnen, die äußerlich angewandt, Muskelverspannungen und Krämpfe löst.

Das Verdauungssystem

Der gesamte Nahrungsaufnahme- und verarbeitungstrakt ist, wie man weiß, besonders streßanfällig. Gerade im Bereich des Verdauungssystems helfen Heilpflanzen sehr gut. Man könnte eine ganze Reihe diesbezüglicher Störungen gesondert betrachten, doch die meisten gehen auf gemeinsame Ursachen zurück. Einige der spezifischen Krankheiten wollen wir nun näher besehen:

MAGEN-DARM-GESCHWÜRE

Unter einem gastrointestinalen Ulcus versteht man einen Durchbruch oder einen Defekt in der Schleimhautauskleidung des Magens oder Dünndarms. Dies kann im ersten Teil des Dünndarms auftreten (Zwölffingerdarmgeschwür oder duodenal ulcus), im Magen (Magengeschwür) oder in der Speiseröhre (Speiseröhrengeschwür oder oesophagus ulcus). Ein besonders typisches Symptom all dieser Geschwüre ist Schmerz, gefolgt von Sodbrennen.
Bei vielen Menschen mit einem Magengeschwür verschlimmert Essen ihre Schmerzen, wohingegen bei Menschen mit einem Zwölffingerdarmgeschwür oftmals Hunger die Schmerzen verstärkt und Essen sie beseitigt. In beiden Fällen wird der Schmerz fast immer durch die Einnahme von Milch oder eines Antacidums (Mittel zur Neutralisierung von Magensäure) gemildert. Es kommt auch vor, daß jemand diese »typischen« Symptome aufweist, ohne daß er ein Geschwür hat.
Die Ursachen dieser gastrointestinalen ulcera sind von einer überraschenden Komplexität und irgendwie rätselhaft. Jeder ulcus-Typ scheint andere Ursachen zu haben, wenngleich jedesmal die Übersäuerung des Magens eine führende Rolle spielt. Der Magen produziert normalerweise eine starke Säure, welche die Verdauung unterstützen soll; sich selbst schützt er durch die Sekretion eines Schleimes, der die Innenwände bedeckt.
Durch die Nahrungsaufnahme wird die Magensäure neutralisiert. In streßvollen Zeiten jedoch, wenn man mit leerem Magen arbeitet, beginnt diese Säure die schützende Magenauskleidung anzugreifen. Dadurch kommt es zur Entstehung von Magengeschwüren. Alkoholhaltige Getränke, besonders Schnaps, greifen, wenn sie auf leeren Magen getrunken werden, die Magenauskleidung noch mehr an. Durch Rauchen wird der Magen auf mindestens zwei Arten gereizt: zum einen durch einen Anstieg der Säurebildung, was die Schleimsekretion beeinträchtigt, zum anderen durch die winzigen Mengen von geschlucktem Teer und Nikotin, Stoffe, die direkt die Magenschleimhäute reizen. Durch Rauchen wird also sowohl die Entstehung eines Geschwürs begünstigt als auch dessen Heilung erschwert.
Eine ganze Reihe von Medikamenten kann ein bestehendes Magengeschwür verschlimmern oder sogar Ursache für die Entstehung eines solchen sein. Hier sind besonders das weitverbreitete Aspirin und die bei der Arthritis verordneten entzündungshemmenden Medikamente gemeint. Jeder der an Magenverstimmungen oder an anderen Magenstörungen leidet, sollte den Rat beherzigen, keine Arzneien, in denen Aspirin enthalten ist, einzunehmen bzw. Arzneien, in deren Beschreibung der Inhaltsstoffe das Wort »salicyl-« auftaucht, unbedingt zu

meiden. Es ist sicherlich nicht uninteressant, daß diese Chemikaliengruppe ursprünglich aus der Weidenrinde extrahiert wurde. Deren lateinischer Name ist *Salix*, der zur chemischen Bezeichnung Salicylsäure geführt hat. Weidenrinde verursacht jedoch nicht die soeben erwähnten Probleme.
Die Tätigkeit des Magens kann von psychischen Faktoren beeinflußt werden. Dies geschieht entweder direkt über den Vagusnerv (u. a. Magennerv) oder durch Hormone und andere biochemische Faktoren. Die Auswirkungen von Stimmungen auf die Magensäuresekretion sind bekannt. Menschen mit einem Zwölffingerdarmgeschwür neigen dazu, auf den Anblick oder den Geruch von Speisen mit einer vermehrten Säureproduktion zu reagieren. Den Dreh- und Angelpunkt für all diese Störungen im Verdauungstrakt bilden jedoch zweifellos Streß, Angst und Depressionen.

Behandlung

Man sollte zwar psychische Faktoren als Ursache der Geschwürbildung nicht überbewerten, doch kann durch Rücksichtnahme auf sie die Abheilung beschleunigt und die Möglichkeit eines Rückfalls vermieden werden. Bettruhe ist doppelt empfehlenswert: Dadurch wird die Magensäureproduktion vermindert, und man hat die Möglichkeit, sich der streßerzeugenden Umwelt für eine Weile zu entziehen. Um die Krankheit wirklich zu bewältigen, müssen neben den rein körperlichen Faktoren auch Streß, Angst und Depression berücksichtigt werden. Hier kann die aufdeckende Psychotherapie das ihre tun, indem sie dem Menschen bei einer Neuorientierung der Lebenswerte hilft. Schließlich werden auch Entspannungstechniken ganz entscheidend dazu beitragen, die problematische Situation besser zu ertragen.

Ernährung

Grundlegend läßt sich sagen, daß man bei einem Magengeschwür jegliche Reizstoffe meiden sollte. Diese können chemisch oder physikalisch sein.
Unter chemische Reizmittel fallen u. a. säurehaltige Nahrungsmittel wie Essig und Mixed Pickles, weiterhin alle Arten von Alkohol, Tabakrauch, gerösteten und gebratenen Speisen, sprudelnden Getränken, schweren Soßen und Süßigkeiten. Dies alles führt zu einer erhöhten Produktion von Magensäure und damit zur vermehrten Reizung der Magenschleimhäute, was letztlich das Geschwür verschlimmert.
Unter die physikalischen Reizmittel fallen Ballaststoffe, sofern sie in großen Mengen gegessen werden, sowie Speisen und Getränke mit extremen Temperaturen. Wenngleich die Vorteile einer faserreichen Ernährung unbestritten sind, wirkt diese doch im Falle einer bestehenden Geschwürerkrankung wie Schmirgelpapier. Man sollte dann besser auf eine Ernährungsweise mit geringem oder mittlerem Fasergehalt umsteigen. Ebenso wird jedes zu heiße und zu kalte Nahrungsmittel zu Reizungen und damit zu Schmerzen führen.

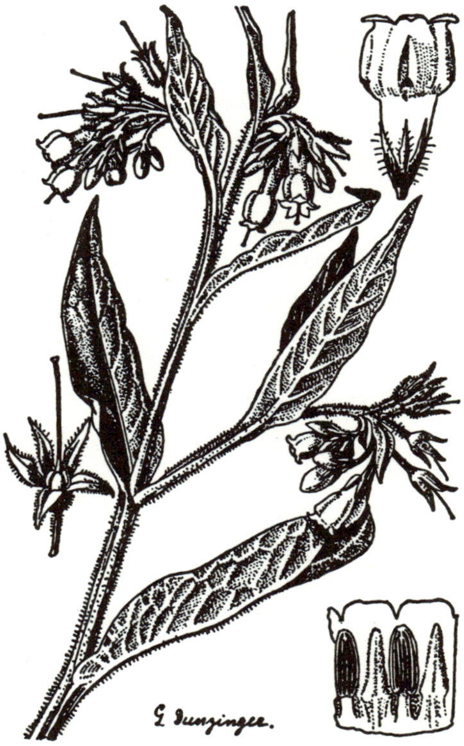

Beinwell, *Symphytum officinale*

Heilpflanzen

Zur Heilung der Erkrankungen im Magen- und Verdauungstrakt stehen viele Heilpflanzen zur Verfügung. Zu Beginn der Behandlung steht zunächst die Beruhigung der Reizung, um danach die Heilung des angegriffenen Gewebes voranzutreiben. Aus der Vielzahl der hierfür zur Verfügung stehenden Heilpflanzen, von denen jede ein wenig anders wirkt, seien hier folgende ausgewählt:

Beinwell- oder Schwarzwurz-Wurzel
(Symphytum officinale)
Eine lindernd wirkende Heilpflanze, die neben viel Pflanzenschleim auch noch das chemische Allantoin enthält, das die Wundheilung fördert. Darauf beruht auch ihr Ruf als bedeutende Wundheilpflanze.

Eibisch-Wurzel, Echte *(Althae officinalis)*
Eine weitere lindernd wirkende Heilpflanze, die mit ihrem Reichtum an Pflanzenschleim das Geschwür umhüllt und Entzündungen beruhigt.

Mädesüß oder Echte Spierstaude
(Filipendula ulmaria)
Ein in dieser Pflanze enthaltenes Antacidum (säureneutralisierendes Mittel) reduziert überschüssige Magensäure.

Rotulme *(Ulmus fulva)*
Dies ist eines der besten Linderungsmittel.

Andere erprobte Heilmittel sind Gemeiner Kalmus, Süßholzwurzel, Irisches Moos und Isländisches Moos.
Es wurde bereits hervorgehoben, daß Angst und Anspannung eine direkte Belastung für Magen und Verdauung darstellen. Demzufolge können auch nervenstärkende Mittel sehr guttun, insbesondere jene, die der Familie der Pfefferminze (Lippenblütler) angehören. Sie enthalten ätherische Öle, die u. a. das Verdauungssystem beruhigen.

Baldrian *(Valeriana officinalis)*
Ein stärker wirkendes Entspannungsmittel, das aufgrund der starken – wenn auch unangenehm riechenden – in ihm enthaltenen ätherischen Öle bei Blähungen und weiteren Verdauungsproblemen hilft.

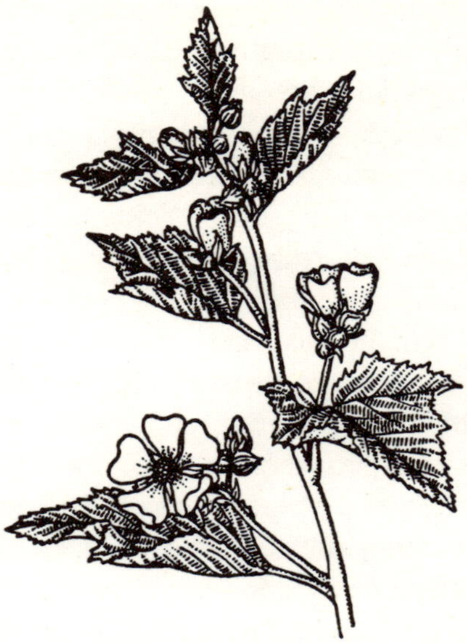

Eibisch, *Althaea officinalis*

Kamille *(Matricaria chamomilla)*
Diese Heilpflanze wirkt mild nervenentspannend und gleichzeitig entzündungshemmend. Sie ist bei allen nervösen Verdauungsbeschwerden zu empfehlen.

Zitronenmelisse *(Melissa officinalis)*
Sie wirkt sanft entspannend und ist auch bei regelmäßigem Gebrauch recht zuverlässig und sicher. Blähungen und andere Verdauungsstörungen werden durch sie behoben.

Weitere hilfreiche Entspannungsmittel sind Helmkraut, Johanniskraut, Küchenschelle, Hopfen und Passionsblume.

REIZKOLON

Dieses sehr häufige Leiden wird auch spastisches Kolon oder nervöser Darm (Kolon = Dickdarm) genannt. Typisch dafür sind kolikartige Schmerzen, die normalerweise im Unterleib auftreten, weiterhin Neigung zu abwechselnd Durchfall und Verstopfung, Blähungen und manchmal auch Sodbrennen. Es kann über eine lange Zeit hinweg auftauchen und wieder verschwinden.

Durch Streß und Anspannung wird es oftmals verschlimmert.
Über die Ursachen dieser Störung gehen die Meinungen auseinander, doch scheint in erster Linie ein Mangel an faser- und ballaststoffreicher Ernährung eine ausschlaggebende Rolle zu spielen. Damit ist folgendes gemeint: Nachdem die Nährstoffe über den Darm absorbiert worden sind, gelangen die Nahrungsreste in das Kolon (Dickdarm). Sind nicht genügend oder keine Ballaststoffe vorhanden, ist die Masse zu gering, um sie zum Ausgang zu befördern. Normalerweise reichen wenige Muskelkontraktionen aus, um eine größere Menge den Dickdarm hinunterzupressen; bei geringen Mengen muß jedoch sehr fest gepreßt werden. Dies führt zu Muskelkrämpfen und verursacht so Schmerzen. Der Mangel an Masse produziert entweder Durchfall oder geringe, harte Stühle.
Jeglicher Streß, der Anspannung und Angst bewirkt, wird diese Krämpfe verstärken und die Schmerzen verschlimmern. Streß kann in der Tat genau derjenige zusätzliche Faktor sein, der die Schwelle von Schmerz und Unwohlsein ins beinahe Unerträgliche steigert.

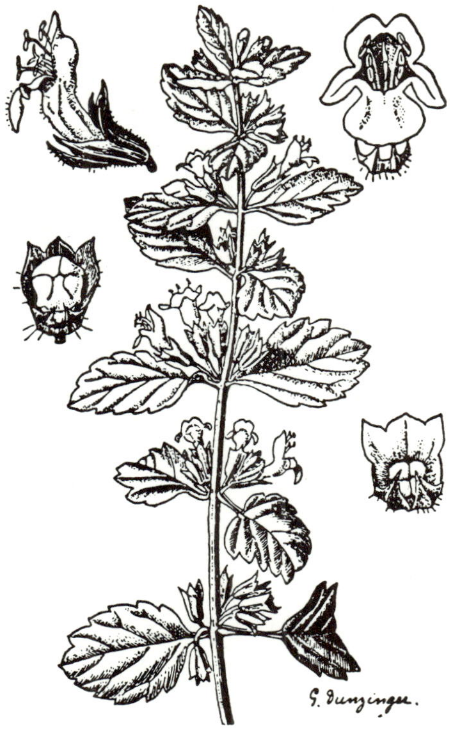

Melisse, *Melissa officinalis*

Behandlung

Aus dem Geschilderten geht klar hervor, daß die Behandlung sowohl auf der Verwendung von Heilpflanzen, die bei Streß helfen und die muskulären Verspannungen lösen, basieren sollte, als auch auf einer Veränderung der Eßgewohnheiten und einer allgemein spannungsärmeren Lebenshaltung. Entspannungsübungen, Yoga und Meditation sind gleichfalls von großer Hilfe. Oftmals wird ein Umdenken des Menschen hinsichtlich seiner Beziehungen, Arbeit und Lebensinhalte ihm neue Einsichten vermitteln, die, wenn sie auch in die Tat umgesetzt werden, die gesundheitliche Störung beseitigen können.

Ernährung

Werden der Ernährung vermehrt Ballaststoffe zugefügt, läßt sich die Störung oftmals beheben. Sie kann dadurch jedoch auch schlimmer werden, dann nämlich, wenn Kleie oder ähnliche Produkte zu schnell in den Speiseplan eingebaut werden. Um die Nahrung mit Faserstoffen anzureichern, empfiehlt es sich, viel grünes Gemüse, Salate und Früchte sowie Vollkornbrot zu essen. Kleie kann man dem morgendlichen Müsli beimengen oder in Form von Keksen zu sich nehmen. Sie ist im Grunde ein trockenes, geschmackloses und langweiliges Nahrungsmittel, das jedoch durch die Vermengung mit anderen Speisen an Geschmack gewinnt. Drei Teelöffel täglich reichen schon.

Heilpflanzen

Die Natur versorgt uns mit Heilpflanzen, die den Darm ebenso wie den gesamten Verdauungsprozeß beruhigen und darüber hinaus auch noch nervenentspannend wirken.

Fenchel *(Foeniculum vulgare)*
Ein Mittel gegen Blähungen, das Bauchschmerzen, Koliken und Blähungen durch die darin enthaltenen Öle mildert.

Hopfen *(Humulus lupulus)*
Eine mäßig stark entspannende Heilpflanze, die beruhigt und zudem eine direkte krampflösende Wirkung auf die Darmwände ausübt.

Kamille *(Matricaria chamomilla)*
Ein nervenentspannendes Mittel, das auf sanfte Art die Anspannungen im Darm, die für die Schmerzen verantwortlich sind, löst.

Pfefferminze *(Mentha piperata)*
Abgesehen von seinen vielen anderen wohltuenden Anwendungsmöglichkeiten gilt das Öl der Pfefferminze schon beinahe als ein Spezialmittel zur Beruhigung des Darmtraktes, wie beim Reizkolon.

Yams, Zottiger *(Dioscorea villosa)*
Ein Mittel, das Krämpfe und Entzündungen im gesamten Darmbereich lindert.

Darüber hinaus kommen Heilpflanzen, die entspannungsfördernd wirken, in Betracht. Darunter fallen Baldrian, Helmkraut und weitere in diesem Buch aufgeführte Pflanzen.

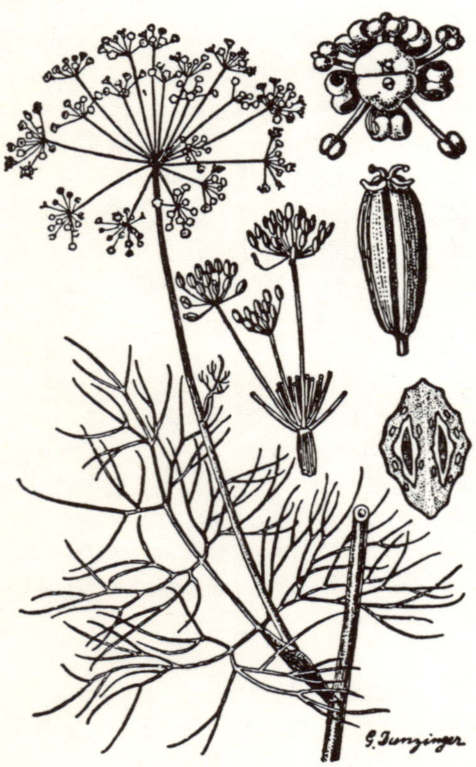

Fenchel, *Foeniculum vulgare*

KOLITIS

Eine ganze Reihe schwerwiegender Störungen des Kolon wie Kolitis (Dickdarmentzündungen) werden direkt durch Angst und Anspannungen hervorgerufen. Darunter fallen die Kolitis ulcerosa und der weniger bekannte Morbus Crohn. Die Symptome sind anfallartige Durchfälle, die Blut und Schleim enthalten, sowie damit verbundene Schmerzen. Durch Streß werden diese Anfälle oft herbeigeführt oder verschlechtert.

Psychische Faktoren

Viele Forschungen wurden darauf verwandt, inwieweit psychische Faktoren zur ulcerösen Kolitis beitragen. Mit einigen Theorien wollen wir uns nun näher befassen: Zunächst ist es wichtig, zwischen psychischen Faktoren, die zum Ausbruch einer Krankheit führen, und denjenigen, welche die Erkrankung sekundär begleiten, zu unterscheiden. Es scheint nämlich nicht nur eine bestimmte Art von psychischem Streß zu geben, der zur Verschlechterung eines Zustandes beiträgt, sondern auch bestimmte psychische Charakteristika, die als Vorboten der Erkrankung fungieren.
Forschungen ergaben, daß ein hoher Anteil der Betroffenen über Persönlichkeitsstrukturen verfügt, die dazu neigen, sich extrem von einem Menschen oder einer Sache beeinflussen zu lassen, leicht verletzbar sind und nur schwer Ärger zum Ausdruck bringen können. Während sie nach außen energisch, ehrgeizig und gewandt auftreten, fühlen sie sich in ihrem Inneren unsicher und unterlegen. Es scheint auch eine ausgeprägte Abhängigkeit von einer Schlüsselfigur zu bestehen, zu der das Verhältnis oft ambivalent ist. Nicht selten ist diese Figur die Mutter, die als dominant und bestimmend empfunden wird. Die Familien der Betroffenen neigen dazu, Konflikte nicht offen auszutragen und eine falsche Solidarität an den Tag zu legen.
Bestimmte Lebensereignisse scheinen mehr als andere einen Anfall auszulösen. Dazu gehören:

1. Eine wirkliche, drohende oder vorgestellte Unterbrechung des Kontaktes zu einer Schlüsselfigur. Das kann der Verlust eines nahen Menschen sein oder nur der vorgestellte Verlust. Ein Beispiel hierfür wäre ein Ehemann, der wegfährt, um in Saudi-Arabien zu arbeiten oder die Angst vor einem solchen Schritt, selbst wenn dies nur eine zeitweilige Trennung bedeutete.
2. Von einem Menschen werden persönliche Leistungen erwartet, denen er sich nicht gewachsen fühlt. Das können Examen sein, Karriereziele oder Beziehungsangelegenheiten.
3. Ablehnung durch eine elterliche Figur — eine Rolle, die von jeder autoritären Gestalt besetzt werden kann.

Besonders wichtige Auslösesituationen sind solche, in denen der Mensch Feindseligkeit und Wut verspürt, mit diesen Gefühlen aber nicht umgehen kann.
Hier wurde nun ein deutliches Beispiel gezeigt, wie psychische Verhaltensmuster zu bestimmten körperlichen Störungen beitragen können. Diese Einsicht bedeutet freilich auch, daß neben einer körperlichen Therapie die psychologische Beratung von großem Nutzen ist. Sie wird die Gesundung beschleunigen und die Möglichkeit von Rückfällen vermindern. Besonders dann, wenn der Mensch sich als unfähig erlebt, die Probleme selbst in die Hand zu nehmen, ist diese Beratung hilfreich.
Das Ziel dieser Psychotherapie sollte es sein, den Menschen für die Belastungen des Lebens weniger verwundbar zu machen. Zudem sollte dem Menschen geholfen werden, mit der Schlüsselfigur, die vielleicht in seinem Leben eine Elternrolle vertritt, auf andere Art umzugehen. Diese alten Themen von Abhängigkeit und Hilflosigkeit verdienen Beachtung, und wenn es auch unmöglich scheint, diese Probleme zu bewältigen: Psychotherapie kann doch einiges bewirken und zur psychischen Gesundung beitragen.
Symptome können auch dazu benutzt werden, sich der Auseinandersetzung mit anderen Menschen zu entziehen. Ja, Krankheit ist auch ein probates Mittel, um Mitleid zu erregen und nicht zuletzt Macht über nahestehende Menschen zu gewinnen, besonders wenn die Krankheit mehr als augenscheinlich ist.

Behandlung

Die Behandlung dieser Kolitisstörungen darf man keinesfalls unausgebildeten Menschen überlassen. Heilpflanzliche Mittel vermögen die Darmstörungen recht gut zu mildern. Wenn diese in Zusammenhang mit der Behandlung von Ängsten und anderen psychischen Verhaltensmustern angewandt werden, besteht Hoffnung, dieses quälende und hartnäckige Leiden zu kurieren.

Kopfschmerzen

Kopfschmerzen sind heutzutage das am weitesten verbreitete Leiden. Schalten Sie nur Ihr Fernsehgerät ein: Sofort sehen Sie sich in der Werbung mit dem bekanntesten Typus von Kopfschmerz konfrontiert sowie seiner Bekämpfung durch Aspirin oder irgendein anderes Mittel. Unglücklicherweise hält die Wirkung dieser Medikamente bei chronischen Kopfschmerzen nicht vor.

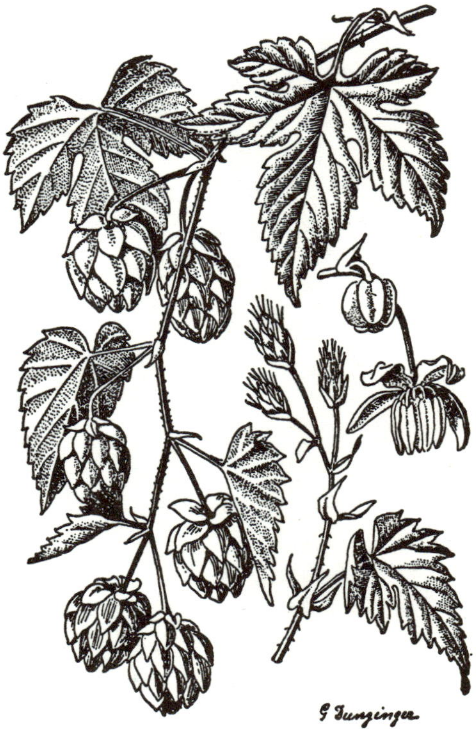

Hopfen, *Humulus lupulus*

Erst wenn die Wurzeln des Kopfschmerzes gesucht, gefunden und schließlich behandelt werden, wird dieser für immer verschwinden.
Es gibt, grob gesagt, zwei Arten von Kopfschmerzen: die muskuläre Verspannung und die Gefäßanspannung oder Migräne. Beide Arten werden durch Streß verschlimmert oder sogar ausgelöst.

SPANNUNGSKOPFSCHMERZ

Spannungskopfschmerz ist nicht nur auf emotionale und geistige Anspannungen zurückzuführen. Verkrampfte Muskeln können von einer schlechten Haltung, von Arbeiten in ungünstigen Positionen und von zu plötzlicher Überanstrengung herrühren. Streß ist aber der bei weitem häufigste Katalysator, der die an sich schmerzlose Muskelverspannung in Kopfschmerzen umwandelt.
Wie wir gesehen haben, kann Streß sowohl emotional als auch umweltbedingt sein. Er kann durch Ärger mit dem Chef ebenso wie durch das Geräusch von Preßluftbohrern erzeugt werden. Was auch immer der Auslöser sein mag — das Ergebnis bleibt das gleiche. Die Muskeln machen sich für eine Flucht- oder Angriffsreaktion bereit, um der »Bedrohung« zu entgehen. Da wir für gewöhnlich nichts dagegen unternehmen, nimmt die Anspannung solange zu, bis es zu schmerzverursachenden Muskelentzündungen kommt.
Obwohl wir alle mehr oder weniger dem Streß unserer Leistungsgesellschaft unterliegen, leidet nicht jeder Mensch an chronischen Kopfschmerzen. Warum wohl führen manche Beanspruchungen bei dem einen Menschen zum Zusammenbruch, während ein anderer darin förmlich aufzublühen scheint? Jeder Mensch verfügt über eine unterschiedliche Belastungsschwelle, und so läßt sich auch erklären, daß ein Mensch auch schwerwiegendere Lebensereignisse spielend leicht meistert und ein anderer schon bei kleineren Krisen von wahren Angstanfällen heimgesucht wird. Der ängstliche Mensch wird eher zu Kopfschmerzen neigen.
Hieraus wird deutlich, daß es sicher bessere Möglichkeiten gibt, mit Kopfschmerzen fertigzuwerden, als einfach nur Aspirin zu schlucken. Neben vielen hierfür in Frage kommenden Heilpflanzen, die wir im nachfolgenden besprechen werden, ist es gleichermaßen wichtig zu versuchen, die Spannungen, die letztlich die Wurzeln des Schmerzes sind, zu lösen; diese Anspannung kann physischer oder psychischer Natur sein. Das gesamte Buch hindurch wird auf die verschiedenen Entspannungstechniken hingewiesen. Suchen Sie die heraus, die Ihnen am ehesten entspricht, und machen Sie diese Übungen regelmäßig.
Falls die Störung mehr auf physischer Muskelanspannung beruht, sollten Sie an Ihrem Körper arbeiten. Möglicherweise ist Ihre Körperhaltung oder Ihre Arbeitsposition an allem schuld. Eine weitverbreitete Ursache für Kopfschmerzen bei Menschen, die im Büro arbeiten, ist deren Gewohnheit, das Telefon beim Schreiben zwischen Schultern und Kinn zu klemmen. Wenn man oft auf diese Art telefoniert, kontrahieren sich die Muskeln im Schulter-, Nacken- und Kopfbereich und verkrampfen sich schließlich. Der Schmerz wird nicht mehr lange auf sich warten lassen, und plötzlich hat man dann Kopfschmerzen, obwohl man sich eigentlich ruhig und entspannt fühlt.
Es gibt eine einfache Übung zur Entspannung von Schultern und Nacken: Wann immer Sie im Kopfbereich Anspannungen wahrnehmen, setzen Sie sich für eine Weile zurück und lassen Sie Ihren Kopf langsam einige Male kreisen. Legen Sie dazu das Kinn an die Brust, drehen Sie Ihren Kopf langsam nach links, lassen Sie ihn dann wieder zurückwandern und nach rechts kreisen und danach wieder zurück auf Ihre Brust sinken. Am besten kreisen Sie fünfmal in eine Richtung und dann fünfmal in die andere. Dieses Kopfkreisen dehnt die Muskeln, die sich unter Belastungen anspannen. So lassen sich Muskelkrämpfe lösen und damit auch jeder daraus resultierende Schmerz.

Heilpflanzen gegen Spannungskopfschmerz

Generell sind alle Heilpflanzen, die zur Linderung von Anspannungen führen, auch zur Bekämpfung von Kopfschmerzen nützlich. Einige jedoch können bei sensiblen Menschen erst recht Kopfschmerzen auslösen, wie es beispielsweise beim entspannungsfördernden Baldrian mitunter der Fall ist. Auch Ginseng, *Panax*, kann, wenn er zu lange und in zu hohen Dosen eingenommen wird, Kopfschmerzen verursachen.
Da nun solche Kopfschmerzen von einer Vielzahl von Faktoren ausgelöst werden können, gibt es eine ähnlich große Vielzahl an Heilmitteln, die sich als Linderungsmittel bei Kopfschmerzen einen Namen gemacht haben. Untersuchen Sie am besten die jeweiligen Pflanzen in ihren gesamten Wirkungsbereichen und wählen Sie dann diejenigen, die Ihnen in ihrer Gesamtheit entsprechen. Lindernde Heilmittel gegen Kopfschmerzen sind:

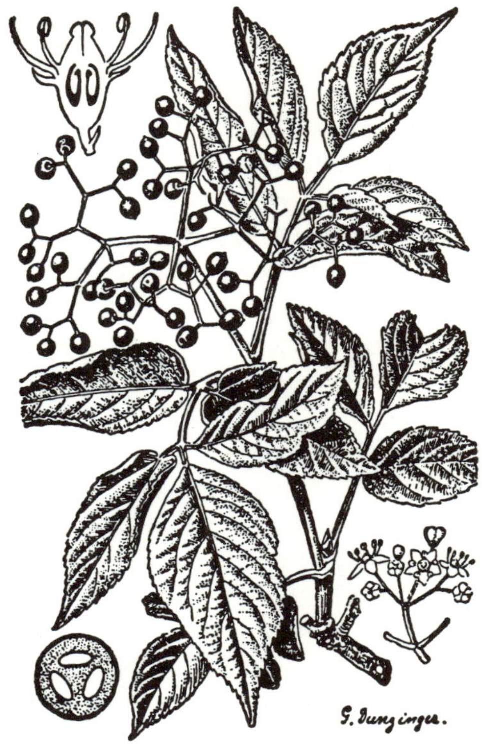

Holunder, *Sambucus nigra*

Baldrian
Cayenne
Fischbaum
Frauenschuh
Gartenraute
Heilziest oder Gemeine Betonie
Helmkraut
Holunderblüten
Kamille
Lavendel
Majoran
Melisse
Pfefferminze
Rosmarin
Thymian
Wermut

MIGRÄNE

Größtenteils sind die Kopfschmerzen, die von den Betroffenen als Migräne bezeichnet werden, lediglich schwere Kopfschmerzen. Sind diese auch schlimm genug, bezeichnet Migräne doch einen speziellen Typus von Kopfschmerz, der durch das Zusammenziehen und Erweitern der Blutgefäße ausgelöst wird, welche die Hirnhäute, die das Gehirn bedecken, durchziehen. Es scheint, daß sich zunächst ein Blutgefäß zusammenzieht und sich dann, unter dem Druck des Blutstromes, wieder erweitert. Diese Erweiterung reizt die Gefäßwände und bewirkt Entzündungen und Schmerzen. Wenn dann das Blut durch sie strömt, kommt es zu dem charakteristischen pochenden Schmerz.
Der Beginn eines Migräneanfalls zeigt sich mitunter durch visuelle Phänomene: die Gegenstände scheinen von flackerndem Licht umhüllt, oder man sieht Blitze in Zickzackmustern. Das Flackern oder die Aura um die Gegenstände tritt möglicherweise dann ein, wenn sich ein Blutgefäß zusammenzieht und dadurch einen Blutmangel im Gehirn bewirkt. Die Schmerzen sind sehr stark und oftmals von Übelkeit, Erbrechen und erhöhter Lichtempfindlichkeit begleitet.
Für diese traumatische Störung scheinen eine Reihe unterschiedlicher Ursachen verantwortlich zu sein. So können die Wurzeln der Migräne beispielsweise in einer spinalen Störung liegen, die oft von einem Osteopathen oder Chiropraktiker behoben werden

kann. Die häufigsten Auslöser scheinen jedoch Nahrungsmittel, Streß und Veränderungen im Hormonhaushalt zu sein.
Ist Streß der Auslöser, sollte man auf die an verschiedenen Stellen im Buch beschriebenen Ansätze zur Streßverminderung zurückgreifen. Entspannungsübungen, Meditation und sanfte Körperübungen können für die Betroffenen überaus hilfreich sein. Gleichfalls sollten die unter Migräne leidenden Menschen ihren Arbeitsplatz einer genaueren Kontrolle unterziehen. Fluoreszierendes Licht oder tägliches Bildschirmsehen am Computer sind häufige Ursachen. Die körperlichen Belastungen durch die Umwelt spielen bei der Entstehung von übermäßigem Streß ebenso eine Rolle wie die Qualität einer emotionalen Beziehung.
Sobald irgendwelche Störungen im Bereich von Rücken, Nacken oder Schädel vermutet werden, sollte man einen guten Osteopathen oder Chiropraktiker aufsuchen, die hierfür eine Lösung finden können. Dadurch kann oftmals die Migräne beseitigt werden.
Man weiß, daß Nahrungsmittel, die Tyramin, Nitrit, Natriumglutamat oder Alkohol enthalten, bei sensitiven Menschen Migräne auslösen können. Da so viele Bücher über Ernährungsvorschriften bei Migräne auf dem Markt sind, werde ich hier nur kurz die Nahrungsmittel, die gemieden werden sollten, aufführen. Dazu gehören:

Käse
Schokolade
Eier
Weizen und Weizenprodukte
Erdnüsse
Zitrusfrüchte und Tomaten
Schweinefleisch

Zur sicheren Vermeidung dieser Produkte muß man sich auch jeglicher Nahrung, die diese Bestandteile aufweisen, enthalten. Neben diesen speziellen Nahrungsmitteln sollte man auch auf tyraminreiche Nahrungsmittel verzichten. Dazu gehören:

1. Milchprodukte: besonders Käse, Joghurt und Sauerrahm
2. Fleisch und Fisch: besonders süß-saurer Hering, gesalzener Fisch, Wurst, Leber
3. Einige Gemüsesorten: Saubohnen und Sauerkraut
4. Alkohol: besonders Bier, Rotwein, Champagner und Sherry.

Bei Frauen liegt oftmals die Ursache der Migräne in hormonellen Veränderungen. Die Migräne, die mit der Menstruation auftritt oder mit den Wechseljahren einsetzt, scheint nur schwer behandelbar zu sein. Die richtigen Heilpflanzen können hier jedoch sehr wohl helfen. Ihre Verordnung sollte man jedoch in die Hände eines guten heilpflanzenkundigen Arztes legen.

Heilpflanzen

Viele Heilpflanzen haben sich bei der Bekämpfung der Migräne als gut erwiesen. Wie bereits erwähnt wurde, hängt die Verordnung der richtigen Heilpflanzen jedoch von der Kenntnis der Ursache des Leidens ab. Die meisten der gegen Kopfschmerzen empfohlenen Heilpflanzen können auch hier angewendet werden. Lavendel sticht allerdings als gutes, umfassendes Heilmittel besonders hervor. Man kann Lavendelöl an die Schläfen reiben oder einige Tropfen auf Zucker einnehmen. Aus den Blüten läßt sich ein Tee bereiten. Probieren Sie auch das folgende Rezept eine Weile regelmäßig aus:

> Echtes Herzgespann, Eisenkraut, Löwenzahnwurzel, Tausendgüldenkraut und Pastinake zu gleichen Teilen mischen. 25 g dieser Mischung in ½ l Wasser 15 Minuten sieden lassen. Dreimal täglich ein Weinglas davon trinken.

Eine Pflanze von unschätzbarem Wert sollte in dieser Aufzählung nicht fehlen: Mutterkraut. Wenn es auch nicht das Wunderkraut ist, als das es gerne bezeichnet wird, so hilft seine regelmäßige Einnahme — entweder frisch, als Tablette oder als Tee — doch zur Linderung der Migräne. Die Behandlung sollte einen Monat durchgeführt werden. Wenn Sie unter Migräne leiden, sollten Sie unbedingt in Ihrem Garten Mutterkraut anpflanzen, denn, wenn nur irgend möglich, sollte diese Pflanze frisch benutzt werden.

Herzerkrankungen

Das Blut, welches das Herz mit Sauerstoff und Nährstoffen versorgt, fließt durch die das Herz umgebenden Herzkranzgefäße. Wenn diese verengt sind, ist die Blutzufuhr eingeschränkt und kann unzureichend werden. Für gewöhnlich ist diese Verengung darauf zurückzuführen, daß sich an den Wänden der Blutgefäße eine fettige Substanz, Atherom genannt, ablagert. Ist nun die Blutversorgung schon unzureichend und es kommt noch eine zusätzliche Belastung, wie beispielsweise während einer Turnübung oder bei kaltem Wetter, hinzu, kann der betreffende Mensch einen Angina-pectoris-Anfall erleiden. Dieser äußert sich durch beklemmende Schmerzen im Brustbereich, die manchmal bis hoch in den Nakken und die Kiefern oder in beide Arme ausstrahlen. Sobald man die Turnübung beendet hat und somit die zusätzliche Belastung wieder aufhört, wird der Schmerz innerhalb weniger Minuten verschwinden.
Diese Anfälle können durch Angst und Streß ausgelöst werden, da diese Faktoren zu einer vermehrten Freisetzung von Adrenalin und Noradrenalin führen, die wiederum eine erhöhte Herzarbeit – schnelleres Schlagen – bewirken. Hat ein Mensch schon einmal diese Schmerzen bei einem Anfall erlebt, wird er in einer gewissen Erwartungsangst vor weiteren Anfällen leben, was die Wahrscheinlichkeit eines erneuten Auftretens erhöht.
Ein Herzanfall tritt auf, wenn die Blutzufuhr zum Herzmuskel plötzlich unterbrochen wird. Oft geschieht dies aufgrund eines Blutgerinnsels in einem Herzkranzgefäß. Dazu trägt, wie wir im weiteren sehen werden, nicht zuletzt Streß bei. Wenn auch die einzelnen Details nicht völlig geklärt sind, weiß man doch, daß sich unter Streßeinfluß die Viskosität des Blutes erhöht und es dann leichter verklumpt.

Die Ursachen dieses so verbreiteten Leidens sind vielschichtig und verwirrend. Zwar sind einige daran beteiligte Faktoren wohl bekannt und geben so Aufschlüsse über mögliche Vorsorgemaßnahmen, doch die allzu einfach gehaltenen Ratschläge über gesättigte Fettsäuren oder Jogging können auch irreführend sein. Auf der Suche nach Faktoren, die zu Herzerkrankungen beitragen, stellte man besonders die Ernährung, sozioökonomische Bedingungen, psychische Charakteristika und typische Verhaltensmuster in den Vordergrund.

ERNÄHRUNG

Ganze Wälder wurden abgeholzt, um Papier für Artikel über Cholesterin, mehrfach gesättigte Fettsäuren und Herzerkrankungen zu erhalten. Jeder, der den Versuch unternimmt, diese alle zu lesen, oder sich sogar der Mühe unterzieht, den weitreichenden Meinungen zu folgen, wird von den darin enthaltenen Unstimmigkeiten sehr gestreßt sein!
Aus der Fülle an Forschungen läßt sich erkennen, daß Herzerkrankungen eindeutige Zusammenhänge mit zu fettreicher Nahrung, erhöhtem Cholesterin im Blut, Bluthochdruck, Rauchen, Fettleibigkeit, gedrungener Statur und Bewegungsmangel aufweisen. Welche Rolle diese Faktoren genau innehaben ist nicht ganz klar; im folgenden finden Sie jedoch einige allgemeine Ernährungsrichtlinien, die zur Verhütung von Herzkrankheiten beitragen.
Die Beteiligung von Fetten an Herzkrankheiten ist eindeutig erwiesen. Die sogenannten gesättigten Fettsäuren sind hierbei zwar die schlimmsten, doch scheint eine allgemein zu fettreiche Ernährung, wie auch immer dieses Fett beschaffen sein mag, ebenfalls dafür verantwortlich zu sein. Die gegenseitige Wechselwirkung von Streß und Fett ist, kurz gesagt, wie folgt: Ein Leben voller Streß führt zu einer dauernden Ausschüttung der Hormone Adrenalin und Noradrenalin. Diese sorgen unter anderem dafür, daß Fettsäuren, die eine sofort verfügbare Energiequelle darstellen, aus dem

Körperfettdepot mobilisiert werden. Werden diese jedoch mangels Bewegung nicht verbrannt, häufen sie sich an und bilden — wie man annimmt — zusammen mit anderen fettartigen Substanzen einen Stoff, der Atherom genannt wird; dieser wiederum wird in Form von Plaques an den inneren Oberflächen der Blutgefäße abgelagert. Das ist für die herznahen Gefäße wie auch für die des Gehirns und der Nieren höchst gefährlich, da diese Ablagerungen zu einer Verengung der Gefäße führen und somit die verfügbare Blutmenge begrenzen.

Wir können an dieser Stelle keine spezifischen Ernährungspläne liefern, sondern nur einige grundlegende Vorsichtsmaßnahmen erläutern:

1. Reduzieren Sie in Ihrem Speiseplan tierische Fette und cholesterinreiche Nahrungsmittel auf ein Minimum. Darunter fallen rotes Fleisch, Milchprodukte und Eier.
2. Verwenden Sie so wenig Salz wie nur möglich oder, noch besser, lassen Sie es ganz weg.
3. RAUCHEN SIE NICHT!
4. Vermeiden Sie übermäßigen Alkoholgenuß.
5. Achten Sie auf Ihr Gewicht.
6. Vermeiden Sie chemisch raffinierte Nahrungsmittel, weißen Zucker, Weißbrot und jegliche künstlichen Nahrungsmittelzusätze.

PERSÖNLICHKEIT

Seit langem vermutet man eine Verbindung zwischen einem bestimmten Persönlichkeitstyp und Herzkrankheiten. Bereits 1959 unterschieden Forscher zwischen zwei verschiedenen Persönlichkeitstypen, Typ A und Typ B, bei denen sich unterschiedliche Risiken zu Herzerkrankungen zeigten.

Typisch für Typ A sind chronischer Zeitmangel, Aggressivität, die oft unterdrückt wird, und Ehrgeiz. Menschen dieses Typs geraten oft in Terminschwierigkeiten, in die sie sich noch obendrein selbst bringen. Sie stehen ständig unter Zeitdruck und fühlen sich für alles verantwortlich. Oft tun sie zwei bis drei Dinge gleichzeitig. Sie neigen dazu, allem, was sich ihnen in den Weg stellt, mit Feindseligkeit zu begegnen, und können niemals aufgeben. Sie sehen sich als unentbehrlich an. All das klingt ganz nach einem Zustand von permanentem Streß!

Typ B stellt das genaue Gegenteil dar. Menschen dieses Typs sind weniger von irgendwelchen Zielen in Anspruch genommen und weniger gehetzt. Sie ziehen allgemein eine eher lässige Gangart vor und lassen ihr Leben nicht von Terminen bestimmen. Sie neigen seltener zu Zorn und sind nicht ständig von irgendeiner Unruhe getrieben, in Zeitnot oder unter Druck. Sie können auch eher zwischen Spiel und Arbeit unterscheiden und wissen, wie sie sich entspannen können.

Die Untersuchungen an diesen beiden Gruppen, die sich über einen Zeitraum von achtzehn Monaten bis hin zu zwei Jahren erstrecken, ergaben, daß Gruppe A ein um 31% höheres Risiko als Gruppe B aufwies, Herzerkrankungen zu entwickeln.

Zwischen den Menschen dieser beiden Gruppen zeigten sich größere körperliche Unterschiede. So waren beispielsweise bei Personen, die in die A-Kategorie fallen, mehr Ablagerungen in den Herzkranzgefäßen festzustellen als bei Typ B. Dabei zeigt sich eine enge Beziehung mit anderen medizinischen Risikofaktoren wie Rauchen, kürzerer Blutgerinnungszeit, höheren Blutfettwerten und erhöhter täglicher Adrenalinausschüttung, die wiederum den Sauerstoffbedarf der Herzmuskeln erhöht und Fettsäuren aus dem körpereigenen Fett freisetzt.

Die Methoden zur Bewertung von Typ A wurden viel diskutiert, was hier jedoch im Detail ohne Belang ist. Die für uns wichtige Erkenntnis besteht im Zusammenhang zwischen Verhaltensweisen und dem Entstehen einer Krankheit. Natürlich gibt es nicht zwei Kategorien von Menschen. Jeder Mensch ist für sich einmalig, und obgleich man ständig jemanden einer künstlich erdachten Kategorie zuordnen kann, wird diese einem Menschen noch lange nicht gerecht.

SOZIOÖKONOMISCHE FAKTOREN

Man kann eine Reihe sozialer und ökonomischer Faktoren mit dem erhöhten Risiko zu Herzkrankheiten in Verbindung setzen, doch scheinen die Befunde ganz nach der jeweils untersuchten sozialen Gruppe stark zu variieren. Einige Untersuchungen stellten für die höheren sozialen Schichten ein höheres Risiko fest, andere wiederum das gleiche für die unteren Schichten. Einige Untersuchungen lassen vermuten, daß die sozialen Klassenunterschiede keine Rolle mehr spielen, wenn man die physischen Aktivitäten in den Vordergrund der Betrachtung stellt.
Als hohe Risikofaktoren gelten:

1. Soziale Mobilität — Veränderung der Umgebung wie bei einem Wohnungs- oder Berufswechsel.
2. Soziale Inkongruenz — Widersprüchlichkeit zwischen dem Status eines Menschen und seiner persönlichen Lebenssituation.

Das bei Frauen relativ geringe Auftreten von Herzerkrankungen scheint mehr psychosoziale als biologische Ursachen zu haben. Männer, die sich in einem übermäßigen Wettstreit um Macht befinden und für die Arbeit ein Ventil für ihre Aggressionen bedeutet, sind bestimmten Belastungen und Konflikten mehr ausgeliefert und bei der Konfliktbewältigung mehr auf »Kontrolle« ihrer Gefühle konditioniert als Frauen.
Mit diesen Verhaltensmustern lassen sich auch die Unterschiede zwischen dem Auftreten von Herzkrankheiten in der westlichen zivilisierten Welt und in den Ländern der Dritten Welt erklären. Dort scheint der Druck durch die Arbeit weniger intensiv zu sein, da die Männer von dem sie umgebenden Sozialgefüge und von ihren Familien unterstützt und aufgefangen werden und sie somit nicht den Frustrationen, wie sie oben beschrieben wurden, ausgesetzt sind.
Es wurden viele Theorien aufgestellt, welche die in der westlichen Zivilisation herrschende Prädisposition für Herzkrankheiten erklären sollen, z. B.:

1. Diese Menschen sind eher durch Selbstdisziplin und intellektuelle Kontrolle, die sie weit entfernt liegende Ziele ansteuern läßt, geprägt, als von Grundbedürfnissen und deren sofortiger Befriedigung.
2. Man vermutet, daß die moderne Umwelt mit ihrer Hast, ihrem aggresiven Wettbewerb und der Arbeit unter ständigem Termindruck in hohem Maße ein Typ-A-Verhalten fördert.

LEBENSEREIGNISSE

Besonders streßreiche Zeiten im Leben eines Menschen sind eine mögliche Gefahrenquelle für jede Störung, die mit Streß zu tun hat, wie beispielsweise eine Herzerkrankung. Wenn diese Gefahren erkannt sind, kann man auf sie Rücksicht nehmen und in die Planung einbeziehen. Dadurch wird es leichter, mit den für die Gesundheit und das Wohlergehen schädlichen Belastungen umzugehen. Im Leben eines jeden Menschen gibt es Situationen, die als streßfördernd bekannt sind. Wir haben sie Lebensereignisse genannt. Besonders bei Angina pectoris und Herzerkrankungen ist ihre Beachtung wichtig. Diese Lebensereignisse wurden bereits in aller Ausführlichkeit an anderer Stelle des Buches behandelt.

BEHANDLUNG

Die Behandlung von Herzerkrankungen muß unter der Leitung eines erfahrenen Arztes durchgeführt werden. Um dabei für sich selbst auch wirklich das beste zu erreichen, sollte man darauf achten, in die Behandlung miteinbezogen zu werden. Das mag sich für Sie vielleicht wie eine Binsenwahrheit anhören, doch es ist inzwischen leider oft so, daß wir durch die allzu große Fachbezogenheit der Ärzte und auch der Heilpflanzenkundigen von unserem eigenen Heilungsprozeß isoliert werden.
Dies gilt besonders für die geistigen und emotionalen Aspekte der Behandlung. Für jeden ganzheitlich denkenden Arzt steht völlig außer Frage, daß die psychischen

Aspekte des Menschen in Behandlung und Heilung miteinzubeziehen sind. Und es ist sicher nicht verwunderlich, daß bei dieser Art der Therapie die Chancen eines Rückfalls entschieden verringert werden.
Für den betreffenden Menschen müssen Wege gefunden werden, wie er am besten mit Angst und Anspannung umgehen kann. Es gibt zwar eine große Vielzahl verschiedener Entspannungstechniken, die jedoch nicht für jeden Menschen gleichermaßen geeignet sind. Wie man das am besten für sich selbst herausfindet, wurde bereits an anderer Stelle beschrieben. Auf jeden Fall benötigt ein Mensch Hilfe bei der Bewältigung seiner Ängste und Spannungen, deren Wurzeln in der persönlichen Selbsteinschätzung, den Denkkategorien, zwischenmenschlichen Beziehungen, beruflichen Zielen, Umweltfaktoren etc. liegen können. Die Behandlung soll also demzufolge auf einer umfassend angelegten Neubewertung der Lebensweise und der Lebensziele beruhen und nicht nur auf medizinisch orientierten Methoden. Alle im Buch gegebenen Hinweise zu Ernährung, Entspannungstechniken, Meditation etc. sind hier mehr oder minder geeignet.

Heilpflanzen

Pflanzliche Heilmittel können sowohl für die Behandlung und Linderung als auch für die Vorbeugung von Herzerkrankungen von großem Gewinn sein. *Es muß jedoch unbedingt betont werden, daß jegliche Behandlung des Herzens mit Heilpflanzen unter der Aufsicht eines gut ausgebildeten heilpflanzenkundigen Arztes durchzuführen ist,* besonders wenn das Herz bereits mit Arzneimitteln behandelt wurde.
Einige Heilpflanzen wirken direkt auf das Herz. Dazu gehören:

Besenginster *(Sarothamnus scoparius)*
Lindenblüten *(Tilia europaea)*
Maiglöckchen *(Convallaria majalis)*
Mistel *(Viscum album)*
Weißdornbeeren *(Crataegus sp.)*

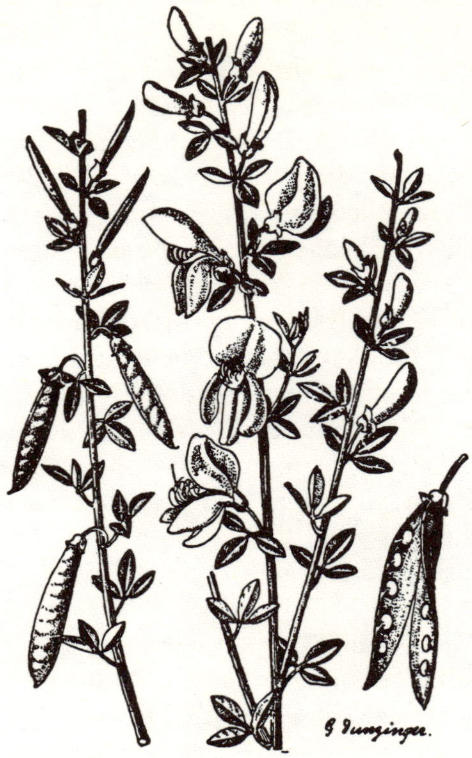

Besenginster, *Sarothamnus scoparius*

Sie werden sicher bemerken, daß in dieser Aufzählung der als Herzarznei wohlbekannte Fingerhut fehlt. Die moderne medizinische Heilpflanzenkunde betrachtet ihn als zu giftig und sieht seine Anwendung nur unter bestimmten Umständen als gerechtfertigt an. Er sollte niemals zur Eigenbehandlung benutzt werden.
Zur Stärkung und Unterstützung des Herzens können auch viele Heilpflanzen eingesetzt werden, die den Körper allgemein kräftigen.
So kann man Heilpflanzen gegen Angst und Anspannung einsetzen — Symptome, die oftmals Herzerkrankungen begleiten oder diese mitverursachen. All diese Heilpflanzen wurden an anderen Stellen des Buches bereits ausführlich behandelt. Eine Pflanze sollte jedoch wegen ihrer besonderen Wirkung auf Herzerkrankungen, die mit Streß in Zusammenhang stehen, erwähnt werden:

Echtes Herzgespann *(Leonurus cardiaca)*

Schon der lateinische Name dieser Pflanze macht deutlich, wie ihr Ruf als herzstärkendes Mittel in den botanischen Namen Eingang fand. Man kann sie bei Herzklopfen benutzen. Im folgenden finden Sie noch weitere entspannend wirkende Pflanzen. Vergessen Sie jedoch nicht, daß jedes Mittel von Mensch zu Mensch unterschiedlich wirken kann.

Helmkraut *(Scutellaria laterifolia)*
Johanniskraut *(Hypericum perforatum)*
Zitronenmelisse *(Melissa officinalis)*

Hyperaktivität bei Kindern

Dieses Gebiet verdient zunehmende Beachtung, da die Ursachen hierfür überall vorhanden zu sein scheinen. Unbestreitbar spielen künstliche Nahrungsmittelzusätze eine führende Rolle. Es scheint, daß ein junges, heranwachsendes Nervensystem besonders anfällig für die Schäden oder Reizungen ist, die durch viele Nahrungsmittelzusätze hervorgerufen werden können. Das Ergebnis ist dann eine übermäßige Aktivität mit nur wenigen Stunden Nachtschlaf. Wegen dieser Überaktivität kommt es auch häufiger zu Unfällen. Man vermutet eine Verbindung zu Ekzemen und Asthma, die allerdings so oder so durch die Überaktivität verschlimmert werden. Selbst wenn so ein Kind einen hohen IQ aufweist, kann es Schwierigkeiten mit dem Sprechen, dem Gleichgewicht und dem Lernen haben.

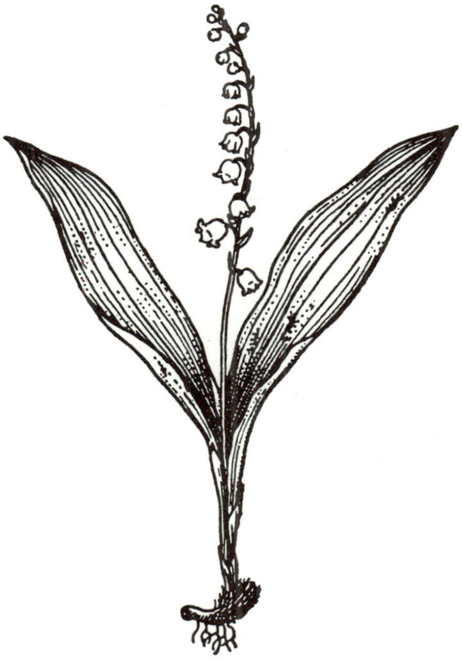

Maiglöckchen, *Convallaria majalis*

Die Eltern eines derart aktiven Kindes werden auch selbst unter extremem Streß zu leiden haben. Deshalb sollte man hier bei der Behandlung zweierlei beachten: Möglichkeiten, wie man dem Kind hilft und zugleich auch den Eltern.
Erkundigen Sie sich, ob es in Ihrem Landkreis Selbsthilfegruppen für Eltern mit hyperaktiven Kindern gibt, oder gründen Sie selbst eine.
Eine Behandlungsmethode, die sich als recht wirksam erwiesen hat, ist die von Dr. Feingold empfohlene Diät. Bei dieser werden alle Nahrungsmittel und Getränke, die irgendwelche synthetischen Zusätze und bestimmte natürliche Chemikalien enthalten, ausgeschlossen.
Man kann auch selbst einiges dafür tun, indem man folgende Nahrungsmittelzusätze, die auf den Verpackungen angegeben sein müssen, meidet:

E 102 Tartrazin
E 104 Chinolingelb
107 Gelb 2 G
E 110 Gelborange S
E 120 Kochenille
E 122 Azorubin
E 123 Aramanth
E 124 Ponceau 4R
E 127 Erythrosin
128 Rot 2G
E 132 Indigokarmin
133 Brilliantblau
E 150 Zuckerkulör
E 151 Brilliantschwarz PN
154 Braun FK
155 Braun HT
E 210 Benzoesäure
E 211 Natriumbenzoat
E 250 Natriumnitrit
E 251 Natriumnitrat
E 320 Butylhydroxianisol (BHA)
E 321 Butylhydroxitoluol (BHT)

Über die nachteiligen Wirkungen dieser Zusätze besteht nur wenig Zweifel. Eine vollständige Liste der möglichen Schadstoffe wäre geradezu endlos.
Die Kombination von richtiger Ernährung und guter heilpflanzlicher Behandlung gegen die Körpersymptome, die das Kind entwickelt hat, sollte das Problem lösen können.

Die im nachfolgenden aufgeführten Heilpflanzen entfalten für diese Zwecke am besten ihre Wirkung als Aufguß, der dem Bad beigegeben wird. Die Herstellungsanleitung für einen Aufguß finden Sie im Kapitel über die Zubereitungsarten von Heilpflanzen.

Kamille
Ein in vielen Fällen einsetzbares Entspannungsmittel für Kinder.

Lindenblüten
Eine stärker, doch immer noch mild entspannungsfördernde Pflanze.

Rotklee
Ein sanft entspannend wirkendes Mittel, welches die Leber unterstützt und kleinere Hautausschläge beseitigt.

Wie bereits erwähnt, benötigen die Eltern dieser Kinder oftmals dringender als diese selbst Heilmittel gegen Streß und Anspannung. Allen Eltern mit hyperaktiven Kindern seien wärmstens die Ratschläge über die Behandlung von langandauerndem Streß ans Herz gelegt.

Schlaflosigkeit

Ein guter Schlaf ist die Grundlage für Gesundheit, und so wird sich Schlafmangel über kurz oder lang nachteilig auswirken. Sehen wir uns einmal an, welche Folgen Schlaflosigkeit hat, wenn sie Tag für Tag auftritt: Schmerz, Streß und Angst verhindern einen guten Nachtschlaf und lassen einen Menschen ermattet in den nächsten Tag gehen. Diese Erschöpfung wird die Fähigkeit des Körpers vermindern, mit Streß und Unannehmlichkeiten umzugehen, so daß man sich noch unbehaglicher und möglicherweise noch ängstlicher fühlt. Wahrscheinlich hat dies wiederum zur Folge, daß der darauf folgende Nachtschlaf gestört wird. So gerät man schließlich in einen Teufelskreis von Streß — Angst — Schlaflosigkeit — Erschöpfung — zunehmendem Streß und Schmerzen.

Der Mangel an Schlaf kann auch selbstverschuldet zustandekommen, wenn man beispielsweise zu lange fernsieht oder eine Party besucht. Über längere Zeit hinweg weniger zu schlafen, als man eigentlich sollte, kann also auch freiwillig geschehen. Scheinbar kann sich der Körper an eine verminderte Schlafdauer anpassen. Auf lange Sicht heißt dies jedoch, daß man einen Weg hin zu ernsteren Erkrankungen oder Störungen einschlägt; die Abwehr gegen Streßsymptome wird geschwächt, und man altert schneller.

HEILPFLANZEN GEGEN SCHLAFLOSIGKEIT

Die Natur ist reich an pflanzlichen Mitteln, die das Schlafen erleichtern. Wenn man von irgendwelchen Gedanken nicht losgelassen wird, wenn der Körper zu erregt ist oder auch wenn aus nicht erkennbaren Gründen der Schlaf nicht eintreten will, können pflanzliche Mittel sehr hilfreich sein.
Die stark wirksamen und mitunter gefährlichen narkotischen Pflanzen sind natürlich illegal und werden deshalb auch hier nicht vorgestellt. Alle erwähnten Pflanzen sind sicher und machen nicht abhängig.
Man kann sie auf vielerlei Arten anwenden. Genauere Anleitungen finden Sie in dem Kapitel über die Zubereitungsarten von Heilpflanzen. Zur Förderung des Schlafes ist es sinnvoll, sie als Tee oder Badezusatz zu verwenden. Am besten eignen sich hierfür entspannungsfördernde Pflanzen, die über ein angenehmes Aroma verfügen. Nimmt man ein Bad, dem einige Tropfen des nervenentspannend wirkenden Lavendelöls beigefügt sind, und trinkt dann anschließend eine Tasse des schlaffördernden Baldriantees, so ist diese Kombination nicht nur sehr angenehm, sondern zugleich auch wirksam.
Alle im folgenden aufgeführten entspannungsfördernden Heilpflanzen sind geeignet, Körper und Geist soweit zu entspannen, daß man schlafen kann. Obwohl Helmkraut, Lavendel und Echtes Herzge-

spann nicht in erster Linie gegen Schlaflosigkeit wirken, können sie doch die gewünschten Effekte zeigen. Es folgt nun eine Aufzählung schlaffördernder Pflanzen:

Baldrian
Dieses gut entspannende Heilmittel kann man sowohl bei Tag gegen Angst und Anspannung als auch bei Nacht, wenn angstvolle Gedanken den Schlaf behindern, einnehmen. Diese Pflanze ist jedoch nicht für jeden gleichermaßen geeignet. Wenn Sie davon Kopfschmerzen bekommen oder sich überhaupt nicht besser fühlen, sollten Sie die Einnahme beenden. Versuchen Sie dann lieber eine andere Heilpflanze.

Fischbaum
Ein gutes Entspannungsmittel, das zudem noch leicht schmerzstillende Eigenschaften besitzt.

Giftlattich
Bei einigen Menschen wirkt diese Pflanze stark beruhigend, doch leider nicht bei jedem.

Hopfen
Ein gebräuchliches Mittel gegen Schlaflosigkeit, das gewöhnlich als Tee eingenommen wird. Man kann davon auch ein Kissen bereiten.

Lindenblüten
Ein sanftes Entspannungsmittel, das besonders für Kinder geeignet ist. Wie aus dem Hopfen kann man auch hier ein gutes Heilpflanzenkissen herstellen. Die Heilpflanze ist besonders wegen ihrer wohltätigen Wirkung auf die Blutzirkulation empfehlenswert.

Passionsblume
Eine der besten schlaffördernden Heilpflanzen, die auch in den meisten käuflichen Mischungen vorkommt. Um die für Sie richtige Dosis herauszufinden, sollten Sie einige Nächte damit experimentieren, indem Sie die Dosis langsam steigern.

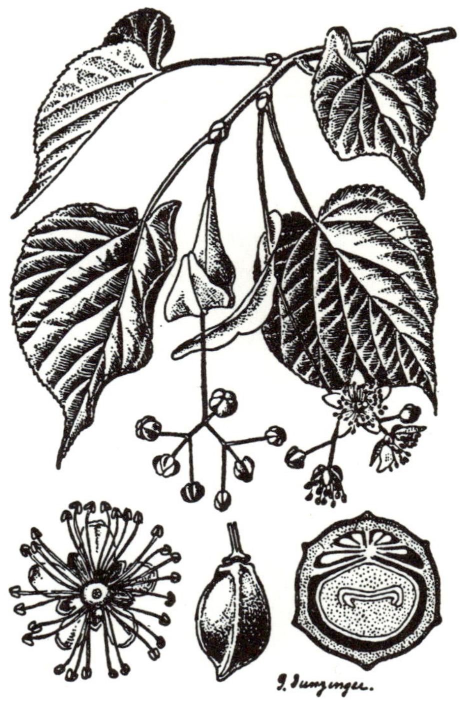

Linde, *Tilia cordata*

Es bedürfte eines neuen Buches, wollte ich all die verschiedenen Heilpflanzen gegen Schlaflosigkeit, ihre Anwendungsmöglichkeiten und ihre vielfältigen Wirkungsbereiche aufzeigen. Deshalb habe ich mich auf einige meiner Favoriten beschränkt.
Helmkraut, Baldrian und Passionsblume, zu gleichen Teilen gemischt, ergeben einen wirksamen Schlaftrunk. Hierfür eignen sich getrocknete Pflanzen oder Tinkturen. Bei getrockneten Pflanzen übergießt man etwa 30 g der Pflanzenmischung mit ½ l kochendem Wasser und läßt den Tee zehn Minuten ziehen. Wenn die Schlaflosigkeit für Sie ein großes Problem darstellt, sollten Sie ein Weinglas dieser Mischung nach jeder Mahlzeit und zwei Gläser vor dem Schlafengehen trinken.
Zusätzlich zu den Heilpflanzen kann auch eine Umstellung der Ernährung helfen. So ist beispielsweise bei manchen Menschen ein kleiner Happen vor dem Schlafengehen nützlich, besonders wenn es sich dabei um ein mit Salat belegtes Brötchen handelt — vielleicht weil dieser ein kultivierter Vetter des wildwachsenden Giftlattichs ist.
Die Einnahme der natürlichen Aminosäure L-Tryptophan behebt gewöhnlich, wenn

man die Behandlung regelmäßig über einen Monat hinweg durchführt, die Schlafstörungen. Es handelt sich hierbei um einen natürlichen Vorläufer einer schlaffördernden Chemikalie, die im Gehirn gefunden wurde. Lassen Sie jedoch daneben nicht die richtige Ernährung und die Arbeit an der Streßverminderung außer acht. Vermeiden Sie ab fünf Uhr nachmittags koffeinhaltige Getränke wie Tee, Kaffee, heiße Schokolade oder Cola, da diese bei Menschen mit Schlafproblemen als Muntermacher wirken.

ENTSPANNUNGSTECHNIKEN ZUM EINSCHLAFEN

Die in diesem Buch beschriebenen Entspannungstechniken können auch gegen Schlaflosigkeit helfen. Lassen Sie es auf einen Versuch ankommen! Auch die seit einiger Zeit im Handel erhältlichen Kassetten mit Anweisungen zur Entspannung und zum Einschlafen haben sich bei manchen Menschen als recht erfolgreich erwiesen.
Wenn Sie eine der im Buch aufgeführten Entspannungstechniken zum Einschlafen ausprobieren wollen, so praktizieren Sie diese Übung entweder so lange, bis Sie in den Schlaf fallen oder, wenn dies nicht geschieht, bis zu deren Ende. Seien Sie nicht beunruhigt, wenn Sie durch die Übung nicht einschlafen, sondern geistig wach bleiben, denn auch so ist ihr Körper tief entspannt. Sie befinden sich in jedem Fall in einem ausgezeichneten körperlichen Ruhezustand, und wenn diese tiefe Entspannung bei Ihnen keinen Schlaf bewirkt, so wird Ihr Geist dies wohl gerade nicht benötigen. Genießen Sie einfach diese Situation: Träumen Sie, lassen Sie ihrer Fantasie freien Lauf, denken Sie über etwas nach, wägen Sie Entscheidungen ab, die Sie zu treffen haben, überlegen Sie, wie Probleme am besten gelöst werden könnten, und so weiter. Sie sind entspannt und können alle Gedanken zulassen. Für viele Menschen ist dieser Zustand von körperlicher Ruhe und geistiger Klarheit sehr reizvoll und produktiv. Wenn Ihnen dabei etwas in den Sinn kommt, das Sie gerne niederschreiben würden, so stehen Sie auf und tun Sie es. Damit wird keinesfalls ein verwunschener körperlicher Zustand zerstört. Im Gegenteil: Sobald Sie dann wieder in Ihr Bett steigen, werden Sie schneller als sonst einschlafen.
Für gewöhnlich werden Sie allerdings schon lange vor Beendigung der Entspannungsübung in den Schlaf fallen. Wenn Sie am nächsten Morgen erwachen, werden Sie sich wahrscheinlich erinnern, nur bis zu den Beinen gekommen zu sein!
Konzentrieren Sie sich also, während Sie auf den Schlaf warten, auf Ihre Atmung, Muskelwahrnehmung und Entspannung. Machen Sie sich keine Gedanken darüber, wann und wie Sie einschlafen – Sie können es sowieso nicht kontrollieren. Halten Sie sich nicht mit Gedanken wie »Schlafe ich bereits?« auf, da diese sicherlich nicht zum schnelleren Einschlafen führen, sondern Sie eher mit einem Gefühl von Unbehagen noch länger wach bleiben lassen. Anstatt sich damit zu beschäftigen, ob Sie schon schlafen, welche Qualen Sie leiden oder welche Geräusche im Haus zu hören sind, sollten Sie lieber Ihre Atmung und Muskelwahrnehmung üben. Tun Sie dies jede Nacht solange, bis Sie entweder einschlafen oder körperlich so tief entspannt sind, daß die Schlaflosigkeit keine Rolle mehr spielt.

WEITERE RATSCHLÄGE ZUM EINSCHLAFEN

Versuchen Sie nicht, schlafen zu wollen. Schlaf ist nicht etwas, das man tun muß; er tritt vielmehr, wenn Geist und Körper dazu bereit sind, ganz von selbst ein. Das beste, was Sie »tun« können, ist, die Störungen, die Sie am Schlafen hindern, zu beseitigen. Das kann beispielsweise eine unbewußte Muskelanspannung sein. Wenn Sie sich jedoch geistig wie körperlich unruhig fühlen und keine Möglichkeit finden, dagegen anzugehen, dann sollten Sie auch nicht dagegen ankämpfen. Stehen Sie auf und tun Sie für eine Weile irgend etwas. Auch wenn es Sie nicht wirklich interessiert – zwingen

Sie sich dazu! Sie werden sich bestimmt bald ziemlich müde fühlen.
Führen Sie die Übungen auf dem Rücken liegend aus, selbst wenn Sie gewohnt sind, auf einer bestimmten Seite einzuschlafen. Sie werden dann entweder auf dem Rücken einschlafen — was Ihnen sicherlich guttun wird —, oder Sie werden sich, wenn die Konzentration schwindet und Sie in den Schlaf sinken, ganz von selbst auf Ihre Seite drehen.
Wenn Sie ein Kissen benutzen, sollten Sie darauf achten, daß Kopf, Nacken und Wirbelsäule gerade in einer Ebene ruhen, ohne sich dabei allerdings zu verkrampfen.
Ihr Bett sollte hart und eben sein und darf nicht durchhängen.
Essen Sie drei bis vier Stunden vor dem Zubettgehen nichts mehr. Sie können etwas trinken, doch Speisen und koffeinhaltige Getränke sind untersagt. Durch spätes Essen wird zum einen Ihr Stoffwechsel gerade dann, wenn er auf halbe Kraft schalten will, wieder angeregt, zum anderen können Sie so beträchtlich an Gewicht zunehmen. Die einzige Ausnahme wäre das vorher erwähnte Salatbrötchen.
Wenn Sie mitten in der Nacht aufwachen und auch nach zehn bis fünfzehn Minuten nicht wieder einschlafen können, so wenden Sie einfach wieder Ihre Entspannungstechnik an.

Schmerzen

Es mag Sie vielleicht überraschen, doch Schmerz ist keine Krankheit. Er ist vielmehr eine subjektive Empfindung. Im allgemeinen tritt er im Gefolge einer körperlichen Erkrankung auf und ist oftmals ein frühes Warnsignal. Als solches dient Schmerz der Gesundheit — nicht daß man ihn willkommen heißt, aber man sollte ihn als warnenden Hinweis beachten. Deshalb ist auch der enorme Konsum von schmerztötenden Arzneien ausgesprochen schädlich. Vieles, nicht nur körperliche Erkrankungen, sondern auch seelische Qualen, werden damit verdeckt und unterdrückt. Geistige und emotionale Hilferufe kommen in der subtilen Sprache des Körpers oft als körperlicher Schmerz zum Ausdruck.
Die von Mensch zu Mensch unterschiedliche Schmerzschwelle wird oft durch frühere Erfahrungen im Umgang mit Schmerzen und deren Beseitigung bestimmt, wie auch durch die eigene Fähigkeit oder Unfähigkeit, damit umzugehen. Wenn der Mensch in Sorgen und Ängsten wegen seiner Krankheit ist, wird er den körperlichen Schmerz als weitaus schlimmer empfinden.
Wie alle anderen körperlichen Krankheitsbilder wird auch Schmerz unter dem Eindruck von Streß verstärkt. Ein gutes Beispiel hierfür sind Rückenschmerzen, die sich aus Angst wegen eines überzogenen Bankkontos verschlechtern.
Jeder Mensch weist eine andere Schmerztoleranz auf, und deshalb ist es wirklich sehr schwierig, die Schmerzen eines anderen nachzuempfinden und zu verstehen. Schmerz kann auch, vor allem in Folge einer chronischen Erkrankung, zu Angst und Depression führen.

BEHANDLUNG

Sicher ist nun klargeworden, weshalb ein Arzt oder Heiler nicht den Schmerz als solchen in den Mittelpunkt seiner Behandlung stellen sollte. In erster Linie müssen die Wurzeln des Schmerzes gefunden werden, und die Gabe von schmerzstillenden Mitteln stellt dann nur einen Aspekt einer umfassenderen Behandlung auch der Ursachen dar.
Bei allen Schmerzen, die auf strukturelle Störungen des Knochenbaus zurückzuführen sind, ist die Hilfe eines Chiropraktikers oder Osteopathen angebracht. Auch die Akupunktur erzielt auf dem Gebiet der Schmerzbekämpfung große Erfolge. Oftmals treten Kopfschmerzen in Folge von Kiefernerkrankungen auf, bei denen ein guter Zahnarzt helfen kann.
Die meisten heutzutage verwendeten Pharmazeutika sind auf der Grundlage pflanzlicher Mittel hergestellt. Alle schmerzstillenden Medikamente und Betäubungsmittel, die Morphin oder Kokain enthalten, ent-

stammen ursprünglich Pflanzen. Keines dieser starken Mittel ist frei im Handel erhältlich, da sie, aus naheliegenden Gründen, nur unter strenger, ärztlicher Kontrolle eingenommen werden dürfen. Leider bringt diese ärztliche Monopolstellung mit sich, daß diese Mittel nicht einmal von wirklich qualifizierten Heilpflanzenkundigen verordnet werden dürfen.
Eine Reihe mild wirkender Heilpflanzen können Schmerzen beseitigen, doch muß, um es noch einmal ausdrücklich zu sagen, zunächst deren Ursache geklärt werden. Zu den schmerzstillenden Heilpflanzen zählen:

Baldrian
Diese Pflanze wird die den Schmerz oftmals begleitenden Angstgefühle mildern.

Fischbaum
Eine mild beruhigend wirkende Heilpflanze.

Giftlattich
Eine entspannend und schmerzstillend wirkende Heilpflanze. Leider wird diese wildwachsende Gattung immer seltener.

Jasmin, Gelber
Eine sehr stark wirkende, schmerzstillende Pflanze, die nur unter Aufsicht eines erfahrenen Heilpflanzenkundigen benutzt werden sollte.

Johanniskraut
Eine Heilpflanze, die besonders bei langdauernden Neuralgien zu helfen vermag.

Diese Pflanzen sind gegen Schmerzen im allgemeinen — doch was ist schon allgemeiner Schmerz? Wenn Ihre Schmerzen etwa aufgrund von Muskelkrämpfen auftreten, sollten Sie Heilpflanzen mit krampflösender Wirkung einnehmen; entstehen sie aufgrund von äußeren Verletzungen, stehen wundheilungsfördernde Pflanzen zur Verfügung etc. Vergessen Sie auch nicht, daß Angst Schmerzen verschlimmert und, vice versa, Schmerzen die Angst noch verstärken.

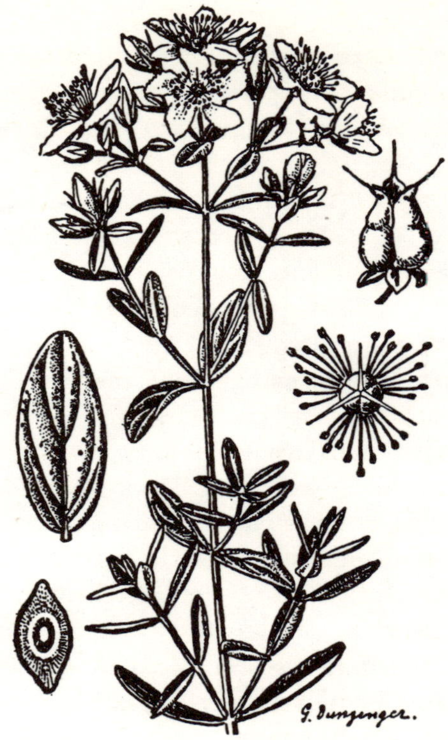
Johanniskraut, *Hypericum perforatum*

Rheumatoide Arthritis

Diese verbreitete Krankheit wird zweifellos durch jede Art von Streß verschlimmert. Es wurde bereits erwähnt, daß diese Krankheit zu den sogenannten *autoimmunen* Erkrankungen zählt, die alle durch Angst und Anspannung noch verschlechtert werden.
Die rheumatoide Arthritis ist dadurch gekennzeichnet, daß die Körpergelenke anschwellen, schmerzen und sich versteifen. In ihrer Entstehung unterscheidet sie sich stark von der häufig vorkommenden *Osteoarthritis* (Knochen- und Gelenkentzündung). In den Häuten, die einige der Körpergelenke auskleiden, bilden sich bei der rheumatoiden Arthritis entzündliche Gewebswucherungen. Die genauen Ursachen hierfür sind nicht bekannt, doch nimmt man an, daß dies direkt mit dem Immunsystem des Körpers in Zusammenhang steht, da es genau dieses System ist, welches den Körper gegen krankmachende Organismen verteidigt. Aus bisher ungeklärten Gründen beginnt sich bei der rheumatoiden Arthritis dieses Abwehrsystem gegen das körpereigene Protein in den

Gelenkauskleidungen zu richten. So kommt es zu der schmerzhaften Entzündung und manchmal auch zur Zerstörung des Gewebes.

BEHANDLUNG

Einer der Faktoren, der das Abwehrsystem bei dazu veranlagten Menschen schwächt, ist Streß. Deshalb muß jede Behandlung dieser schwierigen Krankheit auch ein individuelles Streßbewältigungsprogramm beinhalten. Außerdem muß die Befreiung von Ängsten und Anspannungen im Vordergrund stehen.
Zur Verschlimmerung der rheumatoiden Arthritis kann auch die Ernährung beitragen, ja, sie kann sogar ursächlich an der Entstehung der Krankheit beteiligt sein. Die ganze Ernährungsfrage ist jedoch so komplex, daß es sich empfiehlt, hierzu den Rat eines erfahrenen Arztes einzuholen. Grundsätzlich soll man sich auf wenig säurehaltige Nahrungsmittel beschränken und Milchprodukte sowie, ganz besonders, alle Arten von künstlichen Nahrungsmittelzusätzen meiden. Die Rolle der Ernährung bei der Behandlung der rheumatoiden Arthritis ist ein vielschichtiges und umstrittenes Thema. Heilpflanzliche Arzneien können hier zwar einiges bewirken, doch bei dieser tief verankerten Störung, die mit dem Immunsystem in Zusammenhang steht, lassen sich nur schwerlich spezifische Mittel angeben. Dennoch wird die Behandlung durch einen guten Heilpflanzenkundigen eine große Hilfe darstellen. Die folgenden Pflanzen spielen bei jeder breiter angelegten Behandlung, in der die individuelle Situation des einzelnen Patienten mit berücksichtigt wird, eine Rolle. Um wirklich zu helfen, muß freilich auch hier der Betroffene in seiner Gesamtheit berücksichtigt werden, der noch an weit mehr als an einer rheumatoiden Arthritis leiden kann.

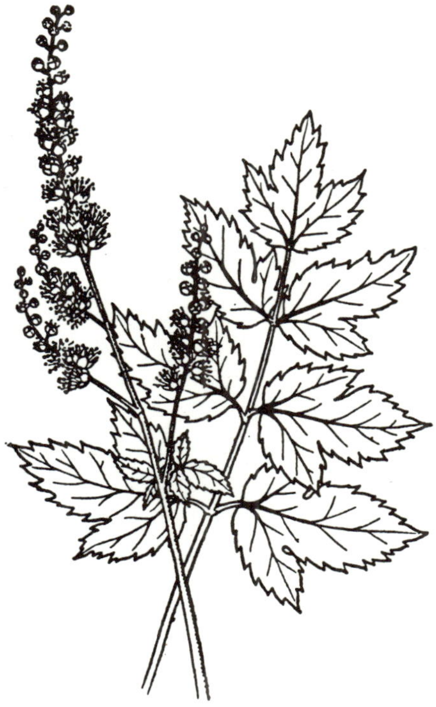
Wanzensame, *Cimicifuga racemosa*

Fieberklee
Eines der »Allheilmittel« bei arthritischen Erscheinungsbildern. Es wirkt zusätzlich auf die Leber, fördert die Verdauung und wirkt allgemein körperentschlackend.

Mädesüß
Ein nützliches Mittel mit Breitenwirkung, das neben vielen heilenden Eigenschaften auch die hat, Entzündungen in den Gelenken zu lindern.

Selleriesamen
Ein ausgezeichnetes Heilmittel, besonders bei allem, was mit Skelett und Muskulatur zu tun hat. Sellerie sollte bei arthritisanfälligen Menschen ein Grundbestandteil der Nahrung sein.

Wanzenkraut, Schwarzes
Eine nützliche, reinigend und entspannend wirkende Pflanze, die Entzündungen verringert.

Weidenrinde
Diese Pflanze enthält viel natürliches Aspirin, ohne dabei die potentiellen Nebenwirkungen der synthetischen Arznei aufzuweisen. Sie kann zur Schmerzstillung entzündlich veränderter Gelenke benutzt werden.

Yams, Zottiger
Diese Pflanze ist der natürliche Vorläufer der synthetischen Stereoide. Sie kann bei akut entzündlicher Arthritis helfen und auch bei Erkrankungen des Verdauungstraktes, wie beispielsweise bei Divertikulitis (entzündliche Darmausstülpungen).

Hauterkrankungen

Die Haut reagiert oft wie ein Blitzableiter: Die seelischen Spannungen werden aus dem Innersten über den Körper quasi abgeleitet und zeigen sich dann an dessen Oberfläche. Hauterkrankungen sind gleichsam ein körperliches Notsignal. Oft drückt sich so ein Schrei nach Hilfe oder Aufmerksamkeit aus — Bedürfnisse, die der Betroffene meist leugnet. Gerade diese innerliche Verleugnung führt aber zu der äußerlich sichtbaren Hauterscheinung. Diese Erkenntnis eröffnet uns einen Weg, Hauterkrankungen besser zu verstehen und therapeutisch anzugehen. Durch psychologische Beratung und stützende Psychotherapie kann viel zur Linderung von Leiden wie beispielsweise Psoriasis getan werden; die volle Wucht der Krankheit wird zunächst aufgefangen, um dann die Heilung zu beschleunigen.
Die Haut kann durch vieles in Mitleidenschaft gezogen werden, von einfachen Entzündungen über Allergien bis hin zu den komplexen und schwer verständlichen Störungen des autoimmunen Systems. Die meisten Hauterkrankungen werden durch Angst und Streß verschlimmert und einige durch Streß direkt ausgelöst. Letzteres gilt insbesondere für eine bestimmte Art von Ekzem, dem sogenannten atopischen Ekzem, sowie für die Psoriasis. Obgleich die Ursachen der Psoriasis nicht, wie vielfach angenommen wird, im emotionalen Bereich liegen, wird ihr Auftreten für den Betroffenen doch emotionalen Streß bewirken. Dieser ist sogar eine der schlimmsten Begleiterscheinungen der Psoriasis.
Emotionale Gegebenheiten und Streß sind maßgeblich an der Entwicklung, Verschlechterung und Fortdauer vieler Hauterkrankungen beteiligt. Der Streß und manchmal auch die Qual, die dadurch entstehen, können in einen Teufelskreis führen. Um diesen Streß für den Patienten abzubauen und die Heilung dadurch zu erleichtern, wäre es nötig, daß seine Freunde, Verwandten sowie die Öffentlichkeit einsehen, daß diese Hauterscheinungen weder schmutzig noch ansteckend sind, dabei für ihn aber ausgesprochen peinlich.
Zur Behandlung von Hauterkrankungen sind alle ganzheitlich orientierten medizinischen Ansätze gut. Zwar ist hierbei besonders eine Veränderung der Ernährungsweise vonnöten, doch dieses Gebiet übersteigt den Rahmen dieses Buches. Pflanzliche Heilmittel, die entweder innerlich oder äußerlich in Form von Salben oder Lotionen verwendet werden, sind besonders wirkungsvoll. Eine Aufzählung aller hierfür geeigneten Heilmittel würde ins Uferlose ausarten, und so belasse ich es bei einigen Empfehlungen:

Braunwurz
Eine Heilpflanze, die bei vielen Hautstörungen nützlich ist. Sie wirkt allgemein stärkend.

Klettenwurzel
Ein gutes allgemeines Heilmittel bei chronischen Hauterkrankungen. Da es auch in bestimmter Art auf die Leber wirkt, fördert es die Verdauung und die Aufnahme der Nährstoffe. Es ist besonders bei Psoriasis und Rheumatismus angezeigt.

Labkraut
Diese verbreitete Pflanze wirkt besonders auf das lymphatische System und unterstützt so eines der körpereigenen Reinigungssysteme. Sie hilft bei allen Hautleiden.

Myrrhe
Dieses »altmodische« Heilmittel ist immer noch überall erhältlich. Äußerlich angewandt, hilft es bei Entzündungen.

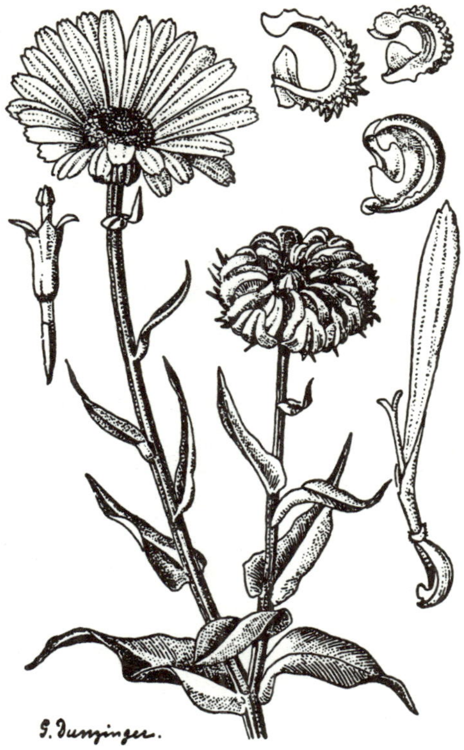

Ringelblume, *Calendula officinalis*

Orangenwurz
oder Kanadische Gelbwurzel
Diese Heilpflanze gilt schon beinahe als »Allheilmittel«. Sie besitzt eine breitgefächerte, wohltätige Wirkung auf den Körper und hilft bei den meisten Hauterkrankungen. Man kann sie als Lotion bei Ekzemen und Hauterkrankungen wie Favus anwenden, besonders zu gleichen Teilen mit Ringelblume oder Myrrhe kombiniert.

Ringelblume
Die Blüten dieser Pflanze helfen, innerlich oder äußerlich angewendet, besonders bei Ekzemen. Sie ist eines der besten Wundheilungsmittel und besonders gut wirksam gegen Pilzinfektionen.

Vogelmiere
Dieses Heilmittel vermindert auf oft unglaubliche Art und Weise Hautreizungen. Es wird als Lotion, Salbe oder Badezusatz verwendet.

Dies war nur eine kleine Auswahl an möglichen Heilpflanzen. Zusätzlich können noch nervenentspannende Heilpflanzen, die an anderer Stelle im Buch aufgeführt sind, verwendet werden. Eine Heilpflanze verdient jedoch noch besondere Erwähnung:

Rotklee
Ein mildes Heilmittel für die Haut, das besonders bei einigen Arten von Ekzemen bei Kindern zu empfehlen ist. Zudem zeigt es eine sanfte, entspannende Wirkung und verhilft zu erholsamem Schlaf. Es mindert den Juckreiz und somit auch das Kratzen an entzündeten Stellen.

Einige besondere Streßprobleme bei Frauen

In den westlichen Gesellschaften treten alle Formen emotionaler oder geistiger Störungen häufiger bei Frauen als bei Männern auf. Schon allein diese Tatsache gibt Anlaß zu psychologischer, soziologischer und politischer Forschungsarbeit, es ist jedoch unmöglich, das alles hier ausführlich zu erörtern. Als Hauptgründe für den erwähnten geschlechtsspezifischen Unterschied gelten genetische Faktoren, weiterhin der soziale Druck, der auf den Frauen lastet, und Unterschiede in der Erziehung und den kulturellen Anforderungen. In den literarischen Werken feministischer Schrifstellerinnen, wie beispielsweise in Germaine Greers »Der weibliche Eunuch«, kann man sehen, wie dieser Unterschied künstlich herbeigeführt und aufrechterhalten wird. Es muß wohl nicht erst gesagt werden, daß in einer Gesellschaftsform, in der die Hälfte der Bevölkerung zu leiden hat, irgend etwas nicht in Ordnung sein kann.
Wenn wir uns auch hier nur mit den allgemein bei Frauen auftretenden medizinischen »Syndromen« befassen, dürfen wir dennoch nicht aus den Augen verlieren, daß die unsere Gesellschaft durchdringende Atmosphäre psychischer Verstörung unschwer als Folge der bestehenden patriarchalischen Machtstrukturen zu erkennen ist. Die Entfremdung und Vereinsamung durch die moderne Hochhausarchitektur,

durch Militarismus, die gemeinsame multinationale Unterdrückung, die nukleare Bedrohung und die einseitig verteilten Bodenschätze, die andernorts zu großem Elend führen — all dies sind Aspekte eines geistig fehlgeleiteten männlichen Prinzips. Ohne allzu politisch werden zu wollen, darf doch keine ganzheitlich ausgerichtete medizinische Sichtweise diese Gegebenheiten vernachlässigen.
Vielleicht sollte man einmal den Wechseljahren beim Manne oder der männlichen Version eines prämenstruellen Syndroms Aufmerksamkeit schenken. Auch wenn sich das wie ein Witz anhört — ich fürchte beinahe, daß man hier recht aufschlußreiche Erkenntnisse gewinnen könnte!
Es wäre wohl ein wenig anmaßend, wenn ein männlicher Heilpflanzenkundiger vorgibt, »weibliche« Probleme zu verstehen und sie mit Heilpflanzen heilen zu können. Ich werde mich deshalb auf jene gesundheitlichen Störungen und deren Linderung durch Heilpflanzen beschränken, die gewöhnlich in den Bereich von Streß und Angst fallen. Die weiteren Verknüpfungen und die durch die Kultur auferlegten Rollen werde ich nur am Rande streifen.
Für dieses Gebiet möchte ich Ihnen noch ein Heilpflanzenbuch von Jeannine Parvati, »Hygieia«, ans Herz legen, das von tiefem Mitgefühl und Verständnis zeugt.

PRÄMENSTRUELLES SYNDROM

Diesem Erscheinungsbild wurde bis vor kurzem noch jegliche Existenz abgesprochen! Es wurde — wie könnte es anders sein — von männlichen Ärzten als »hysterisches Frauenverhalten« abgetan.
Man könnte es als einen Zustand beschreiben, der, in Abhängigkeit vom weiblichen Zyklus, durch Veränderungen im körperlichen Bereich, im Verhalten und in der Stimmungslage gekennzeichnet ist. Die häufigsten Symptome sind Reizbarkeit, depressive Verstimmung, Spannungsgefühl in den Brüsten sowie ein Gefühl von »Aufgedunsenheit«. Diese Veränderungen findet man in vielen Kulturen und Völkern. In der prämenstruellen Phase haben Frauen vermehrt Selbstmordgedanken und werden häufiger als sonst in die Psychiatrie eingewiesen. Bereits vorhandene Verhaltensstörungen wie Migräne oder Hauterkrankungen verschlimmern sich häufig in dieser Zeit. Das Leben wird allgemein als belastender empfunden, wobei der Spannungszustand von Frau zu Frau verschieden stark ist.
Physiologische Forschungen erbrachten nur wenig Klarheit über die ursächlichen Wurzeln des Übels. Als mögliche Ursachen dieses Syndroms nahm man die vermehrte Wasseransammlung in einigen Teilen des Körpers an sowie Veränderungen im Hormonhaushalt. Zyklisch auftretende Veränderungen bestimmter Chemikalien im Gehirn wiesen in die gleiche Richtung. In allen Studien ist von körperlichen Veränderungen die Rede.
All diese physiologischen Forschungsarbeiten lassen jedoch außer acht, welch große Rolle Geist und Gefühle beim prämenstruellen Syndrom und bei der Menstruation überhaupt spielen. Eine Theorie besagt, daß die prämenstruellen sowie die menstruellen Störungen ein konditioniertes Reaktionsmuster auf die hormonellen Veränderungen darstellen, das stark davon geprägt ist, welche Einstellung die Mutter einer Frau zur Menstruation hatte. War deren Einstellung weder offen noch gesund, so kann eine Frau schon im Mädchenalter Widerstände und eine psychische Blockade gegen die Menstruation als solche entwickeln. Dies kann sich dann später als prämenstruelles Syndrom äußern. Es gibt noch viele andere Theorien dieser Art; sie alle laufen darauf hinaus, daß diese störende und unangenehme Erscheinung eine ganze Reihe von Ursachen haben kann. Es gibt also nicht nur einen Grund für dieses Syndrom.

Behandlung

Heilpflanzliche Arzneien sind oft ausgesprochen erfolgreich bei der Behandlung eines prämenstruellen Syndroms. Sie können sowohl kurzfristig Erleichterung bringen als auch langanhaltende Besserung erzielen.

Baldrian
Eine beim prämenstruellen Syndrom häufig mit Erfolg angewandte Pflanze, besonders wenn die Störung von krampfartigen Schmerzen und Übererregtheit gezeichnet ist.

Helmkraut
Dieses wertvolle Heilkraut kann als Spezialmittel zur Linderung der emotionalen und geistigen Symptome des prämenstruellen Syndroms betrachtet werden. Es läßt sich mit einer ganzen Reihe wirksamer, spannungslösender Heilmittel kombinieren, z. B. mit den folgenden:

Herzgespann, Echtes
Diese Pflanze ist in der Kombination sehr nützlich, da sie entspannungsfördernde Eigenschaften besitzt und durch Streß hervorgerufenes Herzklopfen lindert.

Küchenschelle, Gemeine
Eine wertvolle, entspannende Pflanze, die besonders dann hilft, wenn ein Zuviel an emotionaler Belastung die Tränen überfließen läßt. Obwohl Ihnen die Tränen sicher guttun werden!

Schneeball, Gemeiner
Eine allgemein mild entspannende Heilpflanze, recht gut geeignet zur Lösung von Krämpfen, die oftmals mit dem prämenstruellen Syndrom einhergehen.

Welche der vorgeschlagenen Heilpflanzen nun gewählt werden, hängt zum einen selbstverständlich davon ab, welche Pflanze die beste Wirkung zeigt, zum anderen aber auch von der Schwere der Krämpfe etc. Auch wenn dies ein wenig kompliziert klingt, ist es doch relativ einfach. Heilpflanzen wie Helmkraut werden am besten dann verwendet, wenn das Problem gerade akut ist, also kurz vor Beginn der Menstruation. Eine Langzeitbehandlung sollte auf der Einnahme von Mönchspfeffer basieren, in Verbindung mit anderen, individuell zusammengestellten Heilpflanzen. Es ist eine gewisse Behandlungszeit erforderlich, um den Hormonhaushalt wieder ins Gleichgewicht zu bringen, ohne dabei irgendeine andere wichtige Körperfunktion in Mitleidenschaft zu ziehen.
Heilpflanzen, die dem Körper überschüssiges Wasser entziehen, Diuretika also, sind in Apotheken frei erhältlich. Über den Wert von Diuretika läßt sich in diesem Falle streiten, da die Wasseransammlung eher eine Sekundärerscheinung der emotionalen Spannung sein wird als umgekehrt. So wird Helmkraut vielleicht u. a. auch von überschüssigem Wasser befreien, wohingegen ein Diuretikum wohl kaum zur Verminderung der emotionalen Spannungen beitragen wird. Wenn jedoch die Einnahme von Diuretika angezeigt ist, sollten Sie Löwenzahnblätter, Bärentraube oder Schafgarbe verwenden.
Dies sind freilich nur Vorschläge. Jede Frau ist einmalig, und so kann auch manchmal ein sonst erfolgreiches Spezialmittel rein gar nichts bewirken.
Die Einnahme von Vitamin B 12 wurde verschiedentlich befürwortet und auch häufig von Allgemeinmedizinern verordnet, allerdings mit fraglichem Erfolg.
Eine bedeutende Rolle bei der Behandlung kommen sowohl stützender und aufdeckender Psychotherapie zu als auch Entspannungs- und Meditationstechniken. Diese Methoden sind an anderen Orten des Buches beschrieben.

PSYCHISCHE PROBLEME IN DER SCHWANGERSCHAFT

Die Schwangerschaft ist eine wundervolle Erfahrung von Leben in all seiner Ausdruckskraft. Wenn doch auch Männer . . . !
Wir haben gesehen, welch eine Belastung »Lebensereignisse« im Hinblick auf emotionale und geistige Probleme darstellen können, und doch ist die Gefahr, daß schwangere Frauen ernstere geistige Störungen entwickeln, geringer als sonst. Das ist natürlich ganz so, wie es sein sollte, und man erkennt hier besonders deutlich, welche Gesundheit und Vollkommenheit diesem sicher ganzheitlichsten »Lebensereignis« innewohnen.

Eine Schwangerschaft, besonders die erste, ist ein psychischer Wendepunkt im Leben einer Frau. Der Übergang zur Mutterschaft ist ein kreativer Vorgang, in dem fundamentale Veränderungen hinsichtlich der Vorstellung von sich selbst und der eigenen Rolle stattfinden — Veränderungen, die vor dem Hintergrund gelöster und nicht gelöster Entwicklungskrisen geschehen. Die psychischen und physischen Anforderungen des Kindes bilden einen wesentlichen Anteil an diesem Reifungsprozeß, der schon lange, bevor das Kind zur Welt kommt, beginnt. Mutter zu werden bedeutet für eine schwangere Frau, daß sich, da sie vom Kind zur Mutter wird, ihre Rolle den eigenen Eltern gegenüber verändert, daß sich ihre Rolle als Sexualpartner und, wenn sie bereits andere Kinder hat, auch ihre Mutterrolle verändert. Zeitweilige oder andauernde Veränderungen der beruflichen Laufbahn und der sozialen Rolle können eine direkte Folge der Schwangerschaft und manchmal auch die Ursache für ernstere Schwierigkeiten sein.

Abgesehen von Frauen, die schon seit längerem an einer Geisteskrankheit leiden, können kleinere auftretende Schwierigkeiten durch vermehrte Unterstützung seitens der Hebammen, Ärzte und besonders der Familie gelöst werden. Für die Schwangeren ist es wichtig, daß sie sich klare und gezielte Informationen beschaffen, Kurse zur Geburtsvorbereitung besuchen und sich mit anderen Müttern gedanklich austauschen.

10 bis 35% der schwangeren Frauen nehmen Beruhigungs- oder Schlaftabletten ein. All die Medikamente, die in den Blutkreislauf und das Gehirn eindringen, überwinden auch die Plazentaschranke. Bei dem Foetus werden sich höhere Blutspiegelwerte als bei der Mutter einstellen, und dies bedeutet letztlich, daß auch das Baby unter dem Einfluß von Beruhigungsmitteln steht. Jede Frau sollte sich diese Gefahr bewußt machen. Psychologische Beratung, Familientherapie und/oder nervenstärkende Heilpflanzen sind hier eindeutig vorzuziehen.

Wenn sich aufgrund von Fehlgeburten, Totgeburten oder Abtreibungen seelische Störungen entwickeln, wird ein erfahrener psychologischer Berater gute Hilfe leisten können.

Alle Heilpflanzen, die vornehmlich zur Linderung von Streß und Angst beitragen, sind auch während der Schwangerschaft relativ ungefährlich. Werden sie jedoch sehr oft benötigt, sollte man besser einen qualifizierten Arzt aufsuchen.

POSTNATALE DEPRESSION

In der Zeit kurz nach der Geburt entwickeln ca. 10% aller Frauen eine Depression. Sie bricht gewöhnlich innerhalb des ersten Monats aus. Untersuchungen, die in dieser Störung Stoffwechselursachen vermuten, sind wenig überzeugend. Oftmals fanden sich aber psychische und soziale Faktoren als Auslöser, wie eine unharmonische Partnerschaft, beengte Wohnverhältnisse und Geldsorgen. Im Rahmen eines Forschungsprojektes fand man heraus, daß die postnatale Depression weitaus häufiger bei Frauen auftritt, die sich nicht sicher waren, ob sie die Schwangerschaft abbrechen sollten oder nicht, oder bei denjenigen, die eine problematische Beziehung zu den eigenen Eltern hatten.

Diese Depression wird sich natürlich auch mehr oder weniger auf das Kind auswirken. Alle Schwierigkeiten, die eine Frau aufgrund ihrer neuen Rolle als Mutter haben kann, werden durch die Symptome der Depression noch verschlimmert: So kann es zu einer erhöhten Reizbarkeit kommen, zu einer Verminderung des Selbstwertgefühls, zu Schuldgefühlen und zu einem Gefühl von Ohnmacht, diese Situation zu meistern.

Behandlung der postnatalen Depression

Diese Art der Depression geht normalerweise nach einigen Monaten vorüber. Durch einfache unterstützende Maßnahmen wird dieser Prozeß jedoch ganz erheblich abgekürzt. Dazu gehört, daß der betroffenen Frau jedes Gefühl von Isolation genommen wird und daß die Quellen des

Streß erkannt werden, um sie dann zu meiden oder zu beseitigen. Oftmals hilft es den Eltern, wenn sie sich in dieser schwierigen Zeit der Neuorientierung die Verantwortung für das Kind, wie beispielsweise das Füttern, teilen. Diese Zeit, die eigentlich freudvoll und verbindend sein sollte, ist doch leider oft von Streß und Spannungen belastet.
Einige Mütter drücken ihre inneren Konflikte damit aus, daß sie dem Kind keine von ihnen getrennte Existenz zugestehen. Sie überwachen jede Bewegung des Kindes, und obgleich sie sich über Erschöpfung und Leiden beklagen, stehen sie jeder psychologischen Beratung und Unterstützung abweisend gegenüber.
Neben einer psychologischen Beratung können aber auch eine adäquate Ernährung und die sorgfältige Medikation mit Heilpflanzen zur Linderung der Umstände beitragen. Die hierbei angemessenen Heilpflanzen werden weniger nach nervenstärkenden oder antidepressiven Gesichtspunkten verordnet, als zur Regeneration des ganzen Körpers. Die Behandlung soll unter der Leitung eines qualifizierten Heilpflanzenkundigen erfolgen.

WECHSELJAHRE

Die Wechseljahre zählen zu den wichtigsten Übergangszeiten, die ein Mensch durchlaufen muß. Über die dabei auftretenden Probleme wurde viel geschrieben und viel gesagt — und doch kann es eine Zeit der Befreiung und der Freiheit sein. Lebenslange Fesseln und Rollen, welche die Gesellschaft den Frauen auferzwungen hat, können nun abgestreift werden.
Die zweifellos auftretenden physischen Störungen, die mit der hormonellen Umstellung einhergehen, können gelindert und in einigen Fällen sogar völlig behoben werden. Inwieweit diese hormonellen Veränderungen zu den auffällig häufigen geistigen und emotionalen Störungen beitragen, ist unklar. In jedem Fall ist dies ein Lebensabschnitt, in dem wichtige Lebensereignisse stattfinden: Kinder verlassen das Elternhaus, die eigenen Eltern sterben, der Ehemann geht in Rente etc.

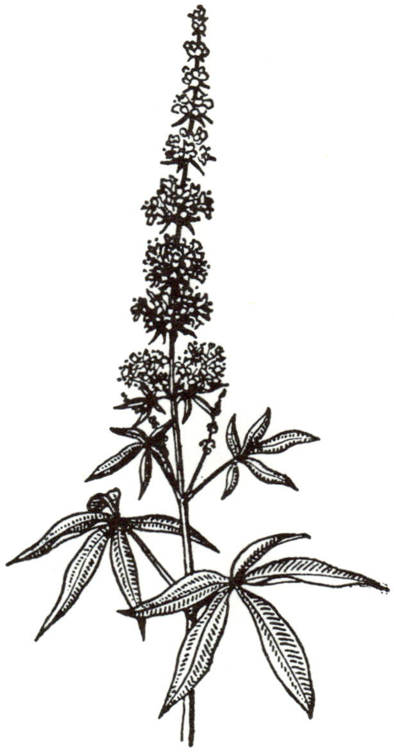

Mönchspfeffer (Keuschlamm), *Vitex agnus castus*

Unbestreitbar hat diese Zeit eine tiefe Bedeutung für die betroffene Frau. Sie wird sich durch diese gewichtigen Veränderungen oftmals in der von der Gesellschaft auferlegten Rolle als »nutzlos« empfinden. Hierbei kann eine gezielte psychologische Beratung wertvolle Hilfe leisten, indem der betroffenen Frau neue Möglichkeiten, die sich durch diese »Lebensveränderung« eröffnen, aufgezeigt werden. In dieser Zeit kann für die Frau die Chance eines Neuanfangs liegen, ihr Leben selbst zu gestalten und sich nicht mehr nur nach den Wünschen des Ehemanns oder der Kinder zu richten. Derart können Wechseljahre eher als Erleichterung denn als Herabstufung erlebt werden, gleichgültig in welche Richtung die Frau sich weiterentwickelt.
Heilpflanzen können sowohl die hormonellen als auch die psychischen Störungen günstig beeinflussen. Folgende Pflanzen kommen hier in Frage:

Mönchspfeffer oder Keuschlammbaum
Die Beeren dieser aus dem östlichen Mittelmeerraum stammenden Pflanze sind ein

wertvolles Heilmittel, das stabilisierend wirkt bei hormonellen Störungen und besonders »Hitzewallungen« verringert.

Orangenwurz oder Kanadische Gelbwurzel
Ein ausgezeichnetes Heilmittel für die Gesundheit im allgemeinen und insbesondere zur Kräftigung der Schleimhäute in der Vagina und im Unterleib.

Trapp, Frauenwurzel oder Löwenblatt
Eine Heilpflanze der Indianer, die auf das gesamte weibliche Fortpflanzungssystem eine ausgleichende und normalisierende Wirkung hat.

Wiesenfrauenmantel
Der Name dieser Pflanze geht auf ihre besondere Blattform zurück. Sie besitzt ähnliche Eigenschaften wie der Mönchspfeffer, jedoch weniger stark.

Eine ganze Reihe entspannend und antidepressiv wirkender Heilpflanzen können ebenfalls angewendet werden. Da jede Frau auf ein anderes Mittel anspricht, sollte die Verordnung durch einen qualifizierten Heilpflanzenkundigen geschehen. Folgende Pflanzen verdienen hier besondere Beachtung:

Baldrian
Eine gute Heilpflanze, wenn man einmal einer stärkeren Beruhigung bedarf.

Helmkraut
Eine entspannende Heilpflanze mit breiten Anwendungsmöglichkeiten.

Herzgespann, Echtes
Ein zuverlässiges, entspannendes und nervenstärkendes Heilmittel, das besonders dann, wenn die Hitzewallungen durch begleitendes Herzklopfen noch verschlimmert werden, nützlich ist.

Johanniskraut
Diese Heilpflanze mit Breitenwirkung auf den ganzen Körper gilt als Spezifikum für die mit den Wechseljahren verbundenen Depressionen und Anspannungen.

Kreuzkraut, Goldgelbes
Diese Pflanze verfügt über eine ähnliche breite Wirkung wie Trapp.

Küchenschelle, Gemeine
Eine entspannend wirkende Heilpflanze, die zur Verminderung von Angstzuständen beiträgt und die diese Störung gelegentlich begleitenden Empfindungen von Irrationalität verringert.

Drogentherapie

Sucht ein Patient heutzutage seinen Arzt auf, um bei Störungen, die mit Angst oder Depression zu tun haben, Hilfe zu finden, ist das Ergebnis gewöhnlich ein Rezept. Unglücklicherweise wurde das bewundernswerte Gesundheitswesen durch die gestellten Anforderungen so überlastet, daß man es heutzutage vielleicht passender »Krankheitswesen« nennen sollte. Obgleich Ärzte und Schwestern ihr Bestes tun, ihre Patienten so gut wie möglich zu betreuen und zu versorgen, stehen dem System so wenig Geldmittel zur Verfügung, daß Ärzte und Pflegepersonal nicht das tun können, was sie tun wollen. Die Folge davon ist, daß dieses Problem unter Unmengen von Arzneimitteln verdeckt wird.

Wie in diesem Buch durchgehend beschrieben, ist das eine kurzsichtige und potentiell gefährliche Sache. Bei schweren psychischen Erkrankungen ist zweifellos eine Arzneimitteltherapie angezeigt. So wurden durch den Gebrauch von Psychopharmaka große Fortschritte bei der Behandlung der Schizophrenie und der Psychosen im allgemeinen erzielt. Doch hat der Gebrauch dieser Arzneimittel bei den sogenannten »Neurosen«, Angstgefühlen etc. die Grundprobleme verschleiert und unglücklicherweise zum Entstehen neuer psychischer Störungen geführt.

Jeder, der Arzneimittel nimmt, die die Psyche beeinflussen, sollte wissen, was er einnimmt und welche Nebenwirkungen auftreten können. Werden diese Arzneimittel abgesetzt, können oft Entzugssymptome die Folge sein. In diesem Kapitel werden die am häufigsten eingenommenen Mittel und deren Wirkungen kurz beschrieben. Wie die medizinische Erfahrung lehrt, kann es bei der Einnahme dieser Mittel zu den nachfolgend aufgeführten Symptomen kommen. Das heißt freilich noch lange nicht, daß diese auch bei Ihnen auftreten werden. Betrachten Sie diese Aufzählung einfach als Hinweis.

Bei den nachstehend beschriebenen Medikamenten handelt es sich um solche, die gewöhnlich bei Angst, Spannungen und den damit verbundenen Erscheinungen verordnet werden. Nicht erwähnt werden Antidepressiva oder Arzneimittel, die bei schweren psychiatrischen Erkrankungen eingesetzt werden.

Beruhigungs- und Schlafmittel

Wie Schlaflosigkeit oder Schlafstörungen angegangen werden können, wurde bereits an anderer Stelle des Buches besprochen. Dieses Kapitel befaßt sich mit den verschiedenen, für gewöhnlich verschriebenen Arzneimitteln und deren Auswirkungen.

Beruhigungs- und Schlafmittel (Sedativa

und Hypnotika) dämpfen die Hirntätigkeit. In kleinen Dosen wirken sie als *Sedativa*, d.h. beruhigend und entspannend, in hohen Dosen induzieren sie Schlaf und werden dann *Hypnotika* genannt. All diese Mittel sind potentiell suchterzeugend und können schnell zu psychischer Abhängigkeit führen. Der ruhelose Schlaf, der dem Absetzen dieser Arzneimittel folgt, verstärkt die Abhängigkeit. Oft ist ihr Einsatz völlig unnötig.

Wird regelmäßig eine höhere als die angegebene Dosis eingenommen, kommt es zu einer Vergiftung. Ältere und geschwächte Menschen oder solche mit Herz-, Nieren- oder Lebererkrankungen können sogar bei »normaler« Dosis Vergiftungserscheinungen zeigen. Die Zeichen so einer Vergiftung sind Verwirrtheit, Sprachstörungen, Unruhe, Gedächtnisstörungen, Urteilsunfähigkeit, Reizbarkeit, überschießende Emotionen, Feindseligkeit, Mißtrauen und sogar Selbstmordabsichten.

Alle Medikamente dieser Gruppe können zu physischer Abhängigkeit führen, und in Folge davon können beim plötzlichen Absetzen dieser Mittel Entzugserscheinungen auftreten. Diese äußern sich durch Angst, Zittern, Schwäche, Übelkeit, Schwindel, Erbrechen, Krämpfe und Delirium. Es kommt sogar, wenn auch sehr selten, zu Todesfällen. Verglichen mit der Anzahl an Menschen, die diese Mittel einnehmen, kommt es zwar relativ selten zu physischer Abhängigkeit, dafür ist allerdings eine psychische Abhängigkeit sehr verbreitet. Häufig tritt eine Gewöhnung an diese Medikamente ein, die im Lauf der Zeit bei gleicher Dosis zu einer Wirkungsabschwächung führt. Dies nun birgt die Gefahr, daß, um die gleiche Wirkung zu erzielen, die Dosis gesteigert wird. Auf diese Weise ist natürlich die Wahrscheinlichkeit, süchtig zu werden, weitaus eher gegeben.

All diese Medikamente, besonders die Barbiturate, können Angst, Reizbarkeit und Depression erzeugen, und da solche Mittel häufig gerade gegen diese Symptome an erster Stelle verordnet werden, besteht die Versuchung, ganz einfach eine höhere Dosis einzunehmen. In einigen Fällen wird der psychische Zustand dadurch verschlechtert. Es gibt Beweise dafür, daß der durch Arzneimittel hervorgerufene Schlaf die »normalen« erholsamen Schlaffunktionen beeinträchtigt.

Ein Kennzeichen dieser möglichen Auswirkungen ist, daß jemand zwar mit Hilfe dieser Mittel besser schlafen und entspannter aufwachen kann, später am Tag aber müde, reizbar und schlecht gelaunt ist. Folglich kann sich dieses Mittel nachteilig auf erlerntes Verhalten und die Konzentrationsfähigkeit auswirken.

Eine ganze Reihe solcher Medikamente finden Verwendung.

BARBITURATE

Sie gehören zu den ältesten synthetischen Sedativa und sind seit nunmehr fast hundert Jahren in Gebrauch. Sie werden bei Angst, Anspannung, Unruhe wie auch bei Schlafstörungen eingesetzt. Schlaferzeugende Barbiturate wirken ungefähr acht Stunden lang, führen aber alle zu einer Art »Kater«. Bei den Barbituraten ist das Risiko, psychisch und physisch abhängig zu werden, sehr groß. Sie werden heute weitgehend durch Benzodiazepine ersetzt, welche die Wirkung von Alkohol verstärken und oft, zufällig oder beabsichtigt, in zu hoher Dosierung eingenommen werden.

Eine große Anzahl verschiedener Barbiturate ist auf Rezept erhältlich. Dazu gehören Phenobarbital, Nembutal, Neodorm, Phanodorm.

NICHTBARBITURATHALTIGE SCHLAFMITTEL

Darüber hinaus ist eine Gruppe nicht barbiturathaltiger Schlafmittel im Handel. Viele, wie z.B. Bromsalze oder Chloralhydrat, werden heute nur noch selten verordnet. Alle Medikamente dieser Gruppe können Gewöhnung und Sucht hervorrufen, die Wirkung von Alkohol verstärken, die Konzentrationsfähigkeit und Fahrtüchtigkeit beeinträchtigen und zu Vergiftungen führen.

Ein Beispiel für ein Medikament dieser Gruppe ist Mandrax.

ANTIHISTAMINIKA

Antihistaminika, die normalerweise zur Unterdrückung allergischer Reaktionen verordnet werden, führen — als Nebenwirkung — zu Schläfrigkeit. Diese schlaffördernde Wirkung wird manchmal ausgenutzt. Mandrax bestand aus einer Kombination zweier Wirkstoffe, einer davon war ein Antihistaminikum.

BENZODIAZEPINE

Auf diese werde ich später noch ausführlicher eingehen. Sie sind die am weitesten verbreiteten Mittel gegen Angst. Zu dieser Gruppe gehören auch die bekannten Medikamente Librium und Valium. Alle hierunter fallenden Medikamente wirken in hohen Dosen schlaferzeugend. Bei Schlaflosigkeit werden sehr oft Mogadan und Dalmadorm eingesetzt.

Tranquilizer

Diese Mittel werden hauptsächlich bei Angst und innerer Spannung verschrieben. Die Benzodiazepine sind die wichtigsten Vertreter dieser Gruppe; sie werden auch bei Schlafstörungen verordnet.

BENZODIAZEPINE

Sie gehören zu den am häufigsten verschriebenen angstlösenden Medikamenten und werden gegen Beklemmungszustände, Schlaflosigkeit, Muskelverspannung, Krämpfe und Entzugssymptome, die von anderen Mitteln herrühren, eingesetzt. Bei ihrem Gebrauch treten eine ganze Menge negativer Begleiterscheinungen auf. Sie können Verwirrung hervorrufen und die Konzentrationsfähigkeit, das Bedienen von Maschinen und die Fahrtüchtigkeit beeinträchtigen. In erster Linie kommt es zu Schläfrigkeit und Gleichgültigkeit; mögliche Begleiterscheinungen sind Blutdruckabfall, Appetitzunahme, Kopfschmerzen, Schwindel und Übelkeit. Manchmal kommt es paradoxerweise zu Erregungszuständen, so daß jemand, anstatt ruhig zu werden, wie betrunken wirkt und handelt. Benzodiazepine verstärken die Wirkung von Alkohol. Es leuchtet nun wohl ein, daß ihr Gebrauch zu einer Art physischen Abhängigkeit führen kann. Der Entzug dieser Medikamente kann problematisch werden, wenn er nicht auf die richtige Art und Weise durchgeführt wird. Hierauf kommen wir noch zu sprechen.
Zu den Benzodiazepinen gehören unter anderem folgende, hier mit Handelsnamen erwähnten Substanzen: Librium, Valium, Adumbran, Tavor, Dalmadorm, Tranxilium, Normison.

Pflanzliche Medizin und die Abhängigkeit von Benzodiazepinen

(oder: Wie man von Valium loskommt)

Ein Heilpflanzenkundiger ist eigentlich nicht der geeignete Fachmann, um mit dem wachsenden Problem des Arzneimittelmißbrauchs und der Arzneimittelabhängigkeit fertigzuwerden. Zur Erleichterung des Entzugs von Benzodiazepinen haben Heilpflanzen jedoch so viel zu bieten, daß wir ihren unschätzbaren Wert in diesem Zusammenhang nicht unerwähnt lassen wollen. Wir werden uns nicht mit dem verheerenden »Straßen«-Gebrauch dieser Medikamente beschäftigen; dort sollen Dosen von bis zu 500 mg Valium genommen werden, die Euphorie und Vergiftungserscheinungen hervorrufen.
Leider muß davon ausgegangen werden, daß in unserem Land sehr viele Menschen über lange Zeit Benzodiazepine einnehmen und somit als süchtig anzusehen sind. Die wiederholte Verschreibung dieser Medikamente führt zu ernsten sozialen Konsequen-

zen; die wichtigsten sind die Auswirkungen auf das Individuum. Menschen, die solche Mittel längere Zeit einnehmen, können so etwas wie eine »emotionale Betäubung« erfahren und in objektiven psychologischen Testverfahren einen signifikant niedrigeren Punktwert erzielen. Oftmals benötigten diese Menschen die Medikamente auch gar nicht mehr. Die wiederholte Verschreibung erfolgt dann aus anderen Gründen als aus wirklicher Bedürftigkeit.

Werden diese Mittel länger als drei Monate in einer Dosierung von über 40 mg täglich eingenommen und dann plötzlich abgesetzt, kommt es zu Entzugserscheinungen. Bei empfindsamen Menschen können diese Symptome schon nach kürzerer Zeit und geringerer Dosierung auftreten.

Will jemand, der solch ein Medikament über Monate oder sogar Jahre eingenommen und die Dosis, um die gleiche Wirkung zu erzielen, gesteigert hat, dieses absetzen, wird er sehr wahrscheinlich unter Entzugssymptomen leiden. Diese können von Angst und Depression über emotionale Störungen und Wahrnehmungsstörungen bis hin zu Krampfanfällen reichen. Die dabei auftretende Angst wird der, gegen die dieses Medikament anfangs verschrieben worden war, sehr ähnlich sein, und somit zur schnellen Wiederaufnahme der Behandlung zwingen. Zu den möglicherweise auftretenden erschreckenden Entzugssymptomen zählen: Depression, Schlaflosigkeit, Übelkeit, Unwohlsein, Depersonalisationsempfindungen, weiterhin Wahrnehmungsstörungen wie flimmernde Lichtpunkte, laute Geräusche, Unsicherheit und Bewegungsunruhe.

Ausmaß und Schwere solch eines schlimmen Entzugs können durch schrittweise Dosisreduktion und eine begleitende Heilpflanzenbehandlung deutlich abgeschwächt werden. Obwohl man so einen Entzug alleine durchführen kann, empfiehlt es sich doch, den Rat eines professionellen Heilpflanzenkundigen einzuholen.

BENZODIAZEPIN-ENTZUG

Um diesen Entzug erfolgreich durchführen zu können, ist es wichtig zu wissen, welche Art von Benzodiazepinen eingenommen wurde. Sie lassen sich in zwei große Gruppen unterteilen: Zu der einen gehören die Benzodiazepine, die wirksame Metaboliten (Stoffwechselprodukte) enthalten und deshalb länger im Blut verbleiben, zu der anderen jene, die keine wirksamen Metaboliten haben und deshalb kürzere Zeit im Blut kreisen. So z. B.:

Medikamente mit längerer Wirkdauer (in Klammern sind die Markennamen der Medikamente angegeben):
- Chlordiazepoxid (Librium)
- Diazepam (Valium)
- Nitrazepam (Mogadan)
- Flurazepam (Dalmadorm)
- Chlorazepat (Tranxilium)

Medikamente mit kürzerer Halbwertzeit:
- Lorazepam (Tavor)
- Oxazepam (Adumbran)
- Temazepam (Normison)

Diese Unterscheidung ist nicht nur aus offensichtlichen therapeutischen Gründen wichtig, sondern auch wegen der unterschiedlichen Entzugsmethoden. Zuerst beschäftigen wir uns nun damit, wie nach herkömmlicher Lehrmeinung ein Entzug zu erfolgen hat, danach mit der heilpflanzlichen Methode.

Es gibt Hinweise dafür, daß der Entzug von Benzodiazepinen mit kurzer Halbwertzeit, wenn diese über lange Zeit eingenommen wurden, härter und weniger erfolgreich ist. Die Entzugssymptome scheinen in enger Beziehung zu dem plötzlichen Abfall des Medikamentenspiegels zu stehen. In Tabelle 4 sind wichtige wirksame Metabolite verschiedener Medikamente und deren Wirkdauer angegeben:

Tabelle 4: Wichtige wirksame Metabolite von bekannten Medikamenten

Medikament	*Halbwertzeit (Stunden)*	*wichtiger wirksamer Metabolit*	*Halbwertzeit*	*Anflutungszeit ins Gehirn*
Chlordiazepoxid	10—20	N-desmethyl-chlordiazepoxid	10—30	langsam
Diazepam	12—24	Nordiazepam	50—90	schnell
Chlorazepat	vor Absorption zum großen Teil hydrolisiert	Nordiazepam	50—90	langsam
Flurazepam	sehr kurz	1-Desalkyl-flurazepam	50—100	mittel
Clobazam	10—30	1-Desmethyl-clobazam	30—50	langsam
Nitrazepam	20—40	keiner		mittel
Lorazepam	10—20	keiner		langsam
Oxazepam	10—20	keiner		langsam
Temazepam	5—9	keiner		schnell

(Aus: »Topics in Drug Therapy«, The Open University Press, 1982)

Nach orthodoxer Lehrmeinung sollte der Entwöhnungsprozeß folgendermaßen ablaufen: Die Dosis wird stufenweise reduziert, in kritischen Stadien wird die Dosis jeweils individuell neu festgesetzt. Der Einfluß des Alters, Begleiterkrankungen oder Arzneimittelwechselwirkungen, also Gegebenheiten, die die pharmakologischen Wirkungen beeinflussen können, werden hier nicht berücksichtigt.

1. *Abhängige von Benzodiazepinen mit kurzer Halbwertzeit:*
   (a) Alle zwei bis vier Wochen wird die Dosis um ein Achtel reduziert.
   (b) Ist die geringste Dosis erreicht, wird auf eine vergleichbar niedere Dosis von Benzodiazepinen mit langer Halbwertzeit umgestellt.
2. *Abhängige von Benzodiazepinen mit langer Halbwertzeit:*
   (a) Alle zwei bis vier Wochen wird die Dosis um ein Achtel reduziert.
   (b) Dies wird so lange fortgeführt, bis die niedrigste therapeutische Dosis erreicht ist.
   (c) Innerhalb von vier bis acht Wochen wird die Dosis nun alle zwei Wochen weiter reduziert. Sollten körperliche Symptome auftreten, wird zusätzlich Propanolol (60—120 mg) oder Oxypertin (10—20 mg) täglich gegeben.
   (d) Danach werden die Benzodiazepine gänzlich abgesetzt.

Diese Vorgehensweise nimmt, wie wir gesehen haben, lange Zeit in Anspruch. Werden gleichzeitig pflanzliche Heilmittel eingenommen, kann dieser Prozeß wesentlich verkürzt werden. Auf diese Weise werden nicht nur die Entzugssymptome gemildert, sondern, was viel wichtiger ist, das Nervensystem wird, nachdem es starkem chemischen Streß (paradoxerweise werden diese Mittel ja zur Linderung des Lebensstreß' eingenommen!) ausgesetzt war, tonisiert und gestärkt.

HEILPFLANZEN UND ENTZUG

Die Vielzahl der uns zur Verfügung stehenden Heilpflanzen macht es möglich, Entzugserscheinungen zu lindern und bestimmte auftretende Körpersymptome zu behandeln. Es kann nicht nachdrücklich genug darauf hingewiesen werden, daß das angestrebte Ziel in vollständiger Drogenfreiheit, wenn nötig mit Hilfe psychologischer Unterstützung liegt, und nicht etwa darin, Benzodiazepine durch pflanzliche Heilmittel zu ersetzen. Dazu kann es nämlich sehr leicht kommen.
Man muß sich hier also um Gesundheitszustand und Wohlbefinden des Patienten gleichzeitig kümmern, da die Tranquilizer eine traumatische Auswirkung auf das ganze System gezeigt haben werden. Die hier gegebenen Ratschläge beziehen sich auf das Nervensystem, aber natürlich müssen auch andere Körperfunktionen, wie beispielsweise die der Leber, Nieren und Verdauung, überwacht und unterstützt werden. Dabei kann ein qualifizierter, medizinisch geschulter Heilpflanzenkundiger helfen.
Da jeder Mensch einzigartig ist, erscheint es nahezu unmöglich, genaue Dosierungen und spezifische Verordnungen anzugeben. Um herauszufinden, welche der unten ange-

gebenen Heilpflanzen im gegebenen Fall am besten geeignet ist, sollte das Kapitel, in dem die einzelnen Heilpflanzen in ihrer ganzen Wirkbreite aufgeführt sind, sorgfältig studiert werden. In den Mittelpunkt einer solchen Behandlung könnte man die Heilpflanzen Helmkraut und Baldrian stellen.

Zusammen mit diesen können andere nervenstärkende Mittel verordnet werden. Heilpflanzen wie z. B. Wermut und Beifuß helfen dem Organismus, Spannkraft und Vitalität zurückzugewinnen. Dazu kommt es über eine tonisierende Wirkung auf das Drüsen- und Verdauungssystem. Da der Leber eine lebenswichtige Aufgabe bei der Entgiftung zukommt, müssen deren Funktionen besonders unterstützt werden. Hierfür eignen sich Orangenwurz und Löwenzahn.

Jedes spezifische Körpersymptom kann mit den passenden Heilpflanzen behandelt werden, z. B. Herzklopfen mit Echtem Herzgespann, Magengeschwüre mit Schwarzwurz oder Eibischwurzel. Die in Tabelle 1, Seite 20/21 aufgeführten Symptome sollten genau studiert werden. Da bei verschiedenen Menschen unterschiedliche Heilkräuter angezeigt sein können, ist es nicht sinnvoll, zu starke Verallgemeinerungen zu treffen. In meiner Praxis haben sich folgende Heilpflanzen in diesem Zusammenhang als recht gut erwiesen: Echtes Herzgespann, Küchenschelle, Hafer, Lavendel, Johanniskraut und Passionsblume.

Dies stellt freilich eine sehr subjektive Auswahl von Heilpflanzen dar; andere Heilpflanzenkundige können andere Pflanzen bevorzugen. Einnahmemenge und -zeiten scheinen keine allzu große Rolle zu spielen – dem einen tut es gut, die Dosis über den Tag verteilt einzunehmen, dem anderen hilft es, die gesamte tägliche Dosis auf einmal zu nehmen. Eine Grunddosis, die nach Bedarf durch zusätzliche Dosen ergänzt werden kann, scheint die besten Wirkungen zu zeigen. Die jeweilige Dosierung ist sehr unterschiedlich; einige Menschen reagieren sehr sensibel auf Heilpflanzen, z. B. auf Helmkraut, andere hingegen benötigen sehr viel höhere Dosen. Ein Entzug könnte folgendermaßen durchgeführt werden:

2–4 Tage:	Einnahme von Medikamenten plus Heilpflanzen.
4–5 Tage:	Die Dosis der Medikamente wird um ein Sechstel reduziert; zusätzlich werden noch Heilpflanzen eingenommen.
alle weiteren 4–5 Tage:	Die Medikamentendosis wird jeweils um ein Sechstel reduziert. Wenn nötig, kann die Heilpflanzendosis erhöht und auftretende Körpersymptome mit den dafür geeigneten Heilpflanzen behandelt werden.

Dieser Prozeß kann längere oder kürzere Zeit in Anspruch nehmen. Versuchen Sie nicht, zu schnell vorzugehen, denn sollten Sie ein Gefühl des Versagens entwickeln, könnte die ganze Operation gefährdet sein. Dauernde Bestärkung und Hilfe, vor allem von nahen Familienangehörigen und Arbeitskollegen, sind von großer Bedeutung. Unterstützende fachmännische Beratung und die Bereitwilligkeit, Erkenntnisse über psychische Phänomene, die während dieses Prozesses auftreten, wahrzunehmen, können sehr hilfreich sein. Manchmal ist eine tiefenpsychologische Therapie angezeigt, sollte aber nur dann begonnen werden, wenn der Betroffene sich dafür körperlich und geistig stark genug fühlt. Gewöhnlich jedoch tut sich in dieser Zeit sowieso eine ganze Menge.

Eine gute, gesunde, ausgewogene Ernährung trägt wesentlich zum Erfolg bei. Möglicherweise besteht ein zusätzlicher Bedarf an Vitamin-B-Komplex und Vitamin C.

Die Anwendung von Heilpflanzen

Pflanzliche Heilmitttel lassen sich auf vielerlei Arten anwenden und herstellen. Wir werden uns hier auf diejenigen konzentrieren, die den Entspannungsprozeß am wirkungsvollsten unterstützen. Die Herstellung von Salben, Packungen und Zäpfchen wird nicht erklärt, da diese im Bereich der Streß- und Spannungsbewältigung nur selten benutzt werden. Falls Sie jedoch über diese besonderen Verfahren mehr wissen wollen, stehen hierfür eine ganze Reihe ausgezeichneter Bücher mit Rezepten und Vorschlägen zur Verfügung.

Frische Heilpflanzen

Fast immer verwendet man die Pflanzen am besten frisch gepflückt, da sie reich an ätherischen Ölen und zudem noch voller Lebenskraft sind. Einige Pflanzen können den Eßtisch delikat bereichern; wenn Sie die Heilmittel auf diese Weise zu sich nehmen wollen, ist es natürlich heutzutage unbedingt erforderlich, den Fundort genauestens auf mögliche Umweltbelastungen zu inspizieren. Löwenzahn, der am Straßenrand gepflückt wird, eignet sich nicht unbedingt für einen gesunden Salat! Verbinden Sie das Sammeln von wildwachsenden Heilpflanzen lieber mit einem erholsamen Spaziergang auf dem Lande. Gehen Sie dabei behutsam und sorgfältig vor: Pflücken Sie nur so viele Pflanzen, wie Sie gerade brauchen, und von diesen auch nur die Teile, die Sie benötigen.
Einige frische Pflanzen können Sie in den Entsafter geben und sich auf diese Weise deren lebensheilende Kraft und ihre Wirkstoffe zunutze machen. Sie müssen aber den Saft sofort trinken, da die darin enthaltenen Wirkstoffe schnell oxydieren und dann verlorengehen. Wenn keine frischen Heilpflanzen zur Verfügung stehen, können Sie natürlich auf getrocknete Pflanzen oder auf Trinkkuren zurückgreifen. Es ist nicht uneingeschränkt empfehlenswert, Heilpflanzen frisch gepflückt zu verwenden. Einige enthalten potentiell gefährliche chemische Substanzen, die erst durch das Trocknen ungefährlich werden. Ein Beispiel hierfür ist die Küchenschelle, die niemals frisch benutzt werden darf, in getrocknetem Zustand aber völlig ungefährlich ist. Verhaltensmaßregeln dieser Art finden Sie in Heilpflanzenbüchern.
Als grobe Faustregel kann man sagen, daß eine Handvoll frischer Blätter der Menge eines Teelöffels voll getrockneter Kräuter entspricht. Da sich die meisten Dosierungsanleitungen auf getrocknete Pflanzen oder Tinkturen beziehen, ist dieser ungefähre Wert recht nützlich.
Tees sind auf die gleiche Art, wie es für die getrockneten Pflanzen beschrieben wird, zuzubereiten. Achten Sie dabei darauf, daß

die Teekanne geschlossen ist, damit möglichst wenig von den ätherischen Ölen verlorengeht. Wenn Sie Ihren frisch aufgebrühten Pfefferminztee noch zwei Räume weiter riechen können, haben sich die ätherischen Öle mit Sicherheit weitgehend verflüchtigt.

Getrocknete Heilpflanzen

Heutzutage ist ein Riesenangebot an getrockneten medizinischen Heilpflanzen im Handel erhältlich. Solange sie von einer angesehenen Firma angekauft worden sind, haben Sie die Gewähr, daß sie den rechtmäßigen Vorschriften entsprechen. Die Einkäufer und Verpacker der Pflanzen müssen sich darauf verlassen können, daß auch wirklich die Kräuter in den Verpackungen sind, deren Namen auf dem Etikett stehen. Die großen Firmen verfügen über professionelle Pharmakognosten, die alle Heilpflanzen prüfen.

Die Dosierung ist von Pflanze zu Pflanze unterschiedlich und im Pflanzenlexikon dieses Buches einsehbar. Da die meisten Heilpflanzen in diesem Buch jedoch relativ ungefährlich sind, können hier auch ohne Gefahr einer Überdosierung allgemeine Richtwerte genannt werden. Bevor Sie eine Ihnen unbekannte Heilpflanze verwenden, prüfen Sie die Dosierung aber auf jeden Fall in einem Heilpflanzenbuch nach.

Verfügt eine Heilpflanze über Blätter, Blütenblätter, Früchte oder auch Wurzeln, die reich an ätherischen Ölen sind, sollte der Tee in Form eines *Aufgusses* zubereitet werden. Werden das Holz, die Wurzel, die Rinde oder der Wurzelstock gebraucht, muß man einen *Absud* zubereiten.

Aufguß

Brühen Sie 25 g der fein gehackten getrockneten Pflanzen in einer vorgewärmten Kanne mit ½ l kochendem Wasser auf. Bedecken Sie die Kanne und lassen Sie die Flüssigkeit 10—15 Minuten ziehen. Seihen Sie die Flüssigkeit ab und geben Sie sie in einen geschlossenen Behälter.

Absud

Geben Sie auf 1 l kaltes Wasser 25 g der gehackten Pflanzen. Bringen Sie das Wasser zum Kochen und lassen Sie es dann 10—15 Minuten vor sich hin sieden. Seihen Sie die Flüssigkeit, wenn sie abgekühlt ist, ab, und geben Sie sie in einen geschlossenen Behälter.

DOSIERUNG

Prüfen Sie in einem Heilpflanzenbuch nach, ob die von Ihnen gewählte Dosierung auch richtig ist. Bei den meisten Heilpflanzen ist eine Dosis von täglich drei kleinen Weingläsern voll eines Aufgusses oder Absuds empfehlenswert. Normalerweise ist die regelmäßige Einnahme alle acht Stunden am wirkungsvollsten. Bei einem Schlaftrunk ist dies natürlich anders, da dieser nachts eingenommen wird und die Dosierung sich ganz danach richtet, wie sensibel ein Mensch darauf reagiert. Experimentieren Sie so lange, bis Sie mit der Pflanze vertraut geworden sind und die für Sie richtige Dosis gefunden haben. Auf diese Weise können Sie nichts falsch machen. Den Heilpflanzentee sollten Sie zwischen den Mahlzeiten trinken. Ein kleines Weinglas voll entspricht etwa drei Eßlöffeln Tee.

Bei jungen und älteren Menschen muß die Dosis verringert bzw. bei alten Menschen über 70 und Kindern unter zehn halbiert werden.

Wenn Sie den Tee in der vorgeschlagenen Art und Weise zubereiten, wird er, verschlossen im Kühlschrank aufbewahrt, drei bis vier Tage halten. Sollte dies aus irgendwelchen Gründen nicht möglich sein, dann bereiten Sie ihn jeden Tag frisch zu.

TINKTUREN

Immer häufiger werden Heilpflanzen in Form von Tinkturen, d.h. als in Wasser und Alkohol gelöstem Extrakt, eingenommen. Da eine Tinktur sehr stark konzentriert ist, kann sie leichter als Medizin benutzt werden. Die Herstellung einer Tinktur sollte man besser einem erfahrenen Heilpflanzenkundigen überlassen, da die

Berechnung der Äquivalenzdosen recht kompliziert ist.

BADEZUSÄTZE

Eine angenehme Art, in den Genuß der entspannenden Wirkstoffe einer Heilpflanze zu gelangen, ist es auch, sie als Badezusatz zu verwenden. Man gibt einfach den Tee oder den Extrakt dem Badewasser zu. Für einen Erwachsenen empfiehlt sich der gesamte halbe Liter eines Aufgusses oder Absuds. Man kann auch auf andere Art ein Heilpflanzenbad bereiten, indem man die Pflanzen in ein Musselin- oder Mullsäckchen gewickelt unter den Heißwasserhahn hängt. Wenn das Wasser darüber läuft, erhält man einen Aufguß. Alle Heilpflanzen lassen sich auf diese Weise nutzen, doch sind natürlich die wohlriechenden, entspannungsfördernden Heilpflanzen hierfür am besten geeignet.

ÖLE

Die ätherischen Öle werden ganz anders verwendet als die gewöhnlichen heilpflanzlichen Arzneien. Sie wurden bereits im Kapitel über Aromatherapie beschrieben. Es lassen sich hieraus auch wunderbare Badezusätze bereiten.

Heilpflanzenwirkungen

Im folgenden Heilpflanzenanhang wird jede Heilpflanze auf die gleiche Weise beschrieben und es werden die jeweiligen »Wirkungen« aufgeführt.

Die Wirkung ist eine der medizinischen Eigenschaften einer Heilpflanze. Sie zeigt uns, auf welche Weise die Pflanze auf den Körper Einfluß nehmen kann. Viele verschiedene Pflanzen können gleiche Wirkungen aufweisen. Und wenn man versteht, was diese besagen, ergibt sich daraus eine Verordnungsmöglichkeit, die für jeden medizinisch arbeitenden Heilpflanzenkundigen eine große Hilfe sein wird.

Da die Wirkungen mitunter recht exotisch anmutende Benennungen tragen, will ich hier vorab einige Erklärungen geben. Ich habe mich dabei auf Dinge beschränkt, die in diesem Buch vorkommen:

Analgetisch: Heilpflanzen mit schmerzstillender Wirkung.

Antikatarrhalisch: Heilpflanzen, die den Körper widerstandsfähiger gegen Erkältungskrankheiten machen.

Entzündungshemmend: Heilmittel, die entzündliche Körperreaktionen mildern. Sie können äußerlich oder innerlich angewendet werden. Anders als bei Stereoiden wird mit diesen Pflanzen die Krankheit nicht unterdrückt.

Expektorans: Auswurffördernde Heilpflanzen, die den Schleim in den Lungen lösen.

Harmonisierend: Die Körperfunktionen und die Gesundheit werden schrittweise wiederhergestellt. Diese Heilpflanzen sind sogenannte »Blutreiniger«.

Hypnotika: Heilpflanzen, die den Schlaf — nicht etwa einen hypnotischen Trancezustand! — fördern.

Laxativa: Unterstützen die Darmentleerung.

Nervenstärkende Mittel: Wirken normalerweise belebend und stärkend auf das Nervensystem. Die verschiedenen Akzente dieser Wirkweise werden im Buch besprochen.

Sedativa: Heilpflanzen, die das Nervensystem beruhigen, Angst vermindern und Spannungen im gesamten Körper abbauen. Die hier angeführten Heilpflanzen mit sedativer Wirkung sind nicht suchterzeugend.

Stimulantia: Beschleunigen und beleben die physiologischen Körperfunktionen. Ganze Heilpflanzen erbringen gewöhnlich ein Optimum an Aktivität, im Gegensatz zu der durch künstliche Mittel herbeigeführten euphorischen Aktivität.

Tonika: Heilpflanzen, die entweder bestimmte Organe oder den ganzen Körper stärken und beleben.

Wundheilmittel: Unterstützen und beschleunigen den Heilungsprozeß bei Schnitten und Wunden.

Heilpflanzen-Lexikon

Diese Liste beinhaltet nicht alle pflanzlichen Heilmittel, die bei der Behandlung von streßabhängigen Störungen eingesetzt werden können. Nicht erwähnt sind Heilpflanzen, die unter das Betäubungsmittelgesetz fallen, weiterhin solche, die in höheren Dosierungen giftig wirken, sowie Heilpflanzen, die nur selten benutzt werden, wie z. B. Asafoetida (Teufelsdreck oder Stinkasant).

BALDRIAN

(*Valeriana officinalis,* Baldriangewächse)
Angewandter Pflanzenteil: Wurzelstock und Wurzeln.
Sammeln: Die Wurzeln werden im Spätherbst ausgegraben, gründlich gesäubert und im Schatten getrocknet.
Wirkungen: Beruhigend, schlaffördernd, krampflösend, blutdrucksenkend, gegen Blähungen.
Anwendungsgebiete: Baldrian gehört zu den wertvollsten nervenentspannenden Heilmitteln. Diese Tatsache wird auch von der Schulmedizin anerkannt, da in vielen Pharmakologiebüchern Baldrian als Beruhigungsmittel aufgeführt wird. Er wirkt zuverlässig gegen *Anspannung, Angst, Übererregbarkeit* und *hysterische Zustände.* Auch bei *Schlaflosigkeit* wird er, da er den natürlichen, gesunden Schlaf fördert, gerne verordnet. Seine krampflösenden Eigenschaften führen zu einer Linderung von *Krämpfen, Darmkoliken, menstruellen Krampf- und Schmerzzuständen.* Bei Schmerzen, die mit Verspannungen einhergehen, wirkt er besonders hilfreich. Auch bei *Migräne* und *rheumatischen Schmerzen* ist sein Einsatz angezeigt.
Kombinationen: Zur Lösung von *Verspannungen* wird er am besten mit Helmkraut, bei *Schlaflosigkeit* mit Passionsblume oder Hopfen und bei *Krampfzuständen* mit dem Gemeinen Schneeball eingenommen.
Dosierung: 1–4 g (1–2 Teelöffel) der getrockneten Wurzeln werden aufgegossen und dreimal täglich getrunken. Da die Wurzel reich an flüchtigen Ölen ist, wird sie als Aufguß zubereitet.

BEIFUSS

(*Artemisia vulgaris,* Korbblütler)
Angewandter Pflanzenteil: Blätter oder Wurzel.
Sammeln: Blätter und Blütenstengel werden zur Blütezeit (zwischen Juli und September) geerntet.
Wirkungen: Verdauungsfördernd, anregend, nervenstärkend, menstruationsfördernd.
Anwendungsgebiete: Beifuß kann immer

dann verordnet werden, wenn ein verdauungsförderndes Mittel benötigt wird. Die Verdauungstätigkeit wird dadurch unterstützt, daß die Bitterstoffe der Pflanze die Magensaftproduktion anregen; das in der Pflanze enthaltene Öl hilft außerdem gegen Blähungen. Er besitzt zudem eine mild nervenstärkende Wirkung, die man sich bei der Behandlung von *Depressionen* und *Anspannung* zunutze machen kann. Diese Wirkung scheint auf das in der Pflanze enthaltene flüchtige Öl zurückzuführen zu

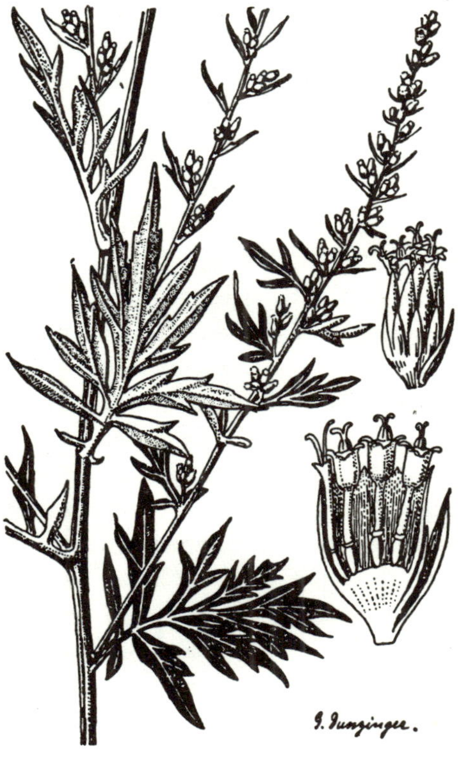

Beifuß, *Artemisia vulgaris*

sein, und deshalb ist es wichtig, daß dieses Öl bei der Zubereitung nicht verlorengeht. Beifuß kann auch zur Förderung des *normalen Menstruationsflusses* eingenommen werden.
Dosierung: 0,5–2 g (1 Teelöffel) der getrockneten Pflanze werden als Tee aufgegossen und dreimal täglich getrunken. Man kann auch die Tinktur verwenden.

DAMIANA

(Turnera aphrodisiaca, Turneragewächse)
Angewandter Pflanzenteil: Getrocknete Blätter und Stengel.
Sammeln: Blätter und Stengel werden zur Blütezeit geerntet.
Wirkungen: Nervenstärkend, antidepressiv, harnwegdesinfizierend, mild abführend.
Anwendungsgebiete: Damiana ist ein ausgezeichnetes Stärkungsmittel für das Nervensystem. Seit altersher genießt sie einen Ruf als Aphrodisiakum. Ob dem wirklich so ist, wollen wir einmal dahingestellt sein lassen, jedoch ist ihre stärkende Wirkung auf das Hormon- und Nervensystem unbestreitbar. Die Pharmakologie dieser Pflanze läßt vermuten, daß die darin enthaltenen Alkaloide ähnlich wie Testosteron (ein männliches Geschlechtshormon) wirken. Damiana gilt als besonders gutes Mittel bei Fällen, in denen *Angst* und *Depression* mit sexuellen Faktoren verknüpft sind. Sie kann auch zur Stärkung des männlichen Sexualsystems eingesetzt werden.
Kombinationen: Als ein Nerventonikum wird Damiana gern zusammen mit Hafer gegeben. Unter bestimmten Umständen läßt sie sich auch gut mit Kola und Helmkraut kombinieren.
Dosierung: 1–4 g (1–2 Teelöffel) dieser Pflanze werden als Tee aufgebrüht und dreimal täglich getrunken. Man kann auch die entsprechende Menge als Tinktur nehmen.

EISENKRAUT

(Verbena officinalis, Lippenblütler)
Angewandter Pflanzenteil: Die oberirdischen Pflanzenteile.
Sammeln: Diese Pflanze sollte kurz vor der Blütezeit, meist im Juli, geerntet und schnell getrocknet werden.
Wirkungen: Nervenstärkend, beruhigend, krampflösend, schweißtreibend, möglicherweise milchtreibend, leberstützend.
Anwendungsgebiete: Eisenkraut stärkt das

Nervensystem und mildert so die Auswirkungen von Streß und Anspannung. *Depressive* und *melancholische Stimmungen,* besonders wenn diese nach einer Krankheit, wie z. B. Grippe, auftreten, werden gelöst. Eisenkraut hilft bei *plötzlichen Anfällen* und bei Hysterie. Seine schweißtreibende Wirkung macht man sich im Anfangsstadium fieberhafter Erkrankungen zunutze. Als Leberschutzmittel kann es bei *Gallenblasenentzündungen* und *Gelbsucht* helfen. Es kann auch als Mundwasser gegen *Karies* und *Paradontose* benutzt werden.
Kombinationen: Bei der Behandlung von *Depressionen* kann es zusammen mit Helmkraut, Hafer und Frauenschuh verwendet werden.
Dosierung: 1–4 g (1–2 Teelöffel) der getrockneten Pflanze werden dreimal täglich, als Aufguß zubereitet, getrunken.

FISCHBAUM

(Piscidia erythrina, Hülsenfrüchtler)
Angewandter Pflanzenteil: Stammrinde.
Sammeln: Die Rinde wird in vertikalen Streifen von den Bäumen geschält, die in der Karibik, in Mexiko und in Texas wachsen.
Wirkungen: Beruhigend, schmerzstillend.
Anwendungsgebiete: Der Fischbaum ist ein sehr starkes Beruhigungsmittel und wird in seiner Heimat auch als Fischgift benutzt. Obwohl er für Menschen nicht giftig ist, sollte die angegebene Dosis nicht überschritten werden. Bei der Behandlung von schmerzhaften Leiden, wie *Neuralgien* und *Migräne,* hat er sich als gutes Heilmittel bewährt. Er kann auch zur Linderung von *Eierstock- oder Gebärmutterschmerzen* eingesetzt werden. Hauptsächlich wird er bei *Schlaflosigkeit,* die auf nervöse Anspannung oder Schmerzen zurückzuführen ist, verordnet. Auch bei einigen Fällen von Migräne hat er sich als hilfreich erwiesen.
Kombinationen: Bei *Schlaflosigkeit* kombiniert man ihn am besten mit Hopfen und Baldrian, bei *Dysmenorrhoe (schmerzhafte Menstruation)* mit Amerikanischem Schneeball.
Dosierung: 0,5–2 g (1 Teelöffel) der getrockneten Pflanze wird als Absud zubereitet und dreimal täglich getrunken. Genausogut kann man auch die entsprechende Menge einer Tinktur einnehmen.

FRAUENSCHUH

(Cypripripedium pubescens, Orchideengewächse)
Angewandter Pflanzenteil: Wurzel
Sammeln: Frauenschuh gehört zu den artgeschützten Pflanzen und darf nicht gesammelt werden.
Wirkungen: Beruhigend, schlaffördernd, krampflösend, nervenstärkend.
Anwendungsgebiete: Frauenschuh gehört zu den Nerventonika mit den weitesten Anwendungsgebieten, die wir in der Arzneimittelkunde haben. Er kann bei allen *Streßreaktionen, emotionaler Anspannung* und *Angstzuständen* angewendet werden. Er hebt – vor allem bei *Depression* – die Stimmung. Er mildert *nervöse Schmerzen,* sollte für diesen Zweck allerdings zusammen mit anderen Heilpflanzen benutzt werden. Seine große Stärke liegt in der Behandlung von mit *Schlaflosigkeit* verbundenen *Angstzuständen.*
Kombinationen: Er läßt sich gut mit Hafer und Helmkraut kombinieren. Bei *nervös bedingten Schmerzen* kann er zusammen mit Fischbaum, Passionsblume und Baldrian gegeben werden.
Dosierung: 1–4 g (1–2 Teelöffel) der getrockneten Wurzel werden als Tee aufgegossen und dreimal täglich getrunken. Für die Nacht kann man ruhig einen stärkeren Tee trinken. Da die Wurzel reich an flüchtigem Öl ist, sollte sie lieber aufgebrüht als abgekocht werden. Man kann auch die Tinktur benutzen.

GIFTLATTICH

(Lactuca virosa, Korbblütler)
Angewandter Pflanzenteil: Die getrockneten Blätter.
Sammeln: Die Blätter werden im Juni und Juli gesammelt.
Wirkungen: Beruhigend, schmerzstillend, schlaffördernd.
Anwendungsgebiete: Der Milchsaft des Giftlattichs wurde einst unter der Bezeichnung »Opiumlattich« verkauft — ein Name, der den Gebrauch dieser Pflanze recht gut illustriert! Er hat sich bei der Behandlung von *Schlaflosigkeit, Unruhe* und *Übererregtheit* (besonders bei Kindern) bewährt, wie auch bei anderen Krankheitsbildern, die auf eine Überaktivität des Nervensystems zurückzuführen sind. Im Rahmen einer ganzheitlichen Behandlung wird er als krampflösendes Mittel gegen *Keuchhusten* und gegen trockenen Reizhusten eingesetzt. Er lindert Schmerzen bei Koliken des Darms und der Gebärmutter und kann deshalb auch bei *schmerzhaften Perioden* verordnet werden. Auch bei *rheumatisch bedingten Muskelschmerzen* ist sein Einsatz sinnvoll. Er galt lange als Aphrodisiakum.
Kombinationen: Gegen *Reizhusten* kann Giftlattich mit der Rinde der Virginischen Traubenkirsche, gegen *Schlaflosigkeit* mit Baldrian und Küchenschelle kombiniert werden.
Dosierung: 0,5—3 g (1—2 Teelöffel) der getrockneten Pflanze, zur Nacht auch mehr, werden als Tee zubereitet und dreimal täglich getrunken.

GINSENG

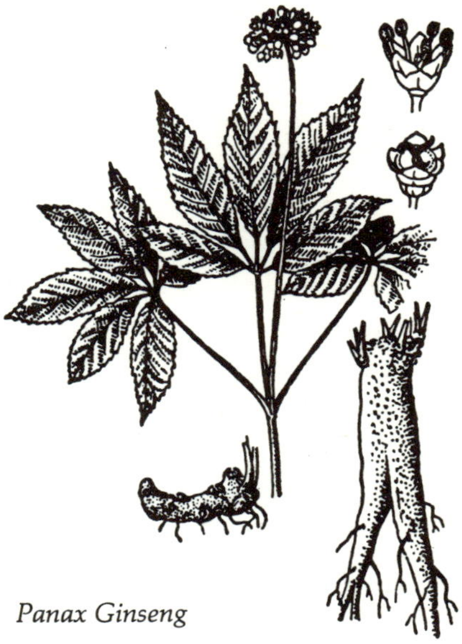

Panax Ginseng

(Panax ginseng, Efeugewächse)
Angewandter Pflanzenteil: Wurzel.
Sammeln: Ginseng wird in China, Korea und Nordwestamerika (Panax quinquefolium) angebaut.
Wirkungen: Antidepressiv, abwehrstärkend, verbessert die physische und psychische Leistungsfähigkeit.
Anwendungsgebiete: Um den seit altersher bekannten Ginseng ranken sich viele Volkssagen. Wenn auch viele der ihm zugesprochenen Wirkungen übertrieben sind, ist doch sein Wert als vielseitig verwendbare Heilpflanze unbestreitbar. Er übt eine direkte Wirkung auf die Nebennierenrinde aus und verbessert deren Reaktionen auf Streß. Ginseng vermag die Menschen zum Gipfel ihrer physischen Leistungsfähigkeit zu bringen und hilft vor allem bei Schwächezuständen, degenerativen Leiden und *Altersbeschwerden.* Kurzfristig werden Konzentration und Ausdauer gestärkt, die Heilung gefördert und allgemein die Abwehrkraft gegen *Streß* verbessert. Er hebt *niederen Blutdruck* auf Normalwert an und lindert *Depressionen,* vor allem, wenn diese auf Erschöpfung oder Überanstrengung zurückzuführen sind. Er kann allgemein bei *Schwäche- oder Erschöpfungszuständen* eingesetzt werden. Man schreibt ihm aphrodisierende Wirkungen zu.
Warnung: Ginseng sollte nicht zu lange eingenommen werden. Treten zu Anfang der Behandlung Kopfschmerzen auf, muß man ihn absetzen. Bei hohem Blutdruck darf er nicht genommen werden.
Dosierung: Bei Schwächezuständen oder Altersleiden werden täglich 400—800 mg der Wurzel eingenommen. Zur Behandlung von Streß können kurzzeitig (bis zu drei Wochen) 600—2000 mg der getrockneten Wurzel eingenommen werden.
(Siehe auch SIBIRISCHER GINSENG)

GINSENG, SIBIRISCHER oder ELEUTHEROKOKK-STRAUCH

(Eleutherococcus senticosus, Efeugewächse)
Angewandter Pflanzenteil: Wurzel.
Wirkungen: Abwehrstärkend, kreislaufanregend, gefäßerweiternd; er besitzt ähnliche Wirkungen wie der asiatische Ginseng.
Anwendungsgebiete: Dieses ausgezeichnete Heilmittel erhöht die Widerstandskraft von Menschen, die unter ausgeprägten körperlichen und seelischen Belastungen stehen. Es stärkt die Lebenskraft bei *Erschöpfungs-, Schwäche- und depressiven Zuständen.* Sein Gebrauch scheint die Abwehrkraft gegen *Entzündungen, Krankheit* und *Alterungsprozesse* zu steigern. Einige Hinweise sprechen dafür, daß *arteriosklerotische Veränderungen* im Frühstadium geheilt werden können.
Dosierung: 0,2–1 g der Wurzel werden dreimal täglich eingenommen.

GOLDRUTE

(Solidago virgaurea, Korbblütler)
Angewandter Pflanzenteil: Oberirdisch wachsende Pflanzenteile.
Wirkungen: Entzündungshemmend, antikatarrhalisch, harnwegdesinfizierend, entspannend.
Anwendungsgebiete: Obwohl sie sich in erster Linie als ausgezeichnete Heilpflanze bei *Katarrhen der oberen Luftwege* erwiesen hat, hilft sie auch bei Leiden, die durch *nervöse Anspannung* und *Unruhe* verstärkt werden.
Dosierung: 0,5–2 g (1 Teelöffel) der getrockneten Pflanzenteile werden als Aufguß zubereitet und dreimal täglich getrunken.

GOTTVERGESS, SCHWARZER

(Ballota nigra, Lippenblütler)
Angewandter Pflanzenteil: Getrocknete oberirdische Teile.
Sammeln: Die Pflanze wird zu Beginn der Blütezeit im Juli gesammelt.
Wirkungen: Antiemetisch (gegen Erbrechen), beruhigend, leicht adstringierend, neutralisierend, schleim- und hustenlösend.
Anwendungsgebiete: Der schwarze Gottvergeß, der nicht mit dem weißen Gottvergeß verwechselt werden darf, ist sehr gut geeignet zur Behandlung von *Übelkeit* und *Erbrechen,* wenn deren Ursachen eher nervlich als magenbedingt sind. Bei *Schwindel,* der mit dem Innenohr und dem Zentralnervensystem in Zusammenhang steht, hilft er zuverlässig. Auch bei *Schwangerschaftserbrechen* ist diese Pflanze sehr zu empfehlen. Zudem wirkt sie normalisierend auf die *Menstruation* und leicht auswurffördernd.
Kombinationen: Bei Übelkeit und Erbrechen kann dieses Mittel mit Mädesüß, Kamille und Pfefferminze kombiniert werden.
Dosierung: 1–4 g (1–2 Teelöffel) der getrockneten Pflanze werden als Aufguß oder Tinktur eingenommen.

HAFER

(Avena sativa, Graspflanzen)
Angewandte Pflanzenteile: Samen und Halme.
Sammeln: Die Halme werden zur Erntezeit im August, ungefähr vier Wochen nach der Roggenernte, geschnitten, gebündelt und zum Trocknen aufgestellt. Danach werden die Samen ausgedroschen. Die getrockneten Halme nennt man Stroh.
Wirkungen: Nervenstärkend, antidepressiv, sättigend, schleimhautschützend, wundheilend.
Anwendungsgebiete: Hafer gehört, vor allem bei Streß, zu den besten Nerven-»Nahrungs«-Mitteln. Er gilt als besonders wirksam in Fällen, in denen *nervöse Schwäche* und *Erschöpfungszustände* zu *depressiven Symptomen* führen. Um das ganze Nervensystem zu stärken, kann er zusammen mit den meisten anderen – sowohl entspannenden als auch anregenden – Nervenstärkungsmitteln gegeben werden. Er

wird auch bei *allgemeinen Schwächezuständen* verordnet. Der hohe Gehalt des Strohs an Kieselsäure erklärt seine Wirksamkeit bei der Behandlung von Hautproblemen, besonders bei der äußerlichen Anwendung.
Kombinationen: Zur Behandlung von *Depressionen* kann er in Verbindung mit Helmkraut und Frauenschuh eingenommen werden.
Warnung: Menschen mit einer Glutenallergie dürfen Hafer nicht verwenden.
Dosierung: 1—4 g der getrockneten Pflanze oder des Hafermehls werden als Aufguß zubereitet und dreimal täglich getrunken. Man kann Hafer auch in Form von Haferschleim oder Müsli essen.

HEILZIEST oder GEMEINE BETONIE

(Stachys betonica; Betonica officinalis, Lippenblütler)
Angewandter Pflanzenteil: Die oberirdischen Teile in getrocknetem Zustand.
Sammeln: Die oberirdischen Pflanzenteile sollten kurz vor der Blüte gesammelt und sorgfältig in der Sonne getrocknet werden.
Wirkungen: Entspannend, beruhigend, mild anregend für die Kopfdurchblutung, nervenstärkend, verdauungsfördernd.
Anwendungsgebiete: Heilziest nährt und stärkt das zentrale Nervensystem und besitzt zusätzlich eine beruhigende Wirkung auf den Geist und allgemein auf die »Nerven«. Er wird bei *Nervenschwäche,* die in Verbindung mit *Angst* und *Anspannung* steht, verordnet. Er bringt bei Kopfschmerzen und Neuralgien nervösen Ursprungs Linderung. Heilziest kann bei Stirnhöhlenvereiterung und bei anderen Katarrhen mit Blutandrang zum Kopf helfen. Aufgrund der in ihm enthaltenen Bitterstoffe wirkt er zudem verdauungsfördernd.
Kombinationen: Bei der Behandlung *nervöser Kopfschmerzen* läßt er sich gut mit Helmkraut, Lindenblüten und Lavendelblüten kombinieren.
Dosierung: 1—4 g (1—2 Teelöffel) der getrockneten Pflanze werden als Aufguß zubereitet und dreimal täglich getrunken.

HELMKRAUT

(Scutellaria laterifolia, Lippenblütler)
Angewandter Pflanzenteil: Alle oberirdischen Teile.
Sammeln: Die Pflanze wird in der späten Blütezeit zwischen August und September geerntet.
Wirkungen: Nervenstärkend, beruhigend, krampflösend.
Anwendungsgebiete: Helmkraut ist vielleicht das bedeutendste Nervenstärkungsmittel, das wir in der Arzneimittelkunde kennen. Es löst *nervöse Spannungs- und Angstzustände* und kräftigt und stärkt gleichzeitig das Zentrale Nervensystem. Es gilt als besonders angezeigt zur Behandlung bei *Schlaganfällen, hysterischen Zuständen* sowie bei *Epilepsie.* Es kann auch bei *Überanstrengung, Schwäche* und *depressiver Verstimmung* eingesetzt werden. Es ist ein ausgesprochen sicheres Heilmittel zur Linderung des *prämenstruellen Syndroms.*
Kombinationen: Helmkraut läßt sich gut in Verbindung mit Baldrian verwenden.
Dosierung: 1—4 g (1—2 Teelöffel) werden als Tee aufgegossen und dreimal täglich getrunken. Die Tinktur wirkt genauso gut.

HERZGESPANN, ECHTES

Leonurus cardiaca, Lippenblütler)
Angewandter Pflanzenteil: Die oberirdisch wachsenden Teile.
Sammeln: Die Stiele sollten zur Blütezeit, Juni bis September, geerntet werden.
Wirkungen: Beruhigend, menstruationsfördernd, krampflösend, uterusstärkend, herzstärkend, gegen Blähungen.
Anwendungsgebiete: Das Echte Herzgespann erweist sich als wertvoll bei der Behandlung von Menstruations- und Ute-

rusleiden und – wie der lateinische Name »cardiaca« schon andeutet – bei der Behandlung des Herz-Kreislauf-Systems. Es ist gut geeignet zur Anregung *verspäteter oder gehemmter Menstruation*, vor allem wenn diese Störungen mit Angst und Anspannung in Verbindung stehen. Bei *Störungen in den Wechseljahren* hilft es als entspannendes Stärkungsmittel. *Vorwehenschmerzen* werden gelindert. *Störungen im Menstruationszyklus*, die auf Anspannung und Ärger zurückzuführen sind, werden gebessert. Es kräftigt das Herz, ohne es anzustrengen, und ergibt so ein ausgezeichnetes Herzstärkungsmittel, besonders zu empfehlen auch bei auf Angst oder ähnliche Ursachen zurückzuführendes *Herzjagen*. Es kann bei allen *Herzleiden*, die in Verbindung mit Angst und Anspannung stehen, eingesetzt werden.
Dosierung: 1–4 g (1–2 Teelöffel) der getrockneten Pflanze werden als Tee aufgegossen oder als Tinktur zubereitet eingenommen.

HOPFEN

(Humulus lupulus, Hanfgewächse)
Angewandter Pflanzenteil: Blüten.
Sammeln: Die Hopfenzapfen (weibliche Fruchtstände) werden kurz vor der völligen Reife im August und September geerntet. Sie sollen vorsichtig im Schatten getrocknet werden.
Wirkungen: Beruhigend, schlaffördernd, antiseptisch, adstringierend, verdauungsfördernd.
Anwendungsgebiete: Hopfen ist ein Heilmittel, das eine ausgeprägte, entspannende Wirkung auf das Zentralnervensystem ausübt. Er wird in großem Umfang bei der Behandlung von *Schlafstörungen* eingesetzt. Sein Gebrauch mindert *Spannung* und *Angst* und kann da, wo diese Anspannungen zu *Unruhe, Kopfschmerz* und möglicherweise zu *Verdauungsstörungen* führen, helfen. Da es über ein so weites Spektrum an entspannenden Eigenschaften verfügt, kann es auch bei Erkrankungen, wie z. B. beim *Reizkolon*, verordnet werden. Bei einer schweren Depression darf man Hopfen nicht verwenden, da diese noch verstärkt werden kann. Äußerlich angewandt, macht man sich seine antiseptische Wirkung bei der Behandlung von Geschwüren zunutze.
Warnung: Hopfen darf nicht bei ausgeprägter Depression eingesetzt werden.
Kombinationen: Bei *Schlaflosigkeit* kann man ihn zusammen mit Passionsblume und Baldrian geben.
Dosierung: 0,5–1 g (1 Teelöffel) der Blüten werden als Aufguß zubereitet und dreimal täglich getrunken. Zum Einschlafen darf der Tee abends auch stärker sein.

JOHANNISKRAUT

(Hypericum perforatum, Hartheugewächse)
Angewandter Pflanzenteil: Alle oberirdisch wachsenden Teile.
Sammeln: Die oberirdischen Pflanzenteile werden zur Blütezeit geerntet und so schnell wie möglich getrocknet.
Wirkungen: Nervenstärkend, adstringierend, lokal schmerzstillend.
Anwendungsgebiete: Johanniskraut verfügt – innerlich eingenommen – über beruhigende und schmerzstillende Eigenschaften und eignet sich deshalb zur Behandlung von *Neuralgien, Angst* und *Anspannung*. Wo diese Leiden zu *Schwäche* und *Ermattung* geführt haben, ist Johanniskraut von unschätzbarem Wert. Es gilt als besonders angezeigt bei Zuständen von *Angst* und *Reizbarkeit* in den Wechseljahren. Bei ausgeprägt depressiver Stimmungslage soll es jedoch nicht angewendet werden. Neben *Nervenschmerzen* werden *Bindegewebsentzündungen, Ischiasbeschwerden* und *rheumatische Schmerzen* günstig beeinflußt. Äußerlich angewandt, wirkt es entzündungshemmend. Als Lotion aufgetragen, beschleunigt es die *Wundheilung* und wirkt hilfreich bei *Prellungen, Krampfadern* und *leichten Verbrennungen*. Das Öl der Pflan-

ze lindert *Sonnenbrand, Neuralgien* und *Bindegewebsentzündungen.*
Dosierung: 1–4 g (1–2 Teelöffel) werden aufgegossen und dreimal täglich getrunken. Die Tinktur wirkt ebenso gut wie die getrocknete Pflanze. Johanniskraut ist eine der Pflanzen, die dann die besten Ergebnisse erzielen, wenn man sie über einen längeren Zeitraum hinweg einnimmt.

KALMUS, GEMEINER

(Acorus calamus, Aronstabgewächse)
Angewandter Pflanzenteil: Wurzelstock.
Wirkungen: Gegen Blähungen, entspannend.
Anwendungsgebiete: Kalmus ist besonders angezeigt bei Magenübersäuerung und peptischen Geschwüren. Als nervenstärkendes Entspannungsmittel mit deutlichen blähungshemmenden Eigenschaften hilft er bei *Darmkoliken* und *Blähsucht.*
Dosierung: 0,5–3 g des Wurzelstocks werden dreimal täglich als Absud eingenommen.

KAMILLE, ECHTE

(Matricaria chamomilla, Korbblütler)
Angewandter Pflanzenteil: Blüten.
Sammeln: Die Blüten werden zwischen Mai und August gesammelt und dürfen weder tau- noch regennaß sein. Sie werden bei nicht zu hohen Temperaturen getrocknet.
Wirkungen: Entspannend, krampflösend, gegen Blähungen, entzündungshemmend, schmerzstillend, antiseptisch, wundheilungsfördernd.
Anwendungsgebiete: Kamille ist sowohl ein in der Medizin wie auch im täglichen Hausgebrauch hochgeschätztes Mittel. Die Anzahl der Leiden, die durch die Behandlung mit Kamille gelindert werden können, ist außerordentlich groß; sie alle lassen sich den Bereichen Beruhigung, Blähungsminderung und Entzündungshemmung zuordnen.

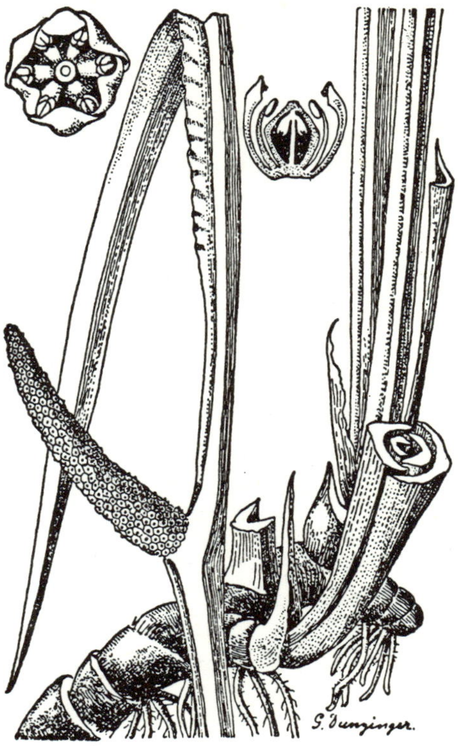

Kalmus, *Acorus calamus*

Kamille ist ein ausgezeichnetes, sanftes Beruhigungsmittel, das sich gerade bei Kindern als hilfreich und sicher bewährt hat. Ihre beruhigenden Wirkungen entfalten sich in jeder Kombination; deshalb wird sie bei *Angst* und *Schlaflosigkeit* verwendet. *Verdauungsstörungen* und *Entzündungen,* wie z.B. *Gastritis,* sprechen oft gut auf Kamille an. Gleichermaßen kann sie bei Mundhöhlenentzündungen wie *Gingivitis* (Zahnfleischentzündung) als Mundwasser oder bei *entzündeten und gereizten Augen* als Spülung angewandt werden. Bei *Halsentzündungen* kann man damit gurgeln, und *Schnupfen* wird durch Kamilledampfbäder gelindert. Äußerlich angewandt, wird die *Wundheilung* und die Abschwellung entzündlicher Prozesse gefördert. Mit ihren entspannenden Eigenschaften wirkt sie lindernd bei *Blähungen* und *Magenschmerzen.*
Dosierung: 1–4 g (1–2 Teelöffel) der getrockneten Blüten werden als Aufguß zubereitet und dreimal täglich oder auch häufiger getrunken. Den Tee kann man auch für äußerliche Waschungen benutzen.

KAVAPFEFFER oder RAUSCHPFEFFER

(*Piper methystikum*, Pfeffergewächse)
Angewandter Pflanzenteil: Wurzelstock.
Wirkungen: Harnwegdesinfizierend und entwässernd, herzkreislaufanregend, krampflösend, geistig anregend.
Anwendungsgebiete: Diese exotische Pflanze, die aus dem südpazifischen Raum stammt, wird hauptsächlich zur Behandlung von Harnweginfektionen eingesetzt. In kleinen Dosen wirkt Kava geistig anregend, nach höheren Dosen jedoch läßt die geistige Wachheit nach. In ihren Herkunftsländern wird aus der frischen Pflanze eine psychedelisch wirksame Substanz hergestellt.
Dosierung: 1–4 g des Wurzelstocks werden als Absud zubereitet und dreimal täglich getrunken.

KOLABAUM

(*Cola vera*, Sterkuliengewächse)
Angewandter Pflanzenteil: Samenkerne (bekannt als Kolanüsse)
Sammeln: Der Kolabaum wächst im tropischen Afrika und wird in Südamerika angebaut. Die Samen werden zur Reifezeit gesammelt, sind anfangs weiß und nehmen nach dem Trocknen ihre charakteristische rote Farbe an.
Wirkungen: Regt das zentrale Nervensystem an, antidepressiv, adstringierend, entwässernd.
Anwendungsgebiete: Kola wirkt sehr belebend auf das menschliche Bewußtsein. Es kann dann eingesetzt werden, wenn eine direkte Stimulierung angezeigt erscheint, auch wenn diese Fälle weitaus seltener sind, als gemeinhin angenommen wird. Bei guter Gesundheit und daraus resultierender Ausgeglichenheit benötigt das Nervensystem keine derartige Unterstützung. Kurzfristig kann man Kola bei *nervlich bedingten Schwächezuständen, Kraftlosigkeit* und *Mattigkeit* verordnen. Als spezifisches Heilmittel kann Kola bei *nervösem Durchfall* Erfolg bringen. Es hilft bei *Depressionen* und ruft bei einigen Menschen euphorische Stimmungen hervor. Auch bei bestimmten Formen von *Migräne* zeigt es hervorragende Wirkungen. Wegen seiner stimulierenden Eigenschaften kann es sich als sehr nützlich bei der Behandlung von *Anorexia* (Magersucht) erweisen. Es ist besonders angezeigt bei Depressionen, die durch Mattigkeit und Schwäche gekennzeichnet sind.
Kombinationen: Kola verträgt sich gut mit Hafer, Damiana und Helmkraut.
Dosierung: 0,5–3 g (1–2 Teelöffel) der zerstoßenen Samen werden dreimal täglich eingenommen. Man kann auch die Tinktur verwenden.

KREUZKRAUT, GOLDGELBES

(*Senecio aureus*, Korbblütler)
Angewandter Pflanzenteil: Die oberirdisch wachsenden Teile.
Wirkungen: Entspannt und stärkt die Gebärmutter, allgemein entspannend.
Anwendungsgebiete: Das goldgelbe Kreuzkraut ist ein wunderbares Heilmittel bei gynäkologischen Beschwerden, besonders bei *Störungen in den Wechseljahren* – soll aber nicht in der Schwangerschaft angewendet werden.
Dosierung: 1–4 g (1–2 Teelöffel) der getrockneten Pflanze werden als Tee aufgegossen und dreimal täglich getrunken.

KÜCHENSCHELLE

(*Anemone pulsatilla*, Hahnenfußgewächse)
Angewandter Pflanzenteil: Die oberirdisch wachsenden Teile.
Sammeln: Die Stengel sollten zur Blütezeit (März bis April) gesammelt werden.
Wirkungen: Beruhigend, schmerzlindernd, krampflösend, antibakteriell.
Anwendungsgebiete: Die Küchenschelle ist ein ausgezeichnetes nervenentspannendes Heilmittel bei Störungen, die auf *nervöse*

Anspannung zurückzuführen sind, und bei *Verkrampfungszuständen* des Genitaltraktes. Sie verschafft Erleichterung bei *schmerzhaften Regelblutungen (Dysmenorrhoe), Eierstockschmerzen* und bei *schmerzhaften Affektionen der Hoden.* Die Küchenschelle wirkt lindernd beim *prämenstruellen Syndrom* und bei Angstzuständen, die während der *Wechseljahre* auftreten. Sie mindert *Spannungszustände* und damit verbundene *Kopfschmerzen.* Sie hilft bei *Schlaflosigkeit* und allgemeiner *Überaktivität.* Ihre antibakteriellen Eigenschaften macht man sich bei der Behandlung von Hautinfektionen *(Abszessen oder Furunkeln)* zunutze. Gleichermaßen hilfreich wirkt sie auch bei der Behandlung von *Atemwegsinfektionen* und *Asthma.* Das Öl oder die Tinktur hilft bei *Ohrenschmerzen.*
Kombinationen: Bei *schmerzhaften Regelblutungen* hat sich die Kombination mit dem Gemeinen Schneeball, bei *Hautleiden* mit Echinacea bewährt.
Warnung: Verwenden Sie auf keinen Fall die frische Pflanze!
Dosierung: 0,1–0,3 g der getrockneten Blätter werden dreimal täglich eingenommen.

LAVENDEL

(Lavendula officinalis, Lippenblütler)
Angewandter Pflanzenteil: Blüten.
Sammeln: Die Blüten werden kurz vor dem Entfalten, zwischen Juni und September, geerntet.
Wirkungen: Gegen Blähungen, krampflösend, antidepressiv, regt die Hautdurchblutung an.
Anwendungsgebiete: Diese wunderschöne Pflanze findet in der Küche, der Kosmetik und der Medizin Verwendung. Lavendel ist eine sehr wirksame Heilpflanze bei der Behandlung von *Kopfschmerzen,* besonders wenn diese auf Streß zurückzuführen sind. Besonders in Verbindung mit anderen Heilmitteln kann er zur Behandlung von *Depressionen* eingesetzt werden. Als sanftes Stärkungsmittel für das Nervensystem hilft er bei *nervösen Schwäche- und Erschöpfungszuständen.* Lavendel enthält ein Öl gegen Blähungen und kann deshalb bei *kolikartigen Durchfällen* und bei *Verdauungsstörungen,* die mit Blähungen einhergehen, angewandt werden. Äußerlich einmassiert, lindert das Öl Beschwerden und Schmerzen, die bei *Rheuma* und *Migräne* auftreten.
Kombinationen: Bei der Behandlung von *Depressionen* wirkt Lavendel gut zusammen mit Rosmarin, Kola, Damiana oder Helmkraut, bei *Kopfschmerzen* zusammen mit Frauenschuh oder Baldrian.
Dosierung: 1–4 g (1–2 Teelöffel) der getrockneten Pflanze werden mit heißem Wasser übergossen und dann zugedeckt, damit das Aroma nicht verlorengeht. Man kann die Pflanze aber auch frisch verwenden. Dreimal täglich trinken.

LINDENBLÜTEN

(Tilia europaea, Lindengewächse)
Angewandter Pflanzenteil: Die getrockneten Blüten.
Sammeln: Die Blüten werden sofort nach dem Aufblühen an einem trockenen Tag im Hochsommer geerntet und dann vorsichtig im Schatten getrocknet.
Wirkungen: Nervenstärkend, krampflösend, schweißtreibend, entwässernd, leicht adstringierend.
Anwendungsgebiete: Lindenblüten sind bekanntlich bei *nervöser Anspannung* als Entspannungsmittel geeignet. Sie gelten als Vorbeugemittel gegen Arteriosklerose und Bluthochdruck und als spezifisches Heilmittel bei erhöhtem Blutdruck infolge von Arteriosklerose und nervöser Anspannung. Ihre entspannenden Eigenschaften in Verbindung mit einer generellen Beeinflussung des Herz-Kreislaufsystems wirken lindernd bei manchen Arten von *Migräne.* Die schweißtreibenden und entspannenden Eigenschaften der Lindenblüten erweisen sich als sehr nützlich bei der Behandlung

von *fieberhaften Erkältungskrankheiten* und *Grippe.*
Kombinationen: Bei *erhöhtem Blutdruck* können Lindenblüten zusammen mit Weißdorn und Mistel, bei *nervöser Anspannung* mit Hopfen, bei *Erkältung* mit Holunder gegeben werden.
Dosierung: 1–4 g (1–2 Teelöffel) der getrockneten Blüten werden als Tee aufgegossen und dreimal täglich getrunken. Für die Nacht kann ein stärkerer Tee verwendet werden.

LOBELIE

(Lobelia inflata, Glockenblumengewächse)
Angewandter Pflanzenteil: Die oberirdisch wachsenden Teile.
Sammeln: Gegen Ende der Blütezeit, zwischen August und September, wird das ganze Kraut mit Fruchtknoten geerntet.
Wirkungen: Atmungsanregend, antiasthmatisch, auswurffördernd, Brechmittel.
Anwendungsgebiete: Die Lobelie gehört zu den wertvollsten körperwirksamen Entspannungsmitteln. Sie besitzt eine allgemein dämpfende Wirkung auf das zentrale und vegetative Nervensystem sowie auf die neuro-muskuläre Tätigkeit. In vielen Fällen kann sie, vor allem wenn Entspannung bewirkt werden soll, zusammen mit anderen Heilpflanzen genommen werden, deren Wirkungen sie verstärkt. In erster Linie wird sie bei *Bronchialasthma* und *Bronchitis* verabreicht. Eine Analyse der Wirkung verschiedener in der Pflanze enthaltener Alkaloide zeigt anscheinend einander entgegengesetzte Wirkqualitäten: Lobelin wirkt stark atmungsanregend, Isolobinin hingegen atmungsdämpfend und als Brechmittel, darüber hinaus Schleimsekretion anregend, Abhusten fördernd und Atemmuskulatur entspannend. Die Gesamtwirkung ist also eine wahrhaft ganzheitliche Kombination von Anspannung und Entspannung! Die Lobelie spielt demzufolge auch eine bedeutende Rolle bei der ganzheitlichen Behandlung von *allergischen, entzündlichen* und *überempfindlichen* Reaktionen. Äußerlich kann sie gegen *Muskelkrämpfe* angewandt werden.
Kombinationen: Zur Behandlung von *Asthma* empfiehlt sich die Kombination mit Cayenne, Grindelia, Sonnentau und Meerträubel.
Dosierung: Die getrocknete Pflanze darf nur unter der Leitung eines qualifizierten Heilpflanzenkundigen eingenommen werden.

MATE-TEESTRAUCH

(Ilex paraguariensis, Stechhülsengewächse)
Angewandter Pflanzenteil: Blätter.
Wirkungen: Anregend auf das zentrale Nervensystem, krampflösend, entwässernd.
Anwendungsgebiete: Bei uns wird Matetee auf die gleiche Art wie in Südamerika verwendet. Er hilft bei nervösen Kopfschmerzen, die mit Müdigkeit einhergehen. Wenn Sie Glück haben, stillt sein Gebrauch auch übermäßigen Hunger!
Warnung: Wie andere koffeinhaltige Getränke (Tee und Kaffee) soll auch Matetee nur in Maßen getrunken werden.
Dosierung: 1–2 g (1 Teelöffel) der getrockneten Blätter werden als Tee aufgebrüht und nach Wunsch genossen.

MISTEL

(Viscum album, Mistelgewächse)
Angewandter Pflanzenteil: Getrocknete Zweige mit Blättern.
Sammeln: Die beblätterten jungen Zweige werden im Frühjahr geerntet.
Wirkungen: Nervenstärkend, blutdrucksenkend, herzberuhigend, möglicherweise tumorhemmend.
Anwendungsgebiete: Mistel ist ein ausgezeichnetes nervenentspannendes Mittel, das bei vielen Störungen angewendet werden

kann. Mistel beruhigt und stärkt das Nervensystem, beeinflußt direkt den Vagusnerv und bewirkt so eine Verlangsamung der Hirnfrequenz. Zudem stärkt Mistel die Gefäßwände der peripheren Kapillaren. Der Blutdruck wird somit gesenkt und die Symptome der *Arteriosklerose* werden gemildert. Auch *Herzjagen (nervöse Tachykardie)* läßt sich gut mit Mistel behandeln. *Kopfschmerzen*, die auf zu hohen Blutdruck zurückzuführen sind, werden gelindert. Im Rahmen der Krebsforschung entdeckte man ihre möglicherweise tumorhemmenden Eigenschaften.

Kombinationen: Bei erhöhtem Blutdruck hat sich ihre Anwendung zusammen mit Weißdornbeeren und Lindenblüten bewährt.

Warnung: VERWENDEN SIE KEINESFALLS DIE BEEREN!

Dosierung: 1–2 g der getrockneten Blätter werden als Aufguß zubereitet und bis zu dreimal täglich getrunken.

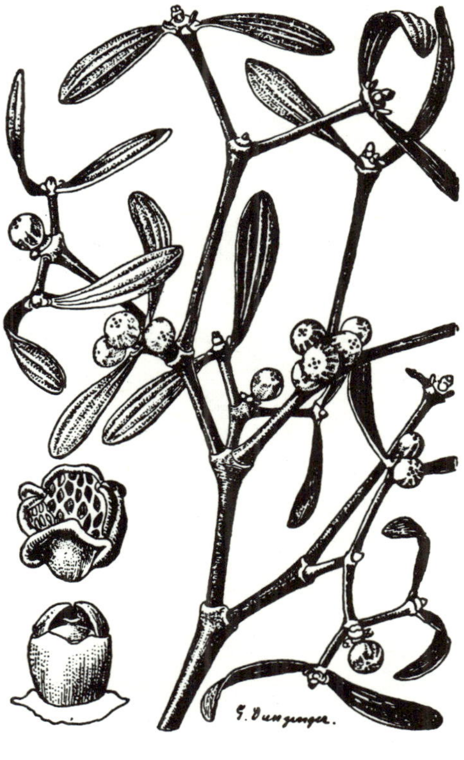

Mistel, *Viscum album*

MOHN, KALIFORNISCHER

(Eschscholzia california, Mohngewächse)

Angewandter Pflanzenteil: Getrocknete oberirdische Teile.

Sammeln: Die oberirdisch wachsenden Pflanzenteile werden zur Blütezeit (Juni bis September) gesammelt und sollen im Schatten getrocknet werden.

Wirkungen: Beruhigend, schlaffördernd, krampflösend, schmerzstillend.

Anwendungsgebiete: Kalifornischer Mohn gilt als nicht suchterzeugende Alternative zu Schlafmohn, ist in seiner Wirkung auch schwächer. Er wird gerne angewandt bei Kindern, die an *Übererregtheit* und *Schlaflosigkeit* leiden. Man kann ihn als allgemein krampflösendes Mittel einsetzen. Die amerikanischen Indianer benutzten ihn bei *schmerzhaften Koliken*, und er kann recht nützlich bei der Behandlung von *Gallenblasenkoliken* sein.

Dosierung: Um einen erholsamen Schlaf zu fördern, werden abends 2–4 g der getrockneten Pflanze als Aufguß zubereitet getrunken.

MUTTERKRAUT

(Tanacetum parthenium, Korbblütler)

Angewandter Pflanzenteil: Blätter.

Sammeln: Man kann die Blätter den ganzen Frühling und Sommer lang ernten; die beste Erntezeit liegt jedoch kurz vor der Blüte.

Wirkungen: Entzündungshemmend, gefäßerweiternd, verdauungsfördernd, uteruskontrahierend.

Anwendungsgebiete: Mutterkraut gilt zu Recht als besonders empfehlenswert bei *Migräne-Kopfschmerzen*. Es lindert vor allem Kopfschmerzen, die sich auf Wärmeanwendungen hin bessern. Auch im sehr schmerzhaften Entzündungsstadium der *Arthritis* kann es helfen. Durch Mutterkraut, besonders in Verbindung mit anderen Heilmitteln, können *Schwindel* und *Ohrensausen* verringert werden. Auch bei *schmerzhaften Perioden* sowie trägem

Monatsfluß kann Mutterkraut Besserung bringen.
Warnung: Mutterkraut soll wegen seiner uterusstimulierenden Wirkung nicht während der Schwangerschaft eingenommen werden. Die frischen Blätter können bei sehr sensiblen Menschen Mundgeschwüre verursachen.
Dosierung: Am besten nimmt man die einem frischen Blatt entsprechende Menge dreimal täglich ein. Seine größte Wirkung entfaltet es frisch oder tiefgefroren.

PASSIONSBLUME

(Passiflora incarnata, Passionsblumengewächse)
Angewandter Pflanzenteil: Die getrockneten Blätter.
Sammeln: Wenn man allein die Blätter sammeln will, sollte man das kurz vor der Blütezeit (Mai bis Juli) tun. Man kann die Blätter auch nach der Blütezeit zusammen mit den Früchten ernten und dann im Schatten trocknen.
Wirkungen: Beruhigend, schlaffördernd, krampflösend, schmerzstillend.
Anwendungsgebiete: Die Passionsblume ist besonders geeignet zur Behandlung *hartnäckiger Schlaflosigkeit.* Ihre Anwendung führt zu erholsamem Schlaf ohne anschließenden »Kater«, wie es nach Gebrauch von Schlafmitteln oft der Fall ist. Sie wirkt allgemein krampflösend und kann z. B. bei der *Parkinsonschen Erkrankung,* bei *plötzlichen Anfällen* und *Hysterie* eingesetzt werden. Ihr Gebrauch kann bei *Nervenschmerzen* wie *Neuralgien* und bei der *Gürtelrose* (virale Nerveninfektion) sehr gute Wirkungen zeigen. Sie hilft ebenfalls bei krampfartigen *Asthmaanfällen,* besonders wenn diese mit allgemeiner Anspannung verbunden sind.
Kombinationen: Bei *Schlaflosigkeit* wirkt die Passionsblume gut zusammen mit Baldrian, Hopfen und Fischbaum.
Dosierung: 0,5 – 1 g (1 Teelöffel) wird als Tee aufgebrüht und dreimal täglich getrunken. Für die Nacht kann ein stärkerer Tee bereitet werden.

PFEFFERMINZE

(Mentha piperita, Lippenblütler)
Angewandter Pflanzenteil: Die oberirdisch wachsenden Teile.
Sammeln: Die oberirdisch wachsenden Pflanzenteile werden kurz vor der Blüte gesammelt.
Wirkungen: Gegen Blähungen, krampflösend, schweißtreibend, gegen Erbrechen, nervenstärkend, antiseptisch, schmerzstillend.
Anwendungsgebiete: Die Pfefferminze gehört zu den besten Mitteln gegen Blähungen. Sie wirkt entspannend auf die Muskulatur der Eingeweide, verfügt über blähungswidrige Eigenschaften und regt die Sekretion von Galle und Verdauungssäften an; diese Eigenschaften erklären ihren Wert bei der Behandlung von *Darmkoliken, Ver-*

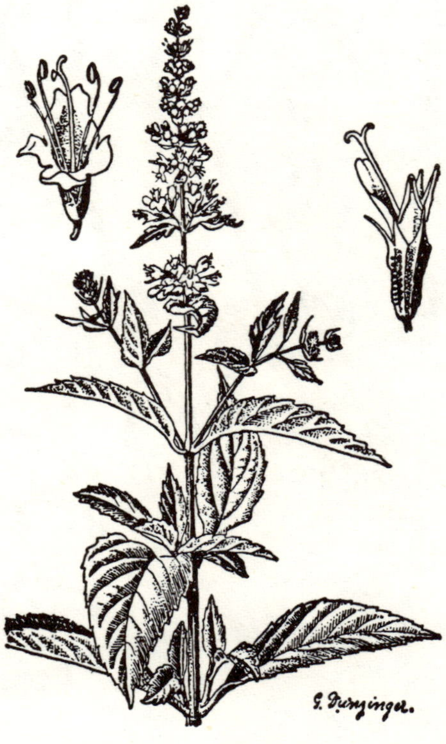

Pfefferminze, *Mentha piperita*

dauungsstörungen, die mit *Blähungen* einhergehen, und anderen verwandten Leiden. Das flüchtige Öl betäubt leicht die Magenwand, und es lindert *Übelkeit* und *Erbrechen. Schwangerschaftserbrechen* und *Reisekrankheit* werden gebessert. Pfefferminze spielt bei der Behandlung von *Colitis ulcerosa* und *Morbus Crohn* eine Rolle. Sie findet Anwendung bei *fieberhaften Erkrankungen,* besonders bei *Erkältungen* und *Grippe.* Bei *Schnupfen* kann man sie inhalieren. *Migräneartige Kopfschmerzen,* die mit Verdauungsstörungen einhergehen, können gelindert werden. Pfefferminze wirkt *nervenstärkend* und *angstlösend.* Bei *schmerzhaften Perioden (Dysmenorrhoe),* die mit Anspannung verbunden sind, senkt sie den Schmerz. Äußerlich angewandt, hilft sie gegen *Juckreiz* und *Entzündungen.*
Kombinationen: Bei *Erkältungskrankheiten* kann sie zusammen mit Holunder und Schafgarbe verwendet werden.
Dosierung: 1—4 g (1—2 Teelöffel) der getrockneten Pflanze werden dreimal täglich als Aufguß getrunken.

REBHUHNBEERE

(Mitchella repens, Rötegewächse)
Angewandter Pflanzenteil: Die oberirdisch wachsenden Teile.
Wirkungen: Nervenstärkend, gebärmutterkräftigend.
Anwendungsgebiete: Die Rebhuhnbeere wird in erster Linie zur *Wehen- und Geburtserleichterung* eingesetzt. Sie ist auch ein ausgezeichnetes Mittel zur Behandlung *schmerzhafter Perioden, nervöser Schwäche- und Erschöpfungszustände* und *allgemeiner Reizbarkeit.*
Dosierung: 1—4 g (1—2 Teelöffel) werden, als Aufguß zubereitet, dreimal täglich getrunken.

ROSMARIN

(Rosemarinus officinalis, Lippenblütler)
Angewandter Pflanzenteil: Blätter und Zweige
Sammeln: Die Blätter können den ganzen Sommer über, am besten aber während der Blütezeit, geerntet werden.
Wirkungen: Gegen Blähungen, krampflösend, antidepressiv, antiseptisch, regt die Durchblutung der Haut an, parasitentötend.
Anwendungsgebiete: Rosmarin ist ein nervenstärkendes und kreislaufanregendes Heilmittel, welches zudem stärkend und beruhigend auf den Verdauungstrakt wirkt. Aufgrund dieser Eigenschaften ist sein Einsatz bei psychischer Anspannung sehr zu empfehlen. Die psychische Anspannung kann sich z. B. in *Verdauungsstörungen mit Blähungen,* in *Kopfschmerzen* oder *Depressionen,* die mit allgemeiner *Schwäche* einhergehen, ausdrücken. Sein Gebrauch kann bei *Migräne, Herzklopfen* und anderen Anzeichen nervöser Anspannung von Nutzen sein. Bei *Muskelschmerzen, Ischiasbeschwerden* und *Neuralgien* hilft die äußerliche Anwendung. Rosmarin wirkt stimulierend auf die Haarfollikel und wird deshalb bei *frühzeitigem Haarausfall,* vor allem in Form von Öl, verwendet.
Kombinationen: Bei der Behandlung von *Depressionen* kann Rosmarin zusammen mit Helmkraut, Kola und Hafer kombiniert werden.
Dosierung: 1—4 g (1—2 Teelöffel) der getrockneten Pflanze werden als Tee aufgegossen und dreimal täglich getrunken. Der Tee sollte mindestens über drei Wochen hinweg getrunken werden.

SCHLÜSSELBLUME

(Primula veris, Primelgewächse)
Angewandter Pflanzenteil: Die gelben Blütenblätter und die Wurzeln.
Sammeln: Die Blüten sollen ohne den grünen Kelch zwischen März und Mai geerntet und schnell im Schatten getrocknet werden. Die Wurzeln werden entweder vor der Blütezeit oder im Herbst ausgegraben. Über-

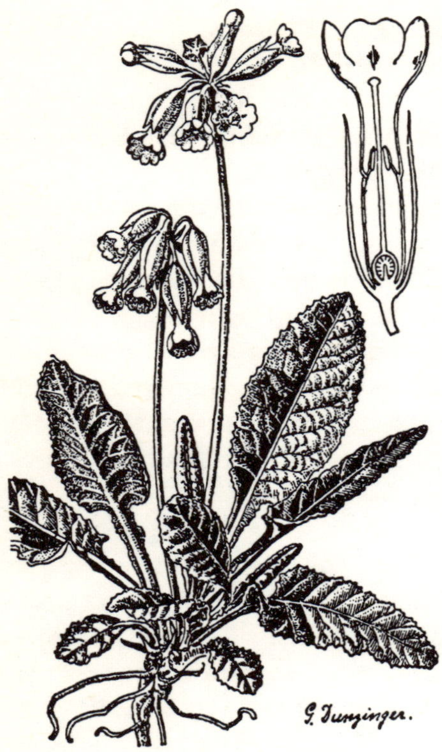

Schlüsselblume, *Primula officinalis*

mäßiges Pflücken hat dazu geführt, daß diese wunderschöne Pflanze nun sehr selten geworden ist. Sie sollte deshalb nur an Stellen, wo sie im Überfluß wächst, gepflückt werden, und selbst da nur in sehr begrenzter Anzahl.
Wirkungen: Blüten: beruhigend, krampflösend; Wurzeln: schleimlösend, auswurffördernd.
Anwendungsgebiete: Die Schlüsselblume ist ein ausgezeichnetes, allgemein anwendbares Entspannungs- und Beruhigungsmittel. Sie dämpft *streß- und spannungsbedingte Reaktionen,* hilft bei nervöser Erregung und fördert erholsamen Schlaf. Sie ist ein bewährtes Mittel bei *Bronchitis, Erkältungen, Schüttelfrost* und *Hustenkrämpfen.* Sie wurde gewöhnlich als Teil einer umfassenderen Therapie bei *Keuchhusten* angewandt. Auch bei *nervösen Kopfschmerzen* und *Schlaflosigkeit* ist ihr Einsatz einen Versuch wert.
Kombinationen: Bei *streßbedingten Erkrankungen* kann sie zusammen mit jedem entspannenden Nervenstärkungsmittel wie Lindenblüten oder Helmkraut genommen werden, bei *Husten* mit Huflattich, weißem Gottvergeß und Anissamen.
Dosierung: 1–4 g (1–2 Teelöffel) der getrockneten Blüten werden als Aufguß zubereitet und bei Angstgefühlen dreimal täglich, bei Schlaflosigkeit abends getrunken.

SCHNEEBALL, AMERIKANISCHER

(*Viburnum prunifolium,* Geißblattgewächse)
Angewandter Pflanzenteil: Die getrocknete Rinde der Wurzeln oder des Stammes.
Sammeln: Die Wurzel- und Stammrinde wird im Herbst gesammelt. Der Busch wird ausgegraben und die Rinde von Wurzeln und Stamm abgeschält. Die Zweigrinde wird im Frühjahr und Sommer gesammelt. Zweig-, Wurzel- und Stammrinde werden im Schatten getrocknet.
Wirkungen: Krampflösend, beruhigend, blutdrucksenkend, adstringierend.
Anwendungsgebiete: Der Amerikanische Schneeball weist sehr ähnliche Wirkungen auf wie der ihm nah verwandte Gemeine Schneeball. Er verfügt über eine stark entspannende Wirkung auf den Uterus und wird bei *Dysmenorrhoe* (Uteruskrämpfen oder Periodenschmerzen), bei *Vorwehenschmerzen* sowie bei *drohender Fehlgeburt* eingesetzt. Seine entspannenden und beruhigenden Eigenschaften erklären seine Wirkungen bei der Senkung des *Blutdrucks,* die über eine Entspannung der peripheren Blutgefäße zustande kommt. Auch bei der Behandlung von *vaginalem Ausfluß* genießt der Amerikanische Schneeball einen gewissen Ruf. Bei der *Asthma*therapie kann er als allgemein krampflösendes Mittel eingesetzt werden.
Kombinationen: Bei drohender Fehlgeburt kann er gut mit dem Gemeinen Schneeball kombiniert werden.
Dosierung: 2–4 g (1–2 Teelöffel) werden dreimal täglich als Aufguß zubereitet oder als Tinktur genommen.

SCHNEEBALL, GEMEINER

(Viburnum opulus, Geißblattgewächse)
Angewandter Pflanzenteil: Die getrocknete Rinde.
Sammeln: Die Rinde wird im April und Mai gesammelt, in Stücke geschnitten und getrocknet.
Wirkungen: Krampflösend, beruhigend, macht die Muskeln weich und geschmeidig, adstringierend.
Anwendungsgebiete: Der Gemeine Schneeball wirkt entspannend bei *Muskelkrämpfen und -verspannungen.* Für seinen Gebrauch gibt es zwei Hauptanwendungsgebiete: erstens bei *Muskelkrämpfen* und zweitens bei *Eierstockerkrankungen* und Störungen der *Gebärmuttermuskulatur.* Er wirkt entspannend auf den Uterus und lindert schmerzhafte Krämpfe, die während der Periode auftreten *(Dysmenorrhoe).* Auf ähnliche Weise kann er vor *drohender Fehlgeburt* schützen. Er hilft bei *Kolikschmerzen* des Darms, der Gallenblase und der ableitenden Harnwege und kann bei einigen Arten von *Migräne* oder anderen Leiden, die auf *Muskelverspannung* zurückzuführen sind, Linderung bringen. In Verbindung mit anderen Heilmitteln kann er zur Senkung eines *erhöhten Blutdrucks* eingesetzt werden. Früher wurde er zur Beruhigung von Kindern verwendet, die sich in einem übererregten oder krampfartigen Zustand befanden. Wegen seiner adstringierenden Eigenschaften spielt er eine Rolle bei der Behandlung von *massivem Blutverlust während der Periode* und besonders bei *Blutungen, die in den Wechseljahren auftreten.*
Kombinationen: Zur Lösung von *Krämpfen* kann der Gemeine Schneeball mit Gelbholzbaum und zottigem Yams gegeben werden, bei *Uterus- und Eierstockschmerzen* oder bei *drohender Fehlgeburt* mit Amerikanischem Schneeball und Baldrian.
Dosierung: 1—4 g der Rinde werden als Absud zubereitet und dreimal täglich getrunken. Man kann auch die entsprechende Menge der Tinktur nehmen.

TRAPP, LÖWENBLATT oder FRAUENWURZEL

(Caulophyllum thalictroides, Berberitzengewächse)
Angewandter Pflanzenteil: Wurzelstock und Wurzel.
Sammeln: Wurzeln und Wurzelstock werden im Herbst ausgegraben, da sie zu dieser Zeit besonders viele Wirkstoffe enthalten.
Wirkungen: Gebärmutterstärkend, menstruationsfördernd, antirheumatisch, krampflösend.
Anwendungsgebiete: Diese Pflanze kennen wir von den nordamerikanischen Indianern. Der Trapp ist ein ausgezeichnetes Stärkungsmittel für *Gebärmutter* und *Eierstöcke* und kann bei dort auftretender Schwäche oder Spannungsverlust angewandt werden. Er kann auch jederzeit während der Schwangerschaft bei drohender Fehlgeburt eingesetzt werden. Aufgrund seiner krampflösenden Eigenschaften mildert er *Vorwehenschmerzen.* Setzen die richtigen Wehen ein, wird es durch die Gabe von Trapp kurz vor der Geburt zu einer leichteren Entbindung kommen. Für all die geschilderten Fälle gilt Trapp als bewährtes Heilmittel. Als wehenförderndes Mittel eignet er sich ebenfalls bei *verzögerter oder unterdrückter Menstruation* und lindert gleichzeitig die dabei zuweilen auftretenden Schmerzen. Er verschafft Erleichterung bei einer *Beckenentzündung* und sogar bei durch *Bindegewebsgeschwülste* hervorgerufenen Schmerzen. Trapp kann auch in Fällen, in denen ein Spasmolytikum gebraucht wird, wie z.B. bei *Koliken, Asthma* oder *nervösem Husten,* verordnet werden. Auch bei der Behandlung *rheumatischer Schmerzen* hat es sich einen Namen gemacht.
Kombinationen: Zur Kräftigung der Gebärmutter kann er zusammen mit Echtem Herzgespann und Schafgarbe gegeben werden.
Dosierung: 0,2—1 g des getrockneten Wurzelstocks werden als Abkochung oder Tinktur zubereitet dreimal täglich getrunken.

WANZENKRAUT, SCHWARZES

(Cimicifuga racemosa, Hahnenfußgewächse)
Angewandter Pflanzenteil: Wurzel und Wurzelstock.
Sammeln: Nach der Fruchtreife im Herbst wird der Wurzelstock samt Wurzeln ausgegraben, längs verschnitten und sorgfältig getrocknet.
Wirkungen: Menstruationsfördernd, krampflösend, beruhigend, gefäßerweiternd, schweißtreibend.
Anwendungsgebiete: Das Schwarze Wanzenkraut ist eine sehr wertvolle Heilpflanze, die wir von den nordamerikanischen Indianern übernommen haben. Es wirkt stark entspannend und normalisierend auf die weiblichen Geschlechtsorgane und ist ein wahrer Segen bei *schmerzhafter und verzögerter Menstruation. Krämpfe in den Eierstöcken* und in der Gebärmutter werden gelindert. Es ist ein zuverlässiges Mittel zur Wiederherstellung des Gleichgewichts im weiblichen Hormonhaushalt. Es eignet sich weiter sehr gut zur Behandlung *rheumatischer Schmerzen,* aber auch zur Behandlung der *rheumatoiden Arthritis* (Gelenkentzündung), der *Osteoarthritis* sowie bei *Muskel- und neuralgischen Schmerzen. Ischiasbeschwerden* und *Nervenschmerzen* werden gelindert. Als entspannendes Nerventonikum kann es in vielen Situationen, in denen solch ein Mittel benötigt wird, eingesetzt werden. Es wirkt krampflösend und kann bei der Therapie von Lungenleiden und *Keuchhusten* benutzt werden. Auch in Fällen von *Ohrensausen* wirkt es heilsam.
Kombinationen: Bei Gebärmutterleiden kann das Schwarze Wanzenkraut mit Trapp kombiniert werden, bei rheumatischen Beschwerden mit Fieberklee.
Warnung: Hohe Dosen können bei sensiblen Menschen Schwindel und Erregungszustände verursachen. Schwarzes Wanzenkraut soll nicht in der Schwangerschaft eingenommen werden.
Dosierung: 0,2—1 g des getrockneten Wurzelstocks werden dreimal täglich, als Absud oder Tinktur zubereitet, eingenommen.

WASSERNABEL, ASIATISCHER oder COTU KOLA

(Hydrocotyle asiatica, Doldengewächse)
Angewandter Pflanzenteil: Blätter und Stengel.
Wirkungen: Entspannend, nervenstärkend, verdauungsfördernd, entwässernd, entzündungshemmend, wundheilungsfördernd.
Anwendungsgebiete: Diese tropische Pflanze findet zunehmend in ihrer Eigenschaft als nervenstärkendes Heilmittel Beachtung. Es kann bei einer ganzen Reihe neurologischer und geistiger Störungen, vor allem bei *Schwächezuständen in Folge von Streß,* helfen. Auch entzündliche Erkrankungen, wie z.B. *Rheuma,* können gelindert werden. Im Osten gilt Wassernabel als gutes Mittel zur Behandlung schlecht heilender Wunden und Geschwüre.
Dosierung: 0,5—2 g der getrockneten Pflanze (1 Teelöffel) werden als Aufguß zubereitet und dreimal täglich getrunken.

WERMUT

(Artemisia absinthium, Korbblütler)
Angewandter Pflanzenteil: Blätter und blühende Zweigspitzen.
Sammeln: Die Blätter und blühenden Spitzen werden gegen Ende der Blütezeit (Juli bis September) gesammelt.
Wirkungen: Verdauungsfördernd, gegen Blähungen, gegen Würmer, entzündungshemmend, kräftigend.
Anwendungsgebiete: Wermut wird seit alters her bei vielen verschiedenen Leiden eingesetzt, und das — wie eine Analyse der Inhaltsstoffe dieser Pflanze zeigt — in vielen Fällen zu Recht. Die in der Pflanze enthaltenen Bitterstoffe kräftigen und regen das gesamte Verdauungssystem an. Wermut hilft bei *Verdauungsstörungen* und ist sehr wirksam gegen *Wurmbefall,* vor allem gegen *Spul- und Madenwürmer.* Er unterstützt die körpereigene Abwehr im Kampf gegen *fiebrige Erkrankungen* und *Infek-*

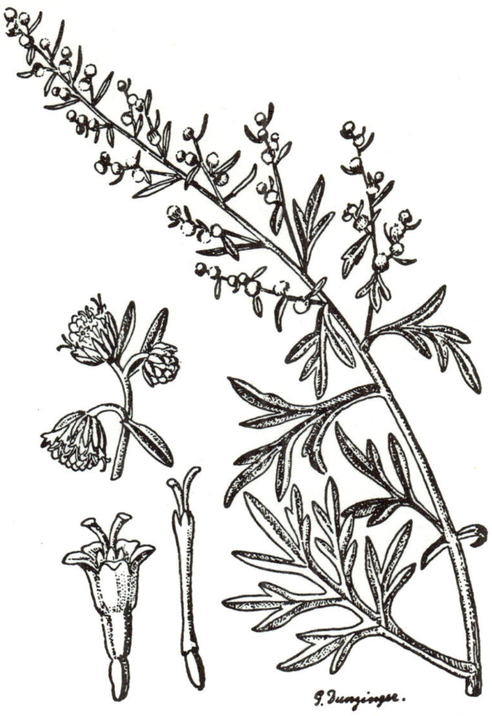

Wermut, *Artemisia absinthium*

tionskrankheiten. Aufgrund seiner allgemein stärkenden Wirkung kann er bei vielen verschiedenartigen Erkrankungen angewendet werden.
Dosierung: 1—2 g (1 Teelöffel) der getrockneten Pflanze wird als Tee aufgegossen und dreimal täglich getrunken; genauso gut kann eine entsprechende Menge der Tinktur verwendet werden.

WOLFSTRAPP

(Lycopus europaeus, Lippenblütler)
Angewandter Pflanzenteil: Oberirdisch wachsende Teile.
Sammeln: Wolfstrapp sollte kurz vor der Blütezeit gesammelt werden.
Wirkungen: Herzwirksames Diuretikum, peripher gefäßverengendes Mittel, adstringierend, beruhigend, Thyroxinantagonist, hustenlindernd.
Anwendungsgebiete: Wolfstrapp ist ein spezifisches Heilmittel bei *Schilddrüsenüberfunktion,* besonders wenn hierbei Symptome wie Atemnot und Herzklopfen nervösen Ursprungs vorliegen. Er wirkt gegen *Wasseransammlungen* im Körper, die auf *Herzschwäche* zurückzuführen sind, und lindert und beruhigt *nervösen Reizhusten.* All diese Leiden sollten jedoch von einem qualifizierten Arzt diagnostiziert und behandelt werden.
Kombinationen: Wolfstrapp läßt sich gut mit nervenstärkenden Mitteln wie Helmkraut oder Baldrian kombinieren.
Dosierung: 1—2 g der getrockneten Pflanze werden als Aufguß oder als Tinktur eingenommen.

ZITRONENMELISSE

(Melissa officinalis, Lippenblütler)
Angewandter Pflanzenteil: Oberirdisch wachsende Teile.
Sammeln: Die Pflanze sollte kurz vor der Blüte im Hochsommer an einem trockenen Sommertag geerntet und im Schatten getrocknet werden.
Wirkungen: Entspannend, gegen Blähungen.
Anwendungsgebiete: Diese wertvolle Heilpflanze kann bei nervlicher Anspannung ebenso wie bei Störungen des Verdauungstraktes Hilfe bringen. Sie verfügt über eine breitgefächerte Wirkung bei ganz verschiedenartigen Störungen, die mit *Angst* und *Anspannung* verbunden sind. Sie eignet sich auch besonders zur Behandlung kindlicher Störungen wie *Überaktivität.* In vielen Fällen lindert sie *Verdauungsstörungen.* Zitronenmelisse wird seit alters her in hohen Dosen bei der Behandlung der *Gürtelrose* eingesetzt.
Dosierung: 1—4 g (1—2 Teelöffel) der getrockneten Pflanze werden als Tee aufgegossen und dreimal täglich oder je nach Bedarf getrunken.

YSOP

(Hyssopus officinalis, Lippenblütler)
Angewandter Pflanzenteil: Die getrockneten oberirdisch wachsenden Pflanzenteile.

Sammeln: Die blühenden Spitzen sollten im August gesammelt und in der Sonne getrocknet werden.

Wirkungen: Krampflösend, auswurffördernd, schweißtreibend, beruhigend, gegen Blähungen.

Anwendungsgebiete: Die breitgefächerten Anwendungsmöglichkeiten von Ysop sind zum größten Teil den darin enthaltenen krampflösenden flüchtigen Ölen zuzuschreiben. Ysop wird bei *Husten, Bronchitis* und *chronischem Katarrh* verordnet. Seine schweißtreibenden Eigenschaften erklären seinen Einsatz bei fieberhaften *Erkältungskrankheiten.* Als nervenstärkendes Mittel kann er bei *Angstzuständen, Hysterie* und *Petit-mal-Anfällen* (eine Art von Epilepsie) Hilfe bringen.

Kombinationen: In Verbindung mit weißem Gottvergeß und Huflattich wird Ysop bei der Behandlung von *Husten* und *Bronchitis* eingesetzt; bei *Erkältungen* kann man Ysop mit Holunder und Pfefferminze kombinieren.

Dosierung: 1–4 g (1–2 Teelöffel) der getrockneten Pflanze werden, als Aufguß zubereitet, dreimal täglich getrunken.

Weiterführende Literatur

Boros, G.: Heilpflanzen und Teepflanzen. Ulmer, Stuttgart 1981

Braun, H.: Heilpflanzen-Lexikon für Ärzte und Apotheker. Fischer, Stuttgart 1981

Dörfler, H.-P. + G. Roselt: Heilpflanzen. dtv TB 3269

Flück, H.: Unsere Heilpflanzen. Ott, Thun 1980

Funke, H.: Die Welt der Heilpflanzen. Pflaum, München 1980

Gäbler, H.: Gesund durch Heilpflanzen. Paracelsus, Stuttgart 1979

Heinz, U.: Das Handbuch der modernen Pflanzenheilkunde. Bauer, Freiburg 1984

Das Heyne Kräuterbuch. Heyne TB 4083

Jorek, H.: Heilpflanzen. Ratschläge zur Bestimmung und Anwendung heimischer Arten. Belser, Stuttgart 1983

Jung, J.: Heilkräuter im Ökogarten. Econ TB 20185

Knaurs Buch der Heilpflanzen. Droemer Knaur, München 1980

Der Kosmos Heilpflanzenführer. Franckh, Stuttgart 1984

Das kritische Heilpflanzen-Handbuch. Orac, Wien 1985

Künzle, J.: Chrut und Uchrut. Künzle, Nürnberg 1982

Liebster, G.: Heilkraft aus dem Garten. BLV, München 1985

Lindemann, G.: Taschenlexikon der Heilpflanzen. Ravensburger Freizeit – TB 170

Nielsen, H. + V. Hancke: Heilpflanzen in Farbe. BLV, München 1977

Pelikan, W.: Heilpflanzenkunde. 3 Bde. Phil.-Anthrop. Verlag, Düsseldorf

Pahlow, M.: Das große Buch der Heilpflanzen. Gräfe & Unzer, München 1985

Ross, A.: Die Heilkraft der Kräutertees. Heyne TB 9037

Vonarburg, B.: Das Kräuterjahr. Gräfe & Unzer, München 1983

Weiß, R.: Moderne Pflanzenheilkunde, Kneipp, Bad Wörishofen 1982

Register

Absud 114
Abwehrreaktion 12
Abwehrsystem des Körpers 77
Adaptogen 32
Adrenalin 13, 89
Adrenokortikophes Hormon 13
Ätherische Öle 14, 33, 37–40, 52, 82, 114, 115
Akupunktur 26, 72, 97
Alant, Echter 76
Alarmreaktion auf Streß 13
Alexander-Technik 26, 52 f.
Alkohol 14, 34, 44, 80, 88, 108
Allantoin 82
Allergien 72–74, 74 f., 100, 126
Altersbeschwerden 119, 120
Amerikanischer Baldrian 37; s. a. Frauenschuh
Amerikanischer Schneeball 32, 118, 130
Angina pectoris 77; s. a. Herzerkrankungen
Angst 7, 19–23, 33, 36, 37, 107–109, 118, 121, 122, 123, 130
– als Reaktion auf Krankheit 71
– als Streßreaktion 13, 14
–, Behandlung mit Heilpflanzen 32
– bei Asthma 74, 75
–, Erste Hilfe bei Anfällen 42
– und Schmerzschwelle 70
Anissamen 130
Anorexia 124
Anpassungsbedingte Krankheiten 18
Antacidum 80, 82
Antibakterielle Öle 38
Antibiotika 75
Antihistaminika 72, 109
Antiseptische Öle 38
Aphrodisiakum 39, 119
Arbeitsbedingungen und Krankheit 16
Arbeitslosigkeit und Krankheit 17
Arbeitsplatz, Beleuchtung 88
Aromatherapie 37–40
Arteriosklerose 120, 125, 127
Arthritis 77, 98–100, 127, 132
Arzneimittel, pharmazeutische 25, 29; s. a. Medikamente
Asiatischer Wassernabel 132
Aspirin 80, 85, 99
Asthma 74–76, 93, 125, 126, 128, 130, 131
Atemmeditation 65
Atemnot 74
Atmung 47, 48 f.
Aufguß 114
Aufdeckende Psychotherapie 55, 81
Augentrost 73
Augenbeschwerden 123
Autogenes Training 27, 55–57
Autoimmunkrankheiten 76 f., 98, 100

Bach-Blütentherapie 25, 37, 40–42, 67
Bach, Dr. Edward 40
Badeöle 39
Badezusätze 94, 115
Bärentraube 103

Baldrian 32, 33, 34, 36, 76, 79, 82, 84, 87, 95, 98, 103, 106, 112, 116, 118, 121, 122, 125, 128, 133
–, Amerikanischer 37; s. a. Frauenschuh
Ballaststoffe 81, 83
Barbiturate 108
Basilikumöl 38
Bauchatmung, rhythmische 48 f.
Bauchschmerzen 83; s. a. Koliken
Bedrohung als Streßursache 12
Behandlungsmethoden, Überblick 24–27
Beifuß 33, 112, 116 f.
Beinwell 81
Beinwell-Wurzel 82
Benzodiazepine 109
Berührungstechniken 51
Beruhigungsmittel 14, 107
Berufliche Faktoren und Krankheit 16
Besenginster 92
Betonie, Gemeine 35, 79, 87, 121
Bewältigungsstrategien bei Streß 13 f.
Bewußtseinserweiterung 62 f.
Beziehungen zu Mitmenschen 15
Bindegewebsentzündung 122, 123, 131
Biofeedback 27, 75 f.
Blähungen 36, 82, 83, 117, 123, 125, 128, 129
Bleiwurz 40
Blutdruck 39, 62, 77–80
–, niedriger 119
Bluthochdruck 35, 77–80, 119, 125, 126, 127, 130, 131
Braunwurz 100
Brennessel 73
Bronchitis 126, 130, 134
B-Vitamine 44, 103

Cayenne 87
Chiropraktik 26, 53, 72, 87, 97
Chirurgie 26
Cotu Kola 132

Damiana 117, 125
Darm, nervöser 82–84
Darmkoliken 116; s. a. Koliken
Depressionen 32, 38, 39, 78, 102, 106, 108, 110, 117, 118, 119, 120, 121, 122, 124, 125, 129
– als Folge langfristiger Streßsituationen 13, 14
– bei körperlichen Krankheiten 70 f.
–, postnatale 104 f.
Desensibilisierung 57–59
Diät 25, 43; s. a. Ernährung
Dickdarmentzündung 84
Digitalis 30
Diuretika 30, 79, 103
Divertikulitis 100
Dosierung von Heilpflanzen 114
Drogen 14; s. a. Medikamente
Drogentherapie 107–112
Drüsentragendes Springkraut 42
Duodenaler Ulcus 80
Durchfall 82, 83, 124, 125
–, anfallartiger 84
Dysmenorrhoe s. Menstruationsbeschwerden
Eau de Toilette 39 f.
Echte Eibischwurzel 82
Echte Kastanie 41
Echter Alant 76
Echtes Herzgespann 32, 76, 80, 88, 92 f., 103, 106, 112, 121 f., 131
Echte Spierstaude 82
Edelkastanie 40
Eibisch 82
Eibischwurzel 8, 82, 112
Eiche 40
Eierstockerkrankungen 131
Eierstockschmerzen 118, 125, 132
Einjähriger Knäuel 41
Einsicht 55
Eisenkraut 32, 40, 88, 117 f.
Ekzeme 100
Eleutherokokk-Strauch 120
Emotionale Reaktionen auf Streß 13 f.
Emotionale Veränderungen durch langandauernden Streß 14
Entspannung 7
– durch Heilpflanzen 32 f.
Entspannungstechniken 14, 27, 45–50, 86
– zum Einschlafen 96
Entzugssymptome 108, 110
Ephedrin 30
Epilepsie 121, 134
Erbrechen 120, 129
Erfahrung mit einer Streßsituation 14
Erinnerungsvermögen 38
Erkältungskrankheiten 126, 129, 130, 134
Ernährung 27, 35, 43 f.
– bei Arthritis 99

– bei Bluthochdruck 78 f.
– bei Herzerkrankungen 89 f.
– bei Hyperaktivität 93
– bei Magen-Darm-Geschwüren 81
– bei Migräne 88
– bei Reizkolon 83
Erregungszustände s. Hyperaktivität
Erschöpfung 119, 120, 122, 125, 129
– als Streßreaktion 12
Erwartungsangst 19, 89
Espe 40
Eßkastanie 40
Eukalyptusspray 38

Fehlgeburt, drohende 130, 131
Feldenkrais-Lehre 26
Fels-Wasser 41
Fenchel 83, 84
Fieberklee 99, 132
Fingerhut 30, 92
Fischbaum 32, 37, 87, 95, 98, 118, 128
Fleischkonsum 43 f.
Fluchtreaktion bei Streß 14, 86
Frauenkrankheiten 101–106
Frauenschuh 32, 37, 87, 118, 121, 125
Frauenwurzel 106, 131

Gaia-Hypothese 29
Gallenblasenentzündung 118
Gallenblasenkoliken 127
Ganzheitliche Heilkunde 9, 24
Gartenraute 87
Gastritis 123
Gastrointestinaler Ulcus 80
Gauklerblume, Gefleckte 41
Gebärmutterleiden 132
Gebärmutterschmerzen 118
Gebet 61
Geburtserleichterung 129
Gedächtnis 38, 39
Gefleckte Gauklerblume 41
Gehirnblutung 77
Geißblatt 41
Geistheilung 26, 66
Gelber Jasmin 98
Gelbes Sonnenröschen 41, 42
Gelbe Weide 42
Gelbsucht 118
Gelbwurzel, Kanadische 74, 101, 106
Geld, Dr. Harold 45
Gelenkentzündung 98
Generelles Anpassungssyndrom 12, 17 f.
Gemeine Betonie 35, 79, 87, 121
Gemeine Küchenschelle 32, 103, 106
Gemeiner Kalmus 82, 123
Gemeiner Schneeball 32, 33, 80, 103, 116, 118, 131
Gestalttherapie 26
Gesundheit, Definition 9, 24
Giftlattich 37, 76, 95, 98, 119
Gingivitis 123
Ginseng 32, 36, 87, 119
Ginseng, Sibirischer 32, 36, 120
Goldgelbes Kreuzkraut 106, 124
Goldiger Milchstern 41, 42
Goldrute 73, 74, 120
Gottvergeß, Schwarzer 120
–, Weißer 130, 134
Grindelia 76
Grippe 126, 129
Gürtelrose 128, 133

Haarausfall 129
Hafer 32, 34, 112, 117, 118, 120, 129
Haferflocken 32
Hafergras 42
Hainbuche 42
Halsentzündungen 123
Handheilverfahren 52
Hatha Yoga 50 f.
Harnweginfektion 124
Hauterkrankungen 94, 100 f., 102, 121, 125
Heckenrose 41
Heidekraut, Schottisches 41
Heilen, geistiges 26, 66
Heilmethoden, Überblick 24–27
Heilpflanzen 28–37
– als Verbündete 33 f.
– Dosierung 114
–, frische 113
– für das Nervensystem 30–37
– gegen Allergien 72–74
– gegen Arthritis 99 f.
– gegen Asthma 76
– gegen Beschwerden der Wechseljahre 105 f.
– gegen Bluthochdruck 79 f.
– gegen Herzkrankheiten 92 f.
– gegen Hyperaktivität bei Kindern 94
– gegen Magen-Darm-Geschwüre 82
– gegen Migräne 88

– gegen den nervösen Darm 83
– gegen das prämenstruelle Syndrom 103
– gegen Schlaflosigkeit 94 f.
– gegen Schmerzen 98
– gegen Spannungskopfschmerzen 87
–, getrocknete 113, 114
–, täglicher Gebrauch 34

Heilziest 32, 35, 79, 87, 121
Heilungsprozeß 24 f.
Helmkraut 32, 35, 80, 82, 84, 87, 93, 94, 95, 103, 106, 112, 116, 117, 118, 121, 125, 129, 130, 133
Herbstenzian 41
Herzanfall 77
Herzgespann, Echtes 32, 76, 80, 88, 92 f., 103, 106, 112, 121 f., 131
Herzjagen 122, 127
Herzklopfen 38, 39, 78, 80, 93, 103, 106, 112
Herzkrankheiten 10, 17, 89–93
Herzkranzgefäße 89
Herz-Kreislauf-Erkrankungen 122
Herz-Kreislauf-System 79
Heuschnupfen 73, 74
Hilflosigkeit 14, 15, 17, 71
Hitzewallungen 106
Hodenschmerzen 125
Hoffnungslosigkeit 14, 17, 71
Holzapfel 41
Holunder 126, 129, 134
Holunderbeeren 73 f.
Holunderblüten 73 f., 87
Homöopathie 25, 42 f., 72
Hopfen 32, 82, 84. 85, 95, 116, 118, 122, 126, 128
Hormonausschüttung als Streßreaktion 13
Hormone 88
Hormonelle Veränderungen 88, 102
Hornkraut 40
Huflattich 130
Humanistische Psychotherapie 26
Husten 130, 131, 134
Hyperaktivität 133
– bei Kindern 93 f., 119, 127
Hypnotika 108
Hypophyse, Tätigkeit bei langfristigen Streßsituationen 13
Hysterie 116, 118, 121, 128, 134

Immunsystem des Körpers 77
Impatiens 42
Information als Vorbereitung auf Streßsituationen 15
Irisches Moos 82
Ischias 122, 129, 132
Isländisches Moos 82

Jasmin, Gelber 98
Jasminöl 38
Jelängerjelieber 41
Johanniskraut 32, 82, 93, 98, 106, 112, 122
Juckreiz 101, 129

Kaffee 33, 44
Kalifornischer Mohn 32, 127
Kalium 30, 79
Kalmus, Gemeiner 82, 123
Kamille 32, 35, 82, 84, 87, 94, 120, 123
Kamillenöl 38
Kampf- und Fluchtreaktion 13
Kanadische Gelbwurzel 74, 101, 106
Karies 118
Kastanie 41
–, Echte 41
–, Weiße 41
Katarrh 120, 121, 134
Kater 38, 39
Kavapfeffer 124
Keuchhusten 119, 130, 132
Keuschlammbaum 105 f.
Kiefernöl 38
Kiefer, Schottische 41
Kirschpflaume 41
Klangmeditation 64 f.
Klettenwurzel 100
Knäuel, Einjähriger 41
Knoblauch 74
Knochenentzündung 98
Körperarbeit 25, 26, 45–53
Körperhaltung 52
Körperliche Reaktionen auf Streß 13
Körperübungen 26, 51
Kola 117, 125, 129
Kolabaum 124
Koliken 82, 83, 119, 123, 125, 127, 128, 131
Kolitis 84 f.
– ulcerosa 84, 129
Kolon 82–84

Konzentrationsfähigkeit 38
Kopfschmerzen 35, 38, 39, 78, 79, 85–89, 95, 97, 119, 121, 122, 125, 126, 127, 129, 130
Kräuter 28; s. a. Heilpflanzen
Krampfadern 122
Krampflösende Heilpflanzen 33
– Tropfen 37
Krankheit, durch Streß bedingte 10, 16–18
–, emotionale Reaktionen darauf 69–71
–, Ursachen 68
Krebs 77
Kreuzkraut, Goldgelbes 106, 124
Krisensituationen und Heilpflanzen 36
Küchenschelle, Gemeine 32, 82, 103, 106, 112, 113, 124 f.

Labkraut 100
Lärche 41
Langanhaltende Streßsituationen 13
Lavendel 32, 35, 38, 87, 88, 112, 121, 125
Lavendelöl 38, 88
Lebenseinstellung und Krankheit 17
Leberstärkung 112
Linde 95
Lindenblüten 32, 35, 79, 92, 94, 95, 121, 125 f., 127, 130
Lindernde Vorgehensweisen bei Streß 14
Lobelie 126
Löwenblatt 106, 131
Löwenzahn 112
Löwenzahnblätter 30, 79, 103
Löwenzahnwurzel 88
Lovelock, Jim 29
Luftreinigung 38
Lungen 76
Lungenentzündung 75
Lungenleiden 132

Mädesüß 8, 82, 99, 120
Magenberuhigung 35
Magen-Darm-Geschwüre 80–82
Magengeschwür 8, 80, 112, 123
Ma Huang 30, 74
Maiglöckchen 92, 93
Majoran 39, 87
Majoranöl 38
Mandelöl 39
Mantra-Meditation 64 f.
Massage 26, 27, 37, 51 f.
Massageöle 39
Mate-Tee 33
Mate-Teestrauch 126
Medikamente 68, 80, 85, 97, 104, 107–112; s. a. Arzneimittel
Meditation 26, 27, 60, 61–66
Medizin 25 f., 28–44
Medizinische Fortschritte 10
Melisse 83, 87
Menstruation 102 f.
Menstruationsbeschwerden 38, 116, 117, 118, 119, 120, 121 f., 125, 127 f., 129, 130, 131, 132
Migräne 38, 87–89, 102, 118, 124, 125, 127, 129, 131
Milchstern, Goldiger 41, 42
Mistel 32, 92, 126 f.
Mönchspfeffer 103, 105 f.
Mohn, Kalifornischer 32, 127
Morbus Crohn 84, 129
Multiple Sklerose 77
Mundwasser 118
Muskatellersalbeiöl 38
Muskelentspannung, progressive 49 f.
Muskelkrämpfe 86, 126, 131
Muskelwahrnehmung 45–48
Mutterkraut 88 f., 127 f.
Myrrhe 100

Nacken, Entspannungsübung 86
Nahrungsmittelallergien 74 f.
Nahrungsmittelzusätze 44, 72, 88, 93
Nebenhöhlenerkrankungen 74
Nebenniere, Steuerung der Körperreaktionen bei Streß 13
Nebenprodukte, pflanzliche 29
Nervenanregende Mittel 33
Nervenentspannende Mittel 32 f., 124 f., 125, 126, 130
Nervenschmerzen s. Neuralgien
Nervenstärkende Mittel 32, 117, 118, 120, 121, 129
Nervensystem 30–37
Nervöser Darm 82–84
Neuralgien 98, 118, 121, 122, 123, 128, 129, 132
Neurosen 107
Nierenversagen 77
Noradrenalin 13, 89
Notfall-Arznei 37, 42

Odermennig 41
Ökologie, spirituelle 28 f.
Ökologischer Kreislauf 8
Ökologisches System 29
Öle, ätherische 14, 33, 37–40, 52, 82, 114, 115
Ohrensausen 127, 132
Ohrenschmerzen 125
Olive 41
Orangenblütenöl 38
Orangenwurz 8, 74, 101, 106, 112
Osteoarthritis 98, 132
Osteopathie 26, 53, 87, 97

Panik 19
Paradontose 118
Parfumöle 39
Parkinsonsche Erkrankung 128
Parvati, Jeannine 102
Passionsblume 32, 37, 82, 95, 112, 116, 118, 122, 128
Pastinake 88
Patschuliöl 38, 39
Pendellehre 26
Persönlichkeit s. a. Psychische Faktoren
– und Einstellung zur Krankheit 70
– und Herzerkrankungen 90
Petit-mal-Anfälle 134
Pfefferminze 33, 74, 82, 84, 87, 120, 128 f., 134
Pharmazeutische Industrie 8
Physiologische Reaktionen auf Streß 13
Physiotherapie 26
Pilzinfektionen 101
Postnatale Depression 104 f.
Prämenstruelles Syndrom 102 f., 121, 125
Prellung 122
Progressive Muskelentspannung 49 f.
Psoriasis 77, 100
Psychische Faktoren und Asthma 75
– und Herzerkrankungen 90 f.
– und Kolitis 84 f.
– und Krankheit 40
Psychoanalyse 26, 55
Psychologische Beratung 26
Psychologische Methoden 54–59
Psychologische Reaktionen auf Streß 13 f.
Psychopharmaka 107
Psychosomatische Krankheiten 69
Psychosynthese 26
Psychotherapie 25, 26, 54 f., 75, 85

Radiästhesie 26
Rauchen 80, 90
Rauschpfeffer 124
Reaktionen auf Streß 12, 13 f.
Rebhuhnbeere 129
Reisekrankheit 129
Reizhusten 119, 133
Reizkolon 82–84, 122
Religion 60
Rheumatismus 38, 100, 116, 122, 125, 131, 132
Rheumatoide Arthritis 98–100
Rhythmische Bauchatmung 48 f.
Ringelblume 101
Rosenöl 38
Rosmarin 32, 40, 87, 125, 129
Rosmarinöl 38, 39
Roßkastanie 41
Roßkastanienknospen 41
Rotbuche 41
Rote Kastanie 41
Rotklee 94, 101
Rotulme 82
Rutengängertum 26

Salizin 30
Salicylsäure 80 f.; s. a. Aspirin
Salz 78, 90
Sandelholzöl 39
Schafgarbe 79, 103, 129, 131
Schichtzugehörigkeit und Herzerkrankungen 91
– und Krankheit 16
Schilddrüsenüberfunktion 133
Schlaflosigkeit 37, 38, 79, 94–97, 109, 116, 118, 119, 122, 123, 125, 127, 128, 130
Schlafmittel, pharmazeutische 107 f.
Schlaftrunk 95
Schlaganfall 77, 121
Schlüsselblume 129 f.
Schmerzen 36, 97 f., 118, 122
Schneeball, Amerikanischer 32, 118, 130
–, Gemeiner 32, 33, 76, 80, 103, 116, 118, 131
Schnupfen 73, 123, 129
Schokolade 44
Schottische Kiefer 41

Schottisches Heidekraut 41
Schüttelfrost 130
Schultern, Entspannungsübung 86
Schuppenflechte 77, 100
Schwangerschaft 103–105, 130, 131
Schwangerschaftserbrechen 120, 129
Schwarzer Tee 33, 44
Schwarzer Gottvergeß 120
Schwarzes Wanzenkraut 32, 99, 132
Schwarzwell-Wurzel 82
Schwarzwurz 8, 112
Schweißtreibende Heilpflanzen 118, 125, 134
Schwindel 39, 78, 120, 127
Sedativa 107 f.
Seelische Reaktionen auf Streß 13 f.
Selbstheilungsvermögen 9
Selbsthilfe 9
Selbsthilfegruppen 55, 59, 93
Selleriesamen 99
Selye, Hans 12, 17 f.
Senf, Wilder 41
Sex 50
Shiatsu 52
Sibirischer Ginseng 32, 36, 120
Sodbrennen 80, 82
Somatopsychische Krankheiten 69
Sonnenbrand 123
Sonnenröschen, Gelbes 41, 42
Soziale Umwelt 8, 9, 59, 61, 70
Spannungskopfschmerz 86 f.
Speiseröhrengeschwür 80
Spierstaude, Echte 82
Spirituelle Integration 25, 26, 60–67
Springkraut, Drüsentragendes 42
Stechginster 42
Stimulantien 33, 124
Stirnhöhlenvereiterung 121
Streß als Abwehrreaktion 12
– als empfundene Bedrohung 12
– als Krankheitsursache 10
– als Reaktion 12
– als Reiz 11
–, biologischer 11
–, Definitionen 10 f.
–, körperliche Reaktionen 11
–, langfristiger 36
–, Reaktionen darauf 13–15
– und Krankheit 16–18
Streßbewältigung 35 f.
–, Faktoren 14 f.
– mit Heilpflanzen 32
–, Vorbereitung darauf 22 f.
Streßfaktoren der Umwelt 12
Streßsituationen, langanhaltende 13
Stützende Psychotherapie 55
Sucht 107–112
Süßholzwurzel 82
Sumpfwasserfeder 42

Tabak 44; s. a. Rauchen
Tabakrauch 75
Tanz 26, 27, 51
Tausendgüldenkraut 42, 88
Tee 113 f.
Thymian 87
Tinkturen 114
Trägheit 38, 39
Tranquilizer 32, 109
Transpersonelle Psychotherapie 26
Trapp 106, 131, 132
Traubenkirsche, Rinde der Virginischen 76
Traumatische Situationen, Erste Hilfe 42
– und Heilpflanzen 36
Tryptophan 95 f.

Übelkeit 120, 129
Übererregbarkeit 116; s. a. Hyperaktivität
Übersäuerung des Magens 8; s. a. Sodbrennen
Ulceröse Kolitis 77, 84
Ulcus 80
Ulme 42
Umweltfaktoren als Streßursache 11
Umweltverschmutzung 8

Vaginaler Ausfluß 130
Valium 109 f.
Veränderungen der Lebenssituation und Krankheit 17, 21 f.
Verbenenöl 39
Verbrennungen 122
Verdauungsstörungen 10, 35, 82, 100, 117, 122, 123, 125, 128 f., 129, 132, 133
Verdauungssystem 80–85
Verdunstung von ätherischen Ölen 39
Vergiftung mit Schlaf- und Beruhigungsmitteln 108
Verleugnung 71
Verlust eines Menschen und Krankheit 17

Vermeidungsreaktionen bei Streß 14
Verstopfung 82, 83
Visuelle Meditiation 66
Vitamin C 44
Vitamine 35, 44
Vogelmiere 101

Waldrebe, Weiße 42
Waldtrespe 42
Walnuß 42, 43
Wanzenkraut, Schwarzes 32, 99, 132
Wanzensame 99
Wasseransammlungen im Körper 79, 102, 103, 133
Wassernabel, Asiatischer 132
Wechseljahre 88, 105 f., 122, 124, 125, 131
Wegwarte 42
Wehenerleichterung 129, 131
Weide, Gelbe 42
Weidenrinde 30, 81, 99
Weine aus Heilpflanzen 34
Weinrebe 42
Weißbuche 42
Weißdorn 33, 79, 126
Weißdornbeeren 79, 92, 127
Weiße Kastanie 41
Weißer Gottvergeß 130, 134
Weiße Waldrebe 42
Wermut 33, 87, 112, 132 f.
Wiesenfrauenmantel 106
Wirkstoffisolierung in Arzneimitteln 30
Wolfstrapp 113
Wunderheilungen 26
Wundheilung 82, 101, 122, 123, 132
Wurmbefall 132

Yams, Zottiger 84, 100
Ylang-Ylang 39
Yoga 26, 50 f.
Ysop 32, 39, 133 f.

Zahnfleischentzündung 123
Zitronenmelisse 32, 35, 82, 93, 133
Zitterpappel 40
Zottiger Yams 84, 100
Zwölffingerdarmgeschwür 80, 81